公立病院改革

地方独立行政法人化の
有効性の検証

公立病院改革

地方独立行政法人化の有効性の検証

堀口陸夫

幻冬舎MC

目 次

添付資料

（令元＝令和元年度、公企＝地方公営企業、独法＝地方独立行政法人）

【都道府県立病院】

【市町村立病院】

【（公企）東京都立病院・（独法）大阪府立病院】

【（独法）北海道広尾町国民健康保険病院】

【要旨】

ここ10年近く「公立病院改革」をテーマに調査研究を行ってきた私は、2015年には地元群馬県の県立病院を対象に『群馬県の県立病院改革はなぜ進まないのか？』、更に2019年には全国を対象に『公立病院改革の闇』という著書を出版して、公立病院の巨額赤字運営の実態を明らかにしてきた。そして、公立病院を運営する地方自治体に対して、公立病院の経営実態に関する情報開示の必要性と改革を怠る地方自治体の「行政の不作為」を指摘するとともに、赤字経営を改善するためには経営形態を地方公営企業（以下「公企」という）から地方独立行政法人（以下「独法」という）に変えるべきであると提言した。

しかしながら、最初の本は群馬県庁には全く無視され、次の本も全国的な反響がほとんどなかったため、私としては大きな挫折感を味わうこととなった。なぜ人々に関心を持たれなかったのかと思い巡らす中で得た結論は、第一に個々の公立病院の経営実態の問題点を十分指摘できなかった点と次に独法の有効性を具体的な数値で説明できなかったという2つの反省点であった。

そこで今回、これまでの本では明らかにしてこなかった個別の公立病院の経営実態をできる限り詳細に分析するとともに、公企と独法の経営実績を比較して果たしてどのような違いがあるのか、独法化は経営収支の改善にどの程度有効であるのかを総務省の最新の統計資料である令和元年度の『地方公営企業年鑑』等から検証を試みた。

まず評価の視点としては、公立病院の運営費の一部を負担している自治体住民の視線から、地方自治体が実質的に負担している年度負担額（会計収支＋自治体の繰入金）、長期的な運営資金としている出資している資本金、全体運用額（年度負担額＋資本金）を最も重要視して、病床数100床当たりの平均値を算出して公企と独法の経営実績の比較を試みた。そして、我々自治体住民にとって最も関心の高い「もし公企が独法化して独法平均の経営実績を上げたならば、地方自治体の年度負担額、資本金、全体運用額はどう変わるのか」についても検証を試みた。

なお、全国の公立病院をすべて検証するのは不可能なので、都道府県立病院（専門病院が多い）については、経営形態別（循環器系病院、がん系病院、精神系病院、子ども系病院）と関東甲信越管内の9都県を選び県単位別にそれぞれ公企と独法別に分けて経営実績の比較・分析を行った。また、市町村立病院（総合病院が多い）は群馬県内の公企と東日本の独法を選んで同様に経営実績の比較・分析を行った。

更に、日本を代表する自治体である東京都の都立病院（全部で9病院、公企8病院―但し令和4年度を目途に独法化予定、1病院は平成21年度に独法化）と大阪府の府立病院（独法5病院—平成18年に全部独法化）が対照的な経営形態となっているので両者を比較して同様な検証を試みた。

詳細な検証を行った結果、多くの比較事例で明らかに独法の方が経営収支は良く、地方自治体の負担額も少なく、独法化により個別病院においては数億円〜十数億円、県単位では数十億円〜数百億円の負担額削減が見込める可能性も判明した。

更に、東京都と大阪府の比較結果では、東京都立病院が収益収支会計において赤字額が少なくなる会計システムになっている実態があり、令和元年度の場合、東京都の年度負担額約704.6億円、資本金約1,260.6億円、両方を合計した全体運用額は約1,965.2億円と巨額な財政負担となっており、もし独法化して大阪府並みの経営実績を上げれば全体運用額は約1,279.2億円も削減できるなど驚くべき試算結果も得られた。

また、令和元年度に北海道の広尾町国民健康保険病院（48床）が道内で初めての独法化病院となっており、今後全国の小規模市町村立病院が独法化を目指す上で大変参考になる事例と思われるので少し詳しく紹介を行った。

その他にも、総務省が公立病院改革優良事例として紹介した福岡県の2市立病院の取り組み概要や全国地方独立行政法人病院協議会が作成した資料を見ても、独法化の有効性を改めて確認できた。

東京都に関しては、令和2年3月に策定した「新たな病院運営改革ビジョン」の中で令和4年度の独法化が予定されているが、労働組合やその支援団体、支援政党などの独法化阻止の反対運動も盛んになっており、反対される方々は実質2,000億円近くの住民の税金が投入されている事実も直視せず、公立病院の運営を支えている自治体住民の負担を少しでも軽くしようという発想も全くないようである。

参考までに、独法化反対を主張されている労働組合の論拠や識者の論文等の検証も行ったが、私の調査結果では公企の方が、経営実績が良好と言える内容はほとんど確認できなかった。是非本書を読んでいただき、独法化がどれだけ公立病院の経営収支改善に有効であるのか、また公立病院の運営を支えている自治体住民の負担軽減に貢献するのかをご認識いただき、独法化に協力していく方針に方向転換していただければと願う次第である。

今後、一昨年出版した本とこの調査報告書を国の総務省や各都道府県にも広く送付して、東京都をはじめとした全国に向けて、公立病院の独法化の支援をしていきたいと考えている。

I　はじめに

県庁職員を退職後に、ここ10年近く「公立病院改革」というテーマに関心を持って調査研究を行ってきた私は、2015年には地元群馬県の県立病院を対象に『群馬県の県立病院改革はなぜ進まないのか？』、更に2019年には全国を対象に『公立病院改革の闇』という著書を出版して、公立病院の巨額赤字運営の実態を明らかにしてきた。

著書の中では、群馬県や全国の公立病院において巨額赤字運営の実態が正しく情報開示されていない点や、改革を怠る地方自治体の行政の不作為を指摘するとともに、経営収支改善のためには経営形態を地方公営企業から地方独立行政法人に変えるべきであると提言した。

最初の本は群馬県庁・県議会・マスコミ等にも送付したが、全く反応はなく無視された状況であった。また、次の本も全国的な反響がほとんどなかったため大いに落胆し、私自身はただ無力感を感じるだけであった。なぜ多くの方々に関心を持たれないのか、理解されないのか？　反省する中で思い至ったのは、両著では具体的に個々の公立病院の経営実態を明らかにしていないため、何が問題なのか、どこが問題なのか、具体的にイメージできないのではないかという結論であった。更には、独法化が地方自治体の財政負担軽減にどれだけ貢献するのか、具体的な数値で説明しなかった点も関心を持たれない要因ではないかと推測された。

そこで、今回、以前の本の中では言及しなかった個別の公立病院の経営実態をできる限り明らかにするとともに、公企と独法による経営実績を比較して、果たしてどのような違いがあるのか、独法化は経営収支の改善にどの程度有効であるのかを検証することにした。

検証に当たっては、総務省のホームページで公開されている令和元年度の「病院事業決算状況」や「病院経営比較表」、「地方公営企業年鑑」などの資料を基に、損益計算書や貸借対照表の詳細な経営分析を行った。さらに、これまで詳しく公表されてこなかった地方自治体の財政負担額については、毎年度負担額（会計収支＋繰入金）と長期負担額（資本金）を合計したものを全体運用額と定義して公企と独法の違いを明らかにするとともに、公企が独法化した場合に地方自治体の負担額はどうなるのかも算出を試みた。

検証の結果、公立病院運営に巨額の財政負担を強いられている地方自治体の現状が明らかになるとともに、独法化により巨額の財政負担額を削減できる可能性を明確に確認できた。

地方自治体の担当部局はもとより、独法化に反対している労働組合等もこうした事実を素直に認め、公立病院の運営を支えている自治体住民の方々の理解・協力の下に、早急に独法化に向けた抜本的な公立病院改革を進めていく必要があるのではないだろうか。

平成18年に日本で最初に独法化を果たした大阪府立病院機構の遠山正彌理事長は、平成29年8月に医療Webメディア「メディカルノート」において次のような事を述べている。

「現在公立病院の多くが赤字問題に直面しており、経営を維持するために多額の税金が投入されています。公立病院には、時に社会貢献の意味合いが強く利益を上げにくい医療を提供する必要があるなど、民間病院とは異なる役割があります。しかしながら、病院を取り巻くスタッフに共通する【赤字は当然】といった意識は改善すべきものであります。現状維持の経営を続けようとする姿勢は、それ自体が問題であると言えます」

この記事は、単に公立病院職員だけではなく、開設者である地方自治体の職員や議会・議員及び税金を負担している住民に対しても、他人事ではなく自らの問題として、本気になって公立病院改革に取り組む重要性を問いかけているものではないだろうか。

Ⅱ　経営形態別比較

公立病院は経営形態によって大きく経営内容が異なるため、経営形態別に分けて比較する必要がある。そこで、まず都道府県立の公立病院については専門性を有した病院が多くあり、群馬県の4病院の経営形態が「循環器病院」「がん病院」「精神病院」「子ども病院」という区分になっているのを参考に、これにより全国の都道府県立病院を区分し、更に公企と独法に分けて比較してどのような違いがあるのか検証することとした。また、都道府県単位の経営実績についても把握する必要があるが、全部を把握するのは困難なので、関東管内の公企4県（茨城県、群馬県、埼玉県、千葉県）と関東甲信越管内の独法5都県（栃木県、東京都、神奈川県、山梨県、長野県）の比較を行い、貸借対照表の比較も含めて検証を行った。

次に市町村立病院については総合病院が多いという状況になっており、群馬県内の公企5病院と東日本の独法7病院を貸借対照表の比較も含めて検証を行った。

更には、日本を代表する自治体である東京都（9病院中8病院が公企で1病院だけ独法）と大阪府（5病院すべて独法）が、それぞれ主に公企と独法と対照的な運営を行っているので、両自治体の経営実績の違いも貸借対照表を含めて検証を試みた。

そして最後に、全国的に公立病院の独法化が進まない中、88も公立病院がある北海道において広尾町国民健康保険病院というわずか48床の町立病院が道内で初めて令和元年度に独法化病院となったり、全国的にも大変参考になる事例と思われるので、過去5年間の経営実績を元に詳しく紹介することとした。

以上**表1**のとおり、全体では公企48病院、独法38病院、合計86の公立病院の経営実績について経営分析を行い、公企と独法の経営実績の違いについて検証を行った。

表1：令和元年度の経営分析を行った病院数

区分	都道府県立病院（東京都と大阪府重複あり）					市町村立病院	東京都と大阪府の病院	合計
	循環器系病院	がん系病院	精神系病院	子ども系病院	その他病院			
公企	4	7	13	8	3	5	8	48
独法	1	4	6	4	10	8	5	38
合計	5	11	19	12	13	13	13	86

Ⅲ　作成資料

総務省ホームページの令和元年度の「病院事業決算状況」「病院経営比較表」などの資料をもとに作成したのが**添付資料A〜H**である。

まず、都道府県立病院については、経営形態別に比較表（診療実績や収益収支・資本収支の経営実績について公企と独法を比較）、分析表（100床当たりの経営実績や診療実績などを算出して公企と独法を比較）、ランク表（経営収支の分析に重要な24項目について病院をランク付け）を作成して、公企と独法の違いの検証を試みたのが**添付資料A〜D**である。なお、都道府県立病院は個別病院ごとの貸借対照表が公表されていないため、資産・負債・資本等の比較表は作成できなかった。

更に、都道府県立病院を都道府県単位で比較するため、関東管内の公企4県（茨城県、群馬県、埼玉県、千葉県）16病院と関東甲信越管内の独法5都県（栃木県、東京都、神奈川県、山梨県、長野県）15病院の比較表、分析表、ランク表及び貸借対照表の比較表を作成し、公企と独法の検証を行ったものが**添付資料E**である。

市町村立病院についてはその多くが貸借対照表も作成されており、群馬県内の公企5病院と東日本の独法7病院の比較表、分析表、ランク表及び貸借対照表の比較表により、公企と独法の検証を行ったものが**添付資料F**である。

また、公企の東京都立8病院と独法の大阪府立5病院についても、比較表、分析表、ランク表を作成するとともに、念のため平成26年度と令和元年度の貸借対照表の比較表も作成して、公企と独法の違いを明らかにしたのが**添付資料G**である。

そして、最後に平成元年度に独法化した北海道広尾町国民健康保険病院については、平成27年度〜令和元年度までの5年間の経営実績や貸借対照表を明らかにしたものが**添付資料H**である。

なお、統計数値は添付資料の表を元に作成しており、数値計算（端数四捨五入）において末尾の数値が一致しない場合もあるのでご承知をお願いしたい。

Ⅳ　経営評価の視点

1 会計方式

公企と独法の大きな違いは、根拠法（地方公営企業法と地方独立行政法人法）が異なり、会計方式は「公企が収益収支会計と資本収支会計の２会計であるのに対して、独法は損益収支会計だけの１会計」、つまり公企の２会計＝独法の１会計というのが長年にわたる私の認識であった。やや違和感を感じつつも、これまでの総務省の独法の統計資料には資本収支会計の統計資料が作成されておらず、公企の２会計＝独法の１会計という理解で両者の比較表を作成していた。

そんな中、平成元年度の地方公営企業年鑑に初めて独法の資本収支会計の一覧表が公表されて、これまでの認識が間違いであったのを理解するとともに、これでやっと公企と独法の正確な比較表が作成できるとの安堵感も持つことができた。一覧表の中には一部記載のない法人もあったが、当該法人のホームページに公表されている統計資料から資本収支会計を推計して補った。

なお、公企については会計基準の見直し（平成23年度改正・同26年度適用）が行われ、民間企業会計原則に準じた内容となっており、既に平成16年から同会計原則が導入されている独法の会計とは比較がしやすい状況になっている。また、独法については一般型と公営企業型に分類されているが、病院事業は主として事業の経費を当該事業の経営を伴う収入をもって充てる事業として公営企業型地方独立行政法人に位置づけられている。

2　会計収支の比較及び純粋医業収支の比較

病院収益を入院収益・外来収益・その他収益（繰入金や企業債など）の３収益に区分し、支出については給与費・材料費・経費・その他支出の４支出に区分して、その収支差について公企と独法の平均値の比較をして、どのような違いがあるのか分析を行った。また、入院と外来の収益から３費用（給与費・材料費・経費）を差し引いた額を純医業収支差と考え、全体の収支差の中で本来事業の医業収支が黒字か赤字かを明らかにすることにした。

病院としては本来事業である医業収支において黒字を確保できていれば健全経営傾向であるが、これ自体が大幅な赤字であるならば病院経営そのものに大きな問題があると推測される。

3　地方自治体の年度負担額、長期負担額(資本金)、全体運用額を比較

最も重要視したのは、公立病院の運営に要した地方自治体の年度負担額と長期負担額（資本金）を合計した全体運用額の把握である。年度負担額とは、会計収支（黒字は自治体の負担減としてマイナス計算、赤字は負担増としてプラス計算）に地方自治体の一般会計繰入金を合計した額である。

実は公企の場合、収益収支会計の黒字や赤字の要因は詳しく説明しているが、資本収支会計の方はほとんど説明していない自治体が多い。なぜならば、資本収支会計はほぼすべての自治体が赤字であり、その赤字額は内部留保資金（主に原資は将来への備えとして予算計上はされるが実際には支出がない累積した減価償却費）を充当して解消し、翌年度に赤字額を繰り越さない会計方式となっている。収益収支と資本収支を合計した場合、赤字額が巨額になるという不都合があるため、地方自治体の多くは資本収支の赤字額にはほとんど言及しないというのが実態のようである。

しかしながら、資本収支が大きな赤字で、その穴埋めに内部留保資金を充当して同資金を減らしてしまうと、将来建物や設備の老朽化に伴う新築・改築、設備の更新において施設・設備整備費が不足して、結局地方自治体がこれを負担しなければならないことになる。従って、公企も独法も本当の経営実態を知るためには、資本収支会計の赤字額も加えて地方自治体の年度負担額として算出する必要があると判断したものである。

また、貸借対照表の中の資本金も地方自治体が出資しており、毎年度の負担額に資本金という長期的な負担額を加えた総体的な負担額を全体運用額として把握することも非常に重要であり算出を試みた。但し、厳密に言うと黒字経営により利益剰余金が累積した場合、その剰余金を充当して資本金を増やす場合もあるので、その点に注意して正確な自治体の出資額を把握する必要がある。

4　公企が独法化した場合の地方自治体年度負担額及び全体運用額も試算

「では一体、公企が独法化したなら公立病院の経営収支や地方自治体の年度負担額、資本金、全体運用額はどう変わるのか？」という疑問についても検証を試みた。当然ながら各

公立病院の経営実態はかなり相違があり、単純に比較するのは難しいと言えるが、独法平均と同じ経営実績を上げた場合と想定した上であえて算出を試みた。なお、以上の経営評価については、公企と独法の平均額の比較とともに具体的な自治体としては、群馬県内の公立病院の事例を中心に説明することとした。

5　貸借対照表について

公立病院の経営実態を把握する上で重要視されているのが、財務三表（損益計算書、貸借対照表、キャッシュフロー計算書）であるが、期末における財務状態（資産・負債・資本の状態）を示した計算書である「貸借対照表」について少し説明をしたい。

別名「バランスシート」と呼ばれる貸借対照表は、左側が「資産」（右側で集めた資金をどういう形（不動産・現金等）で持っているかを表す）、右側が「負債」（地方自治体や地方独立行政法人が他者から借入れた資金）と「資本」（地方自治体や地方独立行政法人が出資した資金や過去に蓄積した利益・負債）で構成されており、必ず資産＝負債＋資本という計算式が成り立つ表になっている。

注目すべきは、地方自治体が出資している資本金と過去の経営実績を表す資本剰余金や利益剰余金である。資本金は病院の病床数にもよるが明確な出資基準はないようで、自治体の財政力によっても大きな差があると思われる。剰余金は資本と利益に分かれるが、主に現金支出を伴わない減価償却費等が蓄積したものが資本剰余金（資本収支が赤字の場合の補塡財源にもなっている、赤字は▲表示）、収益収支の赤字額・黒字額が蓄積したものが利益剰余金（赤字は累積欠損金として▲表示）となっている。

従って、過去の経営実績が良好であれば資本剰余金も利益剰余金も黒字が蓄積されるのに対して、赤字が続いた場合は利益剰余金が累積欠損金（▲）として蓄積されることになる。

但し、建物の新築や改築等施設・設備整備費が増加した場合は、資産や負債の増加とともに経営収支も悪化し、剰余金も赤字になる傾向になっている。また、累積欠損金が大きくなった場合、剰余金や資本金の減資による資金を累積欠損金に充当して赤字額を少なくしたり解消したりする場合もあるので注意する必要もある。

参考：貸借対照表の構成

資産の部		負債及び資本の部	
科目	金額	科目	金額
資産		負債	
固定資産			
		資本	
流動資産		資本金	
		剰余金	
繰延資産		資本剰余金	
		利益剰余金	
合計		合計	

V　評価結果

1　経営形態別評価

(1) 都道府県立病院

①循環器系病院

循環器を専門とする都道府県立病院は全国で5病院しかなく、公企が4病院で独法が1病院（神奈川県）であった。従って、公企と独法の比較は**添付資料A-1～3**の経営実績比較表・同分析表・同ランク表を元に、公企4病院の平均実績値とその中の代表事例として群馬県立心臓血管センター（以下、群馬心臓C）の実績値を独法の神奈川県立循環器呼吸器病センター（以下、神奈川循環器C）の実績値と比較してその違いを明らかにすることにした。その比較結果は以下のとおりである。

【公企4病院と独法の神奈川循環器Cの比較結果】

（ア）会計収支は独法の方が100床当たり約2.5億円も良好

収益収支会計は公企4病院がすべて赤字で、100床当たり平均約2.2億円の赤字額に対して、独法の神奈川循環器Cは100床当たり約0.7億円の黒字であった。一方、資本収支会計は5病院すべて赤字で、同じく100床当たり公企は約1.5億円の赤字、神奈川循環器Cは約1.9億円の赤字であった。**(添付資料A-2)**

両会計を合計した100床当たりの収支は、公企平均が約3.7億円の赤字（平均病床数272床換算では約10.1億円の赤字）に対し、独法は約1.2億円の赤字（病床数239床で約2.8億円の赤字）となっており、約2.5億円も赤字額が少なく独法の方が良好な経営実績となっている。

なお公企4病院の平均額の算出方法は、全体額が合計額／病院数により、100床当たりの額は全体平均額×100床／平均病床数により算出した。(以下同じ)

（イ）繰入金も独法の方が100床当たり約1.2億円少ない

両会計への繰入金額も、100床当たり公企平均約7.8億円（平均病床数272床換算で約21.2億円）に対し、独法は約6.6億円（病床数239床換算では約15.8億円）と公企より約1.2億円少なくなっている。

（ウ）公企の独法化による年度負担額の削減見込額は平均で約10.1億円

会計収支に繰入金額を加えた自治体の年度負担額は、100床当たり公企が約11.5億円（平均病床数272床で約31.3億円）に対し、独法は約7.8億円（病床数239床で約18.6億円）と独法の方が約3.7億円も少なくなっている。

従って、もし公企が独法化して神奈川県と同じ経営実績を残せば現行の約31.3億円は約21.2億円と少なくなり約10.1億円も自治体負担額は少なくできる可能性があるという試算結果となっており、明らかに独法の方が経営収支の改善、自治体負担額の軽減に有効という結果となっている。**(表2-3)**

（エ）純粋医業収支も独法の方が赤字額が少なく良好

純粋医業収支の比較においても、100床当たり公企が約5.7億円の赤字に対して、独法は約4.0億円の赤字と約1.7億円赤字額が少なくなっており、独法の有効性を裏付ける内容となっている。**(添付資料A-2)**

【公企の群馬心臓Cと独法の神奈川循環器Cの比較結果】

（ア）会計収支は独法の方が100床当たり約2.0億円も良好

収益収支会計は群馬心臓Cが100床当たり約0.7億円の赤字額に対して、神奈川循環器Cは約0.7億円の黒字であり、資本収支会計は群馬心臓Cが約2.5億円の赤字に対し、神奈川循環器Cは約1.9億円の赤字であった。

両会計を合計した100床当たりの収支は、群馬心臓Cが約3.2億円の赤字（195床では約6.2億円の赤字）に対し、独法の神奈川循環器Cは約1.2億円の赤字（病床数239床で約2.8億円の赤字）となっており、独法の方が約2.0億円程赤字額が少なくなっている。

（イ）繰入金は独法の神奈川循環器Cの方が100床当たり約0.3億円多い

両会計への繰入金額は、100床当たり群馬心臓C約6.3億円（病床数195床で約12.2億円）に対し、独法は約6.6億円（病床数239床で約15.8億円）と独法の方が約0.3億円多くなっている。

（ウ）群馬心臓Cの独法化による年度負担額の削減見込額は約3.2億円

会計収支に繰入金額を加えた自治体の年度負担額は、100床当たり群馬心臓Cが約9.4

億円（病床数195床で約18.4億円）に対し、独法は約7.8億円（病床数239床で約18.6億円）と独法の方が約1.6億円少なくなっている。

従って、群馬心臓Ｃが独法化して神奈川循環器Ｃと同じ経営実績なら、現行の18.4億円は約15.2億円と少なくなり、約3.2億円の自治体負担額を削減できる可能性があるという試算となっており、独法化の有効性を証する結果となっている。**(表2-3)**

（エ）純粋医業収支は独法の方が赤字額が多い

純粋医業収支の面では100床当たり群馬心臓Ｃが約2.8億円の赤字額に対し、神奈川循環器Ｃは約4.0億円の赤字であり、独法の方が約1.2億円赤字額が多くなっている。この要因は、群馬心臓Ｃの方が入院収益が非常に多いため一見公企の方が良好な経営実態と思ってしまうが、同病院には問題点も多いことを次に説明したい。**(添付資料A-2)**

【公企と独法の経営実績が異なる要因と群馬心臓Ｃの問題点】

（ア）独法の神奈川循環器Ｃの黒字要因は収支バランスの良さ

主な運営実績では、病床利用率（公企68.8%、独法72.1%）と平均在院日数（公企13.6日、独法10.1日）において、独法の方が良好な実績である反面、入院診療単価（公企10.4万円、独法6.1万円）では神奈川循環器Ｃが5病院の中でも最も低く、そのため入院収益（100床当たり公企約25.7億円、独法約16.2億円、以下収益や費用は100床当たりの金額を表示）も最も少ないという意外な状況になっている。

しかしながら、独法は外来収益が公企より良好（公企約5.8億円、独法約11.2億円）であり、職員給与費（公企約17.9億円、独法約14.2億円）や材料費（公企約13.3億円、独法約10.2億円）が公企より低く抑えられており、収支バランスが非常に良くとれているため会計収支では黒字を確保できている。公企と独法の違いはこの収支バランスの適正化の有無にあると言っても過言ではないと思われる。**(表2-1・2)**

（イ）入院収益は高いが収支バランスが悪く収益収支が赤字の群馬心臓Ｃ

独法の神奈川循環器Ｃと対極の経営実績となっているのが群馬心臓Ｃである。

病床利用率71.8%（独法72.1%）や平均在院日数10.4日（独法10.1日）は独法とほぼ同じであるが、驚くのは入院診療単価が14.0万円（独法6.1万円）と独法の2.3倍で、入院収益も約36.8億円（独法約16.2億円）と独法の2.3倍もありながら、収益収支は黒字ではなく約0.7億円の赤字（病床数195床で約1.4億円の赤字）となっていることである。

赤字の要因は、外来診療単価が1.2万円（独法2.7万円）と低く、外来収益は約4.4億円（独法約11.2億円）と少ないこと、支出面で特に材料費が約20.0億円（独法約10.2億円）と独法の約2倍も多く、その他にも職員給与費約15.8億円（独法約14.2億円）や経費約8.2億円（独法約6.9億円）も独法よりやや多いことである。つまり、入院収益面では非常に高い収益を上げているが、外来収益が低く材料費等の支出抑制面で、収支バランスが適切にコントロールされていないという状況が赤字の大きな要因となっている。例えば、100床当たりの職員数を見ても、医師23.6人（独法15.5人）、看護師112.3人（独法75.7人）、全職員195.9人（独法124.3人）と独法よりかなり多い職員数となっており、検討すべき余地は非常に大きいと言える。**（添付資料A-2）**

表2-1：令和元年度／循環器系病院の公企と独法の経営実績比較表（Ⅰ）

病院名	病床数(全体)	病床利用率	平均在院日数	100床当たり収益(単位：百万円)			
				入院	外来	その他	合計
(公企) 4病院平均 (a)	272床(1,088床)	68.8%	13.6日	2,566	579	837	3,982
(公企) 群馬県立心臓血管センター (b)	195床	71.8%	10.4日	3,678	435	716	4,830
(独法) 神奈川県立循環器呼吸器病センター (c)	239床	72.1%	10.1日	1,619	1,118	747	3,485
(公企) 平均－(独法) 神奈川 (a)－(c)	33床	▲3.3%	3.5日	947	▲539	90	497
(公企) 群馬－(独法) 神奈川 (b)－(c)	▲44床	▲0.3%	0.3日	2,059	▲683	▲31	1,345

（備考：末尾の数値不一致あり、以下同じ）

表2-2：令和元年度／循環器系病院の公企と独法の経営実績比較表（Ⅱ）

病院名	100床当たり支出(単位：百万円)					収支差	単価(千円)	
	職員給与費	材料費	経費	その他費用	合計		入院	外来
(公企) 4病院平均 (a)	1,785	1,331	599	489	4,204	▲222	104	20
(公企) 群馬県立心臓血管センター (b)	1,580	2,003	815	503	4,901	▲70	140	12
(独法) 神奈川県立循環器呼吸器病センター (c)	1,422	1,023	691	281	3,416	68	61	27
(公企) 平均－(独法) 神奈川 (a)－(c)	363	308	▲92	208	788	▲290	43	▲7
(公企) 群馬－(独法) 神奈川 (b)－(c)	158	980	124	222	1,485	▲138	79	▲15

表2-3：令和元年度／循環器系病院の地方自治体年度負担額比較表

（百万円）

病院名	病床数100床当たり					病床数	病床数換算自治体年度負担額	純粋医業収支
	会計収支			自治体繰入金(d)	自治体年度負担額(c+d)			
	収益収支(a)	資本収支(b)	合計(c)					
(公企) 4病院平均 (a)	▲222	▲150	▲372	▲779	▲1,150	272	▲3,129	▲570
(公企) 群馬県立心臓血管センター (b)	▲70	▲246	▲316	▲625	▲941	195	▲1,835	▲283
(独法) 神奈川県立循環器呼吸器病センター (c)	68	▲185	▲117	▲662	▲779	239	▲1,862	▲398
(公企) 平均－(独法) 神奈川　(a)－(c)	▲290	35	▲255	▲117	▲371	33	▲1,267	▲172
(公企) 群馬－(独法) 神奈川　(b)－(c)	▲138	▲61	▲199	37	▲162	▲44	27	115

(備考) 公企が独法化し (独法) 神奈川県立循環器呼吸器病センターと同じ経営実績の場合の自治体年度負担額削減見込額
(公企) 4病院平均　▲3,129－▲2,119 ((独法) 神奈川**▲779**×272/100床) ＝▲1,010 (約10.1億円減)
(公企) 群馬県立心臓血管センター　▲1,835－▲1,519 ((独法) 神奈川**▲779**×195/100床) ＝▲316 (約3.2億円減)

②がん系病院

公企と独法の比較は**添付資料B-1～3**の経営実績比較表・同分析表・同ランク表を元に、公企７病院の平均実績値とその中の代表事例として群馬県立がんセンター（以下、群馬がんC）の実績値を独法４病院の平均実績値と比較し、経営分析を行ったものが**表3-1～3**で、その分析結果は以下のとおりである。

【公企７病院と独法４病院の比較結果】

（ア）会計収支は公企も独法も100床当たりの赤字額はほぼ同じ

収益収支会計は公企が７病院中２病院で黒字、100床当たりの平均収支は約0.3億円の赤字に対して、独法は４病院中２病院が黒字、100床当たりの平均収支は約0.3億円の黒字であった。一方、資本収支会計は全11病院すべてが赤字で、公企平均が約2.3億円の赤字、独法平均が約3.1億円の赤字であった。

両会計を合計した100床当たりの収支は、公企平均が約2.7億円の赤字（平均病床数442床換算では約11.7億円の赤字）に対し、独法も約2.8億円の赤字（病床数397床で約11.1億円の赤字）とほぼ変わらない額となっている。

（イ）繰入金は独法の方が100床当たり約0.3億円少ない

両会計への繰入金額は、100床当たり公企平均約6.8億円（平均病床数442床換算で約

30.1億円）に対し、独法は約6.5億円（病床数397床換算では約25.9億円）と公企より約0.3億円少なくなっている。

（ウ）公企の独法化による年度負担額の削減見込み額は平均約0.5億円

会計収支に繰入金額を加えた自治体の年度負担額は、100床当たり公企が約9.5億円（平均病床数442床換算で約41.8億円）に対し、独法は約9.3億円（平均病床数397床換算で約37.0億円）と独法の方がわずか約0.2億円だけ少ないということであった。従って、もし公企が独法化して独法と同じ経営実績を残しても自治体負担額は現行の約41.8億円は約0.5億円しか削減できないという試算結果であった。**（表3-3）**

（エ）純粋医業収支も独法の方が赤字額が少なく良好

純粋医業収支は、100床当たり公企が約2.9億円の赤字に対して、独法は約2.1億円の赤字と約0.8億円赤字額が少なく良好となっている。**（添付資料B-2）**

【公企の群馬がんCと独法4病院の比較結果】

（ア）会計収支は独法の方が100床当たり約0.9億円赤字が少なく良好

収益収支会計は群馬がんCが100床当たり約1.9億円の赤字に対して、独法平均は約0.3億円の黒字で、資本収支会計は群馬がんCが1.8億円の赤字に対して、独法平均は約3.1億円の赤字であった。

両会計を合計した100床当たりの収支は、群馬がんCが約3.7億円の赤字（314床では約11.5億円の赤字）に対し、独法は約2.8億円の赤字（病床数397床換算で約11.1億円の赤字）と独法の方が約0.9億円赤字額が少なくなっている。

なお、純粋医業収支では群馬がんCが約2.4億円の赤字、独法は約2.1億円の赤字と両者に大きな差は見られなかった。

（イ）繰入金は独法の方が100床当たり約2.2億円も多い

両会計への繰入金額は、100床当たりは群馬がんC約4.3億円（病床数314床換算で約13.4億円）に対し、独法平均は約6.5億円（病床数397床換算では約25.9億円）と独法の方が約2.2億円も多くなっている。

（ウ）群馬がんCの独法化による年度負担額は100床当たり約4.4億円の増加

会計収支に繰入金額を加えた自治体の年度負担額は、100床当たり群馬がんCが約7.9億円（病床数314床で約24.9億円）に対し、独法平均は約9.3億円（病床数397床換算では約37.0億円）と独法の方が約1.4億円も多くなっている。従って、もし群馬がんCが独法化して独法平均と同じ経営実績なら、自治体負担額は現行の約24.9億円から約29.3

億円に約4.4億円増加するという試算結果となっている。**(表3-3)**

【群馬がんCの問題点と独法の優良事例】

(ア) 群馬がんCの経営実績の問題点

群馬がんCだけ独法化により年度負担額が増えてしまうのはなぜかと調べてみると、同病院の経営実績に問題が多いという点を指摘できる。経営実績では、病床利用率63.0%(独法77.5%)と低く、入院診療単価も5.9万円(独法7.0万円)と低い。従って、100床当たりの入院収益は約13.6億円(独法約21.2億円)、外来収益も約13.6億円(独法約17.1億円)と少なく、また、100床当たりの職員数も、医師16.6人(独法平均27.0人)、看護師80.2人(独法93.3人)、全職員132.1人(独法164.3人)と独法平均よりもかなり少ない職員数となっている。

つまり、収益が低いために職員数を少なくし、職員給与費や材料費等の支出を少なくして収支の均衡を図っているという状況になっている。まずは、根本的な問題として診療体制を充実して、十分な患者数を確保し良質な医療を患者に提供して収支の改善に努めていくことが第一に必要な対応策ではないかと思われる。

(イ) 独法化の優良事例大阪国際がんセンター

独法病院の中でも大阪国際がんセンターは純粋医業収支において、他のがん病院が全部赤字(公企平均約2.9億円・独法平均約2.1億円の赤字)の中、唯一約1.1億円の黒字となっており、独法の有効性を示す実績となっている。実は同がんセンターは、平成29年に病院移転により施設整備費等に多額の経費を要しており、経営収支の悪化は避けられない中で純粋医業収支で黒字を確保している点が非常に評価できると言える。

表3-1:令和元年度/がん系病院の公企と独法の経営実績比較表(I)

病院名	病床数(全体)	病床利用率	平均在院日数	100床当たり収益(単位:百万円)			
				入院	外来	その他	合計
(公企) 7病院平均 (a)	442床(3,094床)	75.3%	12.4日	1,866	1,863	883	4,612
(公企) 群馬県立がんセンター (b)	314床	63.0%	12.8日	1,355	1,362	563	3,280
(独法) 4病院平均 (c)	397床(1,589床)	77.5%	12.1日	2,115	1,706	918	4,739
(公企) 平均－(独法)平均 (a)－(c)	45床	▲2.2%	0.3日	▲249	157	▲35	▲127
(公企) 群馬－(独法)平均 (b)－(c)	▲83床	▲14.5%	0.7日	▲760	▲344	▲355	▲1,459

表3-2：令和元年度／がん系病院の公企と独法の経営実績比較表（Ⅱ）

病院名	100床当たり支出（単位：百万円）					収支差	単価（千円）	
	職員給与費	材料費	経費	その他費用	合計		入院	外来
(公企) 7病院平均 (a)	1,649	1,674	698	623	4,644	▲31	65	45
(公企) 群馬県立がんセンター (b)	1,168	1,170	617	518	3,472	▲192	59	45
(独法) 4病院平均 (c)	1,686	1,548	795	678	4,708	31	70	37
(公企) 平均－(独法) 平均　(a)－(c)	▲37	126	▲97	▲55	▲64	▲62	▲5	8
(公企) 群馬－(独法) 平均　(b)－(c)	▲518	▲378	▲178	▲160	▲1,236	▲223	▲11	8

表3-3：令和元年度／がん系病院の地方自治体年度負担額比較表

（百万円）

病院名	病床数100床当たり					病床数	病床数換算自治体年度負担額	純粋医業収支
	会計収支			自治体繰入金(d)	自治体年度負担額(c+d)			
	収益収支(a)	資本収支(b)	合計(c)					
(公企) 7病院平均 (a)	▲31	▲233	▲265	▲680	▲945	442	▲4,176	▲292
(公企) 群馬県立がんセンター (b)	▲192	▲175	▲367	▲425	▲792	314	▲2,488	▲237
(独法) 4病院平均 (c)	31	▲311	▲280	▲653	▲933	397	▲3,704	▲209
(公企) 平均－(独法) 平均　(a)－(c)	▲62	78	15	▲27	▲12	45	▲472	▲83
(公企) 群馬－(独法) 平均　(b)－(c)	▲223	136	▲87	228	141	▲83	1,216	▲28

(備考) 公企が独法化し独法平均と同じ経営実績の場合の自治体年度負担額増減見込額
(公企) 7病院平均　▲4,176－▲4,124（(独法) 平均**▲933**×442/100床）＝▲52（約0.5億円減）
(公企) 群馬県立がんセンター　▲2,488－▲2,930（(独法) 平均**▲933**×314/100床）＝442（約4.4億円増）

③精神系病院

添付資料C-1～3の経営実績比較表・同分析表・同ランク表を元に、公企13病院の平均実績値とその中の代表事例として群馬県立精神医療センター（以下、群馬精神C）の実績値を独法6病院の平均実績値と比較し、経営分析を行ったものが**表4-1～3**で、その分析結果は以下のとおりである。

【公企13病院と独法6病院の比較結果】

（ア）会計収支は公企も独法もほぼ変わらず

収益収支会計は公企が13病院中6病院で黒字、100床当たりの平均収支は約0.3億円の赤字に対して、独法は6病院中5病院が黒字、100床当たりの平均収支は約0.3億円の黒字であった。一方、資本収支会計は全19病院すべてが赤字で、100床当たり公企平均が約0.4億円の赤字、独法平均が約0.9億円の赤字であった。**（添付資料C-2）**

両会計を合計した100床当たりの収支は、公企平均が約0.7億円の赤字（平均病床数256床換算では約1.9億円の赤字）に対し、独法も約0.6億円の赤字（平均病床数294床で約1.7億円の赤字）とほぼ変わらない額となっている。**（表4-3）**

（イ）繰入金は独法の方が100床当たり約0.4億円少ない

両会計への繰入金額は、100床当たり公企平均約4.4億円（平均病床数256床換算で約11.4億円）に対し、独法は約4.0億円（平均病床数294床換算では約11.8億円）と公企より約0.4億円少なくなっている。

（ウ）公企の独法化による年度負担額の削減見込み額は平均約1.4億円

会計収支に繰入金額を加えた自治体の年度負担額は、100床当たり公企が約5.2億円（平均病床数256床換算で約13.2億円）に対し、独法は約4.6億円（平均病床数294床換算で約13.5億円）と独法の方が約0.6億円少なくなっている。従って、もし公企が独法化して独法と同じ経営実績ならば、自治体負担額は現行の約13.2億円から約11.8億円へと約1.4億円削減できるという試算結果であった。**（表4-3）**

（エ）純粋医業収支も独法の方が赤字額が少なく良好

純粋医業収支は、100床当たり公企が約3.5億円の赤字額に対して、独法は約2.7億円の赤字額と約0.8億円赤字額が少なく良好となっている。

【公企の群馬精神Cと独法平均の比較結果】

（ア）会計収支は独法の方が100床当たりの約0.4億円赤字額が多い

収益収支会計は群馬精神Cが100床当たり0.5億円の黒字に対して、独法平均も約0.3億円の黒字、資本収支会計は群馬精神Cが100床当たり0.7億円の赤字に対して、独法平均も約0.9億円の赤字であった。**（添付資料C-2）**

両会計を合計した100床当たりの収支は、群馬精神Cが約0.2億円の赤字（265床では約0.4億円の赤字）に対し、独法は約0.6億円の赤字（病床数294床換換算では約1.7億

円の赤字）となっており、独法の方が約0.4億円赤字額が多い実績になっている。**（表4-3）**

（イ）繰入金も独法の方が100床当たり約0.3億円多い

両会計への繰入金額は、100床当たり群馬精神Cが約3.7億円（265床換算で約9.8億円）に対し、独法は約4.0億円（平均病床数294床換算では約11.8億円）と独法の方が約0.3億円多くなっている。

（ウ）群馬精神Cの独法化による年度負担額は約2.0億円の増加

会計収支に繰入金額を加えた自治体の年度負担額は、100床当たり群馬精神Cが約3.9億円（平均病床数265床換算で約10.2億円）に対し、独法平均は約4.6億円（平均病床数294床換算で約13.5億円）と独法の方が約0.7億円も多いという実績であった。従って、群馬精神Cが独法化して独法と同じ経営実績を残しても自治体負担額は現行の約10.2億円から約12.2億円へと約2.0億円増加するという試算結果であった。

（エ）純粋医業収支も独法の方が赤字額が多い

純粋医業収支を比較すると、100床当たり群馬精神Cが約1.8億円の赤字額に対し、独法平均は約2.7億円の赤字額であり、独法の方が約0.9億円赤字額が多くなっている。実はこの事例についても群馬精神Cの方に問題があることを指摘したい。**（表4-3）**

【群馬精神Cの問題点】

主な経営実績は病床利用率が68.4%（独法81.1%）と低く、100床当たりの入院収益

表4-1：令和元年度／精神系病院の公企と独法の経営実績比較表（Ⅰ）

病院名	病床数 (全体)	病床 利用率	平均 在院日数	100床当たり収益（単位：百万円）			
				入院	外来	その他	合計
(公企) 13病院平均 (a)	256床 (3,334床)	68.6%	—	536	115	463	1,114
(公企) 群馬県立精神医療センター (b)	265床	68.4%	—	659	89	364	1,112
(独法) 6病院平均 (c)	294床 (1,766床)	81.1%	—	726	139	441	1,305
(公企) 平均－(独法)平均　(a)－(c)	▲38床	▲12.5%	—	▲190	▲24	22	▲191
(公企) 群馬－(独法)平均　(b)－(c)	▲29床	▲12.7%	—	▲67	▲50	▲77	▲193

も約6.6億円（独法約7.3億円）、外来収益約0.9億円（独法約1.4億円）と少なく、また、100床当たりの職員数も、医師6.2人（独法7.4人）、看護師51.8人（独法64.7人）、全職員80.9人（独法97.7人）と独法よりもかなり少ない職員数となっている。その結果、収益は低くても100床当たりの職員給与費を約6.7億円（独法約8.5億円）に抑制できて、収益収支は黒字を確保できたという状況になっている。

表4-2：令和元年度／精神系病院の公企と独法の経営実績比較表（Ⅱ）

病院名	100床当たり支出（単位：百万円）					収支差	単価（千円）	
	職員給与費	材料費	経費	その他費用	合計		入院	外来
（公企）13病院平均（a）	749	62	188	144	1,143	▲30	24	8
（公企）群馬県立精神医療センター（b）	668	62	196	135	1,060	51	26	9
（独法）6病院平均（c）	850	66	214	148	1,278	28	24	8
（公企）平均－（独法）平均　（a）－（c）	▲101	▲4	▲26	▲4	▲135	▲58	0	0
（公企）群馬－（独法）平均　（b）－（c）	▲182	▲4	▲18	▲13	▲218	23	2	1

表4-3：令和元年度／精神系病院の地方自治体年度負担額比較表

（百万円）

病院名	病床数100床当たり					病床数	病床数換算自治体年度負担額	純粋医業収支
	会計収支			自治体繰入金（d）	自治体年度負担額（c＋d）			
	収益収支（a）	資本収支（b）	合計（c）					
（公企）13病院平均（a）	▲30	▲43	▲72	▲444	▲516	256	▲1,321	▲348
（公企）群馬県立精神医療センター（b）	51	▲67	▲16	▲370	▲386	265	▲1,023	▲178
（独法）6病院平均（c）	28	▲86	▲59	▲402	▲461	294	▲1,354	▲265
（公企）平均－（独法）平均（a）－（c）	▲58	43	▲13	▲42	▲55	▲38	33	▲83
（公企）群馬－（独法）平均（b）－（c）	23	19	43	32	75	▲29	331	87

（備考）公企が独法化し独法平均と同じ経営実績の場合の自治体年度負担額の削減見込額
（公企）13病院平均　▲1,321－▲1,180（（独法）平均**▲461**×256/100床）＝▲141（約1.4億円減）
（公企）群馬県立精神医療センター　▲1,023－▲1,222（（独法）平均**▲461**×265/100床）＝199（約2億円増）

経営収支のバランスを図るという点では努力をしていると言えるが、職員数の削減などで黒字化を目指すのではなく、多くの独法化病院が取り組んだようにまずは病院としての経営方針を十分検討した上で診療体制の充実や病床利用率の向上、入院・外来患者数の確保などに努力する必要があると考えられる。

④子ども系病院

添付資料 D-1～3 の経営実績比較表・同分析表・同ランク表を元に、公企 8 病院の平均実績値とその中の代表事例として群馬県立小児医療センター（以下、群馬小児 C）の実績値を独法 4 病院の平均実績値と比較し、経営分析を行ったものが**表 5-1～3** で、その分析結果は以下のとおりである。

【公企 8 病院と独法 4 病院の比較結果】

（ア）会計収支は独法の方が 100 床当たり約 2.5 億円も良好

収益収支会計は公企が 8 病院中 2 病院で黒字、100 床当たりの平均収支は約 0.8 億円の赤字に対して、独法は 4 病院中 2 病院が黒字、100 床当たりの平均収支は約 800 万円の黒字であった。一方、資本収支会計は全 12 病院すべてが赤字で、100 床当たり公企平均が約 4.3 億円の赤字、独法平均が約 2.5 億円の赤字であった。**(添付資料 D-2)**

両会計を合計した 100 床当たりの収支は、公企平均が約 5.0 億円の赤字（平均病床数 257 床換算では約 12.9 億円の赤字）に対し、独法平均は約 2.5 億円の赤字（平均病床数 331 床換算では約 8.1 億円の赤字）となっており、独法の方が約 2.5 億円赤字額が少なくなっている。**(表 5-3)**

（イ）繰入金も独法の方が 100 床当たり約 5.3 億円少ない

両会計への繰入金額は、100 床当たり公企平均約 14.0 億円（平均病床数 257 床換算で約 35.9 億円）に対し、独法は約 8.7 億円（平均病床数 331 床換算では約 28.8 億円）と公企より約 5.3 億円少なくなっている。

（ウ）公企の独法化による年度負担額の削減見込額は平均約 20.1 億円

会計収支に繰入金額を加えた自治体の年度負担額は、100 床当たり公企が約 19.0 億円（平均病床数 257 床換算で約 48.8 億円）に対し、独法は約 11.2 億円（平均病床数 331 床換算で約 36.9 億円）と独法の方が約 7.8 億円も少ないということであった。従って、もし公企が独法化して独法と同じ経営実績ならば自治体負担額は約 20.1 億円も削減できるという試算結果であった。**(表 5-3)**

（エ）純粋医業収支も独法の方が約2.9億円赤字額が少なく良好

純粋医業収支では、100床当たり公企が約9.1億円の赤字額に対して、独法は約6.2億円と約2.9億円も赤字額が少なく良好となっている。

【公企の群馬小児Cと独法平均の比較結果】

（ア）100床当たりの会計収支は独法の方が約0.7億円良好

収益収支会計は群馬小児Cが100床当たり約1.6億円の赤字に対して、独法平均は約800万円の黒字、資本収支会計は群馬小児Cが100床当たり1.6億円の赤字に対して、独法平均は約2.5億円の赤字であった。**（添付資料D-2）**

表5-1：令和元年度／子ども系病院の公企と独法の経営実績比較表（Ⅰ）

病院名	病床数 （全体）	病床 利用率	平均 在院日数	100床当たり収益（単位：百万円）			
				入院	外来	その他	合計
（公企）8病院平均（a）	257床 （2,056床）	70.6%	11.1日	2,156	663	1,549	4,367
（公企）群馬県立小児医療センター（b）	150床	71.9%	11.0日	2,280	549	1,386	4,215
（独法）4病院平均（c）	331床 （1,325床）	77.2%	11.3日	2,434	680	1,106	4,220
（公企）平均－（独法）平均　（a）－（c）	▲74床	▲6.6%	▲0.2日	▲278	▲17	443	147
（公企）群馬－（独法）平均　（b）－（c）	▲181床	▲5.3%	▲0.3日	▲154	▲131	280	▲5

表5-2：令和元年度／子ども系病院の公企と独法の経営実績比較表（Ⅱ）

病院名	100床当たり支出（単位：百万円）					収支差	単価（千円）	
	職員 給与費	材料費	経費	その他 費用	合計		入院	外来
（公企）8病院平均（a）	2,158	655	913	717	4,443	▲76	82	19
（公企）群馬県立小児医療センター（b）	2,227	753	949	445	4,375	▲160	87	17
（独法）4病院平均（c）	2,166	814	756	476	4,212	8	87	16
（公企）平均－（独法）平均　（a）－（c）	▲8	▲159	157	241	231	▲84	▲5	3
（公企）群馬－（独法）平均　（b）－（c）	61	▲61	193	▲31	163	▲168	0	1

両会計を合計した100床当たりの収支は、群馬小児Cが約3.2億円の赤字（150床では約4.8億円の赤字）に対し、独法は約2.5億円の赤字（病床数331床換換算では約8.1億円の赤字）となっており、独法の方が約0.7億円程赤字額が少ない実績となっている。**(表5-3)**

（イ）繰入金も独法の方が100床当たり約2.4億円少ない

両会計への繰入金額は、100床当たり群馬小児Cが約11.1億円（150床換算で約16.7億円）に対し、独法は約8.7億円（平均病床数331床換算では約28.8億円）と群馬小児Cより約2.4億円少なくなっている。

（ウ）群馬小児Cの独法化による年度負担額の削減見込額は約4.7億円

会計収支に繰入金額を加えた自治体の年度負担額は、100床当たり群馬小児Cが約14.3億円（病床数150床換算で約21.5億円）に対し、独法平均は約11.2億円（平均病床数331床換算で約36.9億円）と独法の方が約3.1億円も少ないということであった。従って、群馬小児Cが独法化して独法と同じ経営実績ならば自治体負担額は約4.7億円も削減できる可能性があるという試算結果であった。**(表5-3)**

表5-3：令和元年度／子ども系病院の地方自治体年度負担額比較表

（百万円）

病院名	病床数100床当たり					病床数	病床数換算自治体年度負担額	純粋医業収支
	会計収支			自治体繰入金(d)	自治体年度負担額(c+d)			
	収益収支(a)	資本収支(b)	合計(c)					
(公企) 8病院平均 (a)	▲76	▲426	▲501	▲1,395	▲1,897	257	▲4,875	▲906
(公企) 群馬県立小児医療センター (b)	▲160	▲160	▲320	▲1,111	▲1,431	150	▲2,146	▲1,101
(独法) 4病院平均 (c)	8	▲253	▲246	▲870	▲1,116	331	▲3,694	▲622
(公企) 平均－(独法) 平均 (a)－(c)	▲84	▲173	▲255	▲525	▲781	▲74	▲1,181	▲284
(公企) 群馬－(独法) 平均 (b)－(c)	▲168	93	▲74	▲241	▲315	▲181	1,548	▲479

(備考) 公企が独法化し独法平均と同じ経営実績の場合の自治体年度負担額の削減額
(公企) 8病院平均　▲4,875－▲2,868 ((独法) 平均**▲1,116**×257/100床) ＝▲2,007 (約20.1億円減)
(公企) 群馬県立小児医療センター　▲2,146－▲1,674 ((独法) 平均**▲1,116**×150/100床) ＝▲472 (約4.7億円減)

（エ）純粋医業収支も群馬小児Ｃの方が赤字額が多く問題あり

純粋医業収支では、100床当たり群馬小児Ｃが約11.0億円という大きな赤字額であり、独法の約6.2億円より約4.8億円も赤字額が多くなっている。

【群馬小児Ｃの問題点】

主な経営実績は、病床利用率71.9％（独法77.2％）と平均在院日数11.0日（独法11.3日）では独法と大きな差はないが、100床当たりの入院収益が約22.8億円（独法約24.3億円）、外来収益約5.5億円（独法約6.8億円）と独法より少ないにもかかわらず、100床当たりの職員数では医師40.0人（独法39.4人）、看護師173.3人（独法144.1人）、全職員288.0人（独法232.4人）と独法よりもかなり多く、全職員数では全12病院中最も多い人数となっている。その結果、職員給与費が高い傾向があるなど、収益は多くないのに支出面が抑制されていない、つまり群馬小児Ｃにおいては収益収支の適正なバランスが図られていないという状況になっている。

⑤都道府県別の経営実績比較

都道府県単位の公企と独法の違いについては、厳密に言うと経営形態も異なることから単純に比較は難しいが、公企は群馬県とその経営形態が比較的近い関東３県（茨城県、埼玉県、千葉県）を加えた４県、独法については関東甲信越管内（栃木県、東京都〔東京都健康長寿医療センター１病院が独法〕、神奈川県、山梨県、長野県）の５都県の経営実績の比較を行った。なお、貸借対照表の比較においては、栃木県の平成26年度の実績が不明であるため比較対象から除いた。

具体的には、公立病院運営にかかる地方自治体の年度負担額、長期的な負担として自治体が出資している資本金、両者を合計した全体運用額、更には公企から独法へ変更した場合に見込まれる年度負担額、資本金、全体運用額について、**添付資料E-1～5**を元に試算したものが**表6-3・4**である。また、直近５年間（平成26年度～令和元年度）の経営実績に関し、貸借対照表の利益剰余金の面から公企と独法の比較を行ったものが**表6-5・6**である。

【公企４県と独法５都県の比較結果】

（ア）公企の独法化による地方自治体年度負担額の削減額は平均で約35.0億円

病床数100床当たりの自治体年度負担額は、公企平均が約12.2億円（平均病床数264床換算で約32.2億円）、独法平均が約8.9億円（平均病床数297床換算で約26.4億円）と独法の方が約3.3億円も負担額が少ないという結果であった。また、もし公企が独法化して独法平均の年度負担額で運営できたならば、全体でどの程度負担額を削減できるのか試算したところ、公企平均で約35.0億円、削減額が最も大きいのは埼玉県の約87.6億円、次に千葉県の約75.9億円で、逆に茨城県と群馬県はそれぞれ約16.5億円、約7.2億円の負担増という推計結果であった。**(表6-4)**

（イ）公企の独法化による資本金の削減額は平均で約88.3億円

資本金について100床当たり出資額を算出したところ、公企平均が約15.2億円、独法平均が約7.1億円で独法の方が約8.1億円も少ないという結果であった。

また、公企の独法化による資本金の削減見込額については、公企平均で約88.3億円、茨城県約67.1億円、群馬県約39.1億円、埼玉県約203.9億円、千葉県約43.1億円という推計結果であった。**(表6-4)**

資本金額に大きな差が生じる要因としては、収益収支が大きな赤字の自治体は赤字補填対策として大きな資本金額の確保が必要であるが、収益収支が毎年黒字を確保できる又は赤字額が少ない自治体は、少ない資本金額でも病院運営に支障がないという事ではないかと思われる。参考までに、100床当たりの資本金は公企4県が全部10億円以上に対し、独法は神奈川県が約8億円、山梨県と長野県に至っては約0.3億円と公企に比べて非常に少ない額となっている。

（ウ）公企の独法化による全体運用額の削減見込額は平均で約123.3億円

全体運用額の削減見込額は、茨城県約50.6億円、群馬県約31.9億円、埼玉県約291.5億円、千葉県約119.0億円、公企平均では約123.3億円という推計結果であった。**(表6-4)**

（エ）純粋医業収支も独法の方が100床当たり約2.3億円良好

経営収支の健全性の評価指標である純粋医業収支では、100床当たり公企平均が約6.3億円の赤字額に対して独法平均は約4.1億円の赤字額であり、独法の方が約2.2億円赤字額が少ないという実績であった。また、参考までに唯一黒字となった病院も独法の山梨県立中央病院で100床当たり約1.0億円の黒字という実績であった。

（オ）公企の赤字額増加は独法の約6.4倍

貸借対照表の利益剰余金について、直近5年間（平成26年度～令和元年度）の実績を調べてみると、独法の有効性は一層明確になってくる。

全体の病床数は公企が4,221床、独法が4,462床とあまり変わらないものの5年間の利益剰余金の増減状況を見ると、独法全体で約58.4億円の赤字（累積欠損金）増に対し、公企

表6-1：令和元年度／都道府県別の公企と独法の経営実績比較表（Ⅰ）

病院		病床数	病床利用率	平均在院日数	100床当たり収益（単位：百万円）			
					入院	外来	その他	合計
地方公営企業	茨城県2病院	776床			1,510	801	612	2,923
	群馬県4病院	924床			1,796	669	672	3,137
	埼玉県4病院	1,345床			2,105	968	1,233	4,305
	千葉県6病院	1,176床			1,722	940	1,204	3,866
	病院平均	264床	72.6%	12.9日	1,820	863	987	3,670
地方独立行政法人	栃木県2病院	444床			1,180	827	984	2,991
	東京都1病院	550床			1,739	531	1,118	3,388
	神奈川県5病院	1,703床			1,732	978	861	3,571
	山梨県2病院	832床			1,771	1,060	538	3,369
	長野県5病院	933床			1,329	485	744	2,558
	病院平均	297床	73.7%	13.6日	1,603	821	821	3,246

表6-2：令和元年度／都道府県別の公企と独法の経営実績比較表（Ⅱ）

病院		100床当たり支出（単位：百万円）					収支差	単価（千円）	
		職員給与費	材料費	経費	その他費用	合 計		入院	外来
地方公営企業	茨城県2病院	1,424	679	521	319	2,943	▲20		
	群馬県4病院	1,284	960	592	393	3,228	▲91		
	埼玉県4病院	1,901	1,114	670	734	4,419	▲114		
	千葉県6病院	2,093	1,010	614	411	4,128	▲262		
	病院平均	1,730	970	609	493	3,803	▲133	70	21
地方独立行政法人	栃木県2病院	1,308	675	697	350	3,029	▲38		
	東京都1病院	1,523	737	570	747	3,577	▲189		
	神奈川県5病院	1,674	890	639	394	3,597	▲26		
	山梨県2病院	1,342	1,036	404	431	3,214	155		
	長野県5病院	1,434	436	370	334	2,574	▲16		
	病院平均	1,509	783	537	428	3,258	▲11	52	16

全体は約374.4億円の赤字増となっており、約6.4倍も赤字が多いという状況になっている。

具体的には、公企の埼玉県約225.1億円増、千葉県約127.6億円増、群馬県約18.8億円増、茨城県約2.9億円増に対し、独法は神奈川県約81.0億円増、東京都約26.9億円増、長野県約0.9億円増となっており、唯一独法の山梨県だけが約50.4億円の黒字増という状況であった。**(表6-5・6)**

以上のとおり、関東甲信越管内の8都県の経営実績について、公企と独法の比較を行った結果においても明らかに独法の方が良好であり、地方自治体の年度負担金も資本金も大幅に引き下げられる可能性があることを確認できた。

表6-3：令和元年度／都県単位別の地方自治体年度負担額比較表

(百万円)

都県名(病院数)		会計収支			自治体繰入金(d)	自治体年度負担額(c+d)	病床数	100床当たり自治体年度負担額
		収益収支(a)	資本収支(b)	合計(c)				
地方公営企業	茨城県(2病院)	▲153	▲1,055	▲1,208	▲4,041	▲5,249	776	▲676
	群馬県(4病院)	▲843	▲1,448	▲2,291	▲5,201	▲7,492	924	▲811
	埼玉県(4病院)	▲1,527	▲2,039	▲3,566	▲17,150	▲20,716	1,345	▲1,540
	千葉県(6病院)	▲3,081	▲1,615	▲4,696	▲13,347	▲18,043	1,176	▲1,534
	合計	▲5,604	▲6,157	▲11,761	▲39,739	▲51,500	4,221	▲1,220
	病院平均	▲350	▲385	▲735	▲2,484	▲3,219	264	▲1,220
地方独立行政法人	栃木県(2病院)	▲169	▲683	▲852	▲3,681	▲4,533	444	▲1,021
	東京都(1病院)	▲1,039	▲1,064	▲2,103	▲4,546	▲6,649	550	▲1,209
	神奈川県(5病院)	▲441	▲3,069	▲3,510	▲11,682	▲15,192	1,703	▲892
	山梨県(2病院)	1,289	▲2,997	▲1,708	▲3,390	▲5,098	832	▲613
	長野県(5病院)	▲148	▲2,567	▲2,715	▲5,479	▲8,194	933	▲878
	合計	▲508	▲10,380	▲10,888	▲28,778	▲39,666	4,462	▲889
	病院平均	▲34	▲692	▲726	▲1,919	▲2,644	297	▲889

表6-4：令和元年度／都県単位別の資本金・全体運用額比較表（100床当たり）

（百万円）

都県名 (病院数)		病床数100床当たり					
		自治体年度負担額				資本金 (▲表示) (e)	自治体全体運用額 (d) + (e)
		会計収支		自治体繰入金 (c)	合計 (a) + (b) + (c) = (d)		
		収益収支 (a)	資本収支 (b)				
地方公営企業	茨城県 (2病院)	▲20	▲136	▲521	▲676	▲1,459	▲2,135
	群馬県 (4病院)	▲91	▲157	▲563	▲811	▲1,129	▲1,940
	埼玉県 (4病院)	▲114	▲152	▲1,275	▲1,540	▲2,222	▲3,762
	千葉県 (6病院)	▲262	▲137	▲1,135	▲1,534	▲1,073	▲2,607
	合計	▲487	▲582	▲3,494	▲4,563	▲5,883	▲10,446
	病院平均 (※)	▲133	▲146	▲941	▲1,220	▲1,521	▲2,741
地方独立行政法人	栃木県 (2病院)	▲38	▲154	▲829	▲1,021	▲688	▲1,709
	東京都 (1病院)	▲189	▲193	▲827	▲1,209	▲2,605	▲3,814
	神奈川県 (5病院)	▲26	▲180	▲686	▲892	▲796	▲1,688
	山梨県 (2病院)	155	▲360	▲407	▲613	▲29	▲642
	長野県 (5病院)	▲16	▲275	▲587	▲878	▲33	▲911
	合計	▲114	▲1,162	▲3,336	▲4,613	▲4,151	▲8,764
	病院平均 (※)	▲11	▲233	▲645	▲889	▲706	▲1,595

(備考) (※) 添付資料E-1～4、E-6・7に基づき算出。

①公企4県が独法化し独法平均と同じ実績の場合の自治体年度負担額削減見込額

公企平均　▲12,875－▲9,379 ((独法) 平均**▲889**×1,055/100) ＝▲3,496 (約35.0億円減)
茨城県　▲5,249－▲6,899 ((独法) 平均**▲889**×776/100) ＝1,650 (約16.5億円増)
群馬県　▲7,492－▲8,214 ((独法) 平均**▲889**×924/100) ＝722 (約7.2億円増)
埼玉県　▲20,716－▲11,957 ((独法) 平均**▲889**×1,345/100) ＝▲8,759 (約87.6億円減)
千葉県　▲18,043－▲10,455 ((独法) 平均**▲889**×1,176/100) ＝▲7,588 (約75.9億円減)

②同資本金の削減見込額

公企平均　▲16,484－▲7,653 ((独法) 平均**▲706**×1,084/100) ＝▲8,831 (約88.3億円減)
茨城県　▲12,997－▲6,290 ((独法) 平均**▲706**×891/100) ＝▲6,707 (約67.1億円減)
群馬県　▲10,434－▲6,523 ((独法) 平均**▲706**×924/100) ＝▲3,911 (約39.1億円減)
埼玉県　▲29,886－▲9,496 ((独法) 平均**▲706**×1,345/100) ＝▲20,390 (約203.9億円減)
千葉県　▲12,617－▲8,303 ((独法) 平均**▲706**×1,176/100) ＝▲4,314 (約43.1億円減)

③同全体運用額 (年度負担額＋資本金) の削減見込額

公企平均　▲3,496＋▲8,831＝▲12,327 (約123.3億円減)
茨城県　1,650＋▲6,707＝▲5,057 (約50.6億円減)
群馬県　722＋▲3,911＝▲3,189 (約31.9億円減)
埼玉県　▲8,759＋▲20,390＝▲29,149 (約291.5億円減)
千葉県　▲7,588＋▲4,314＝▲11,902 (約119.0億円減)

表6-5：平成26年度・令和元年度／（公企）県立病院の貸借対照表比較表

（百万円）

区分		資産	資産内訳		資本内訳			剰余金内訳	
			負債	資本	資本金	資本金（100床当たり）	剰余金	資本剰余金	利益剰余金
茨城県	H26	32,096	22,913	9,183	12,568	1,091	▲3,384	202	▲3,586
	令元	30,915	21,594	9,321	12,997	1,459	▲3,676	202	▲3,878
	増減	▲1,181	▲1,319	138	429	368	▲292	0	▲292
群馬県	H26	40,196	35,610	4,586	10,434	1,031	▲5,848	612	▲6,460
	令元	33,508	30,804	2,704	10,434	1,129	▲7,730	612	▲8,342
	増減	▲6,688	▲4,806	▲1,882	0	98	▲1,882	0	▲1,882
埼玉県	H26	101,971	64,608	37,363	29,886	2,290	7,476	4,967	2,509
	令元	113,757	98,479	15,278	29,886	2,222	▲14,609	5,390	▲19,998
	増減	11,786	33,871	▲22,085	0	▲68	▲22,085	423	▲22,507
千葉県	H26	49,796	33,903	15,893	12,070	1,026	3,823	14,901	▲11,078
	令元	48,911	45,233	3,678	12,617	1,073	▲8,939	14,901	▲23,840
	増減	▲885	11,330	▲12,215	547	47	▲12,762	0	▲12,762
4県増減合計		3,032	39,076	▲36,044	976	445	▲37,021	423	▲37,443

（備考：過去5年間の経営実績）

茨城県：資産額・負債額の微減、累積欠損金（利益剰余金）の約2.9億円の微増はあるが、資本金も約4.3億円の微増になっており、あまり大きな変化はなく現状維持の状況となっている。

群馬県：新たな施設整備が少なく資産額や負債額の大きな減の中で、累積欠損金が約83.4億円（約18.8億円の増加）と増加傾向であり、収益収支の黒字化が望めない中非常に厳しい状況になっている。

埼玉県：ここ数年間、施設整備に伴う負債額大幅増等により利益剰余金が黒字から赤字となり、累積欠損金が約200億円と急増するなど非常に厳しい状況だが、約53.9億円の資本剰余金が確保され、以前の黒字経営に戻れるなら今後改善が見込まれるものと推測される。

千葉県：資本剰余金が約149億円も確保されているが、累積欠損金が約238.4億円（約127.6億円の増加）と急増し、医業収支の黒字化も厳しいためかなり厳しい状況になっている。

表6-6：平成26年度・令和元年度／（独法）都県立病院の貸借対照表比較表

（百万円）

区分		資産	資産内訳		資本内訳			剰余金内訳	
			負債	資本	資本金	資本金（100床当たり）	剰余金	資本剰余金	利益剰余金
東京都	H26	38,801	21,121	17,680	9,410	1,711	8,270	8,268	2
	令元	40,822	20,744	20,078	14,330	2,605	5,748	8,435	▲2,687
	増減	2,021	▲377	2,398	4,920	894	▲2,522	167	▲2,689
神奈川県	H26	105,088	91,332	13,756	13,557	801	199	2,003	▲1,804
	令元	89,741	80,705	9,036	13,557	796	▲4,521	5,387	▲9,908
	増減	▲15,347	▲10,627	▲4,720	0	▲5	▲4,720	3,384	▲8,104
山梨県	H26	50,159	45,622	4,537	243	29	4,294	30	4,264
	令元	47,401	35,215	12,185	243	29	11,942	2,636	9,306
	増減	▲2,758	▲10,407	7,648	0	0	7,648	2,606	5,042
長野県	H26	37,093	36,755	338	306	30	32	20	12
	令元	30,998	30,753	245	306	33	▲61	20	▲81
	増減	▲6,095	▲6,002	▲93	0	3	▲93	0	▲93
4都県増減合計		▲22,179	▲27,413	5,233	4,920	892	313	6,157	▲5,844

（備考：過去5年間の経営実績）

東京都：唯一の独法病院である東京都健康長寿医療センターの経営実績で、資本金だけ約49.2億円増加など経営基盤の強化が図られているが、累積欠損金が約26.9億円と急増しており、収益収支の黒字化が難しい中、かなり厳しい状況になっている。

神奈川県：資産額や負債額が大きく減少の中、資本剰余金が約53.9億円と増えているものの、経営収支の黒字転換が進まず累積欠損金が約99.1億円と5年間で約81億円も増加しており非常に厳しい状況になっている。

山梨県：負債額が大きく減少し、資本剰余金が約26.1億円増、利益剰余金が約50.4億円増の約93.1億円と確保され、資本金も非常に少なく、全8都県中最も良好な運営実績となっている。

長野県：大きな施設整備がなく負債が大きく減少しており、利益剰余金も赤字化しているが少ない額で、比較的堅実な経営実績と山梨県同様少ない資本金で良好な経営状況となっている。

（2）市町村立病院

病床数300床以上の群馬県内の公企５病院と東日本の独法７病院の経営実績について、**添付資料F-1〜5**を元に経営分析をまとめたものが**表7-1〜7**である。

公企と独法の比較では、公企５病院の平均実績値とその中の代表事例として群馬県の館林厚生病院（以下、館林H）の実績値を独法７病院の平均実績値と比較して経営分析を行ったもので、その分析結果は以下のとおりである。

【公企５病院と独法７病院の比較結果】

（ア）年度負担額は公企の方が100床当たり約1.8億円少ない

収益収支会計は公企が５病院中１病院黒字、100床当たりの平均収支は約0.5億円の赤字に対して、独法は７病院中５病院が黒字、100床当たりの平均収支は約900万円の黒字であった。一方、資本収支会計は全12病院すべてが赤字で、100床当たり公企平均が約1.2億円の赤字、独法平均が約3.2億円の赤字であった。**（添付資料F-2）**従って、両会計を合計した100床当たりの収支は、公企平均が約1.7億円の赤字（平均病床数406床換算では約6.9億円の赤字）に対し、独法平均は約3.1億円の赤字（平均病床数468床換算では約14.6億円の赤字）となっており、公企の方が約1.4億円赤字額が少なくなっている。

また、両会計への繰入金額を見ても、100床当たり公企平均約2.2億円（平均病床数406床換算で約8.9億円）に対し、独法平均は約2.6億円（平均病床数468床換算では約12.3億円）と公企の方が約0.4億円少なくなっている。

会計収支と繰入金を合計した年度負担額は、100床当たり公企が約3.9億円（平均病床数406床換算で約15.7億円）に対し、独法は約5.7億円（平均病床数468床換算で約26.8億円）と公企の方が約1.8億円も自治体負担額が少ないという試算結果であった。**（表7-3）**従って、群馬県の公企５病院は独法化しても年度負担額は平均で約7.5億円も増加するという試算となっている。**（表7-4）**

これだけで判断すると公企の方が良好な経営実績と見られるが、実は内容を詳しく見ると独法の東千葉メディカルセンターの収益収支が約9.5億円の赤字、総合病院国保旭中央病院の資本収支が約53.7億円の赤字と両病院の大きな赤字額が影響して独法平均赤字額が大きくなったものと考えられる。

（イ）資本金の負担額が公企は独法の約２倍も多い

公企と独法が大きく異なるのは資本金額で、100床当たり公企平均が約14.2億円に対し独法平均は約7.5億円で、公企の方が約6.7億円も多く、公企の独法化による資本金の削減見込額については、公企平均で約29.5億円であった。**(表7-4)**

（ウ）公企の独法化による全体運用額の削減見込額は平均で約21.9億円

年度負担額と資本金を合計した全体運用額の削減見込額は、公企平均で約21.9億円、伊勢崎市民病院約91.4億円、桐生厚生総合病院約23.4億円、富岡総合病院約23.9億円に対して、公立藤岡総合病院（元々資本金が9.6億円と少ない）が約24.5億円の負担増、また、館林厚生病院も約4.6億円の負担増という推計結果であった。**(表7-4)**

（エ）純粋医業収支は公企の方が100床当たり約0.3億円良好

純粋医業収支は、100床当たり公企平均が約0.6億円の赤字額に対して独法平均は約0.9億円の赤字額と、公企の方が約0.3億円赤字額が少ないという実績であった。参考までに黒字であったのは、伊勢崎市民病院約0.7億円、公立藤岡総合病院約0.5億円、新小山市民病院約1.4億円の3病院で、群馬県の市町村立病院は資本金を除き独法並みに経営努力をしている状況が窺えた。

（オ）主な経営実績・収益は独法の方が良好

主な経営実績では、病床利用率（公企78.3%、独法82.6%）と平均在院日数（公企12.8日、独法11.4日）、入院診療単価（公企5.5万円、独法6.2万円）と外来診療単価（公企1.8万円、独法1.5万円）と外来診療単価以外独法の方が良好であり、その結果100床当たりの入院収益（公企約15.9億円、独法約19.3億円）は約3.4億円、外来収益（公企約7.5億円、独法約9.3億円）でも約1.8億円も独法の方が多いという状況になっている。

（カ）貸借対照表から見た5年間の経営実績も独法の方が良好

平成26年度と令和元年度の貸借対照表を比較して、直近5年間の100床当たりの利益剰余金について調べたところ、公企は5病院中2病院（伊勢崎・桐生）で累積欠損金が増加、館林は欠損金が大きく減少、富岡が赤字から黒字化、藤岡が黒字を維持となっている。これに対して独法は、7病院中1病院（東千葉）だけ累積欠損金が大きく増加、長野が赤字から黒字化、その他5病院（秋田・小山・さんむ・旭・静岡）は黒字を維持となっている。

公企の全体平均は、累積欠損金が平成26年度約26.3億円から令和元年度に約17.5億円に減ったことになっているが、館林厚生病院が資本金を充当して累積欠損金を約72.6億円減らしていることを考慮すれば実質的には減っていないと考えられる。一方、独法平均は平成26年度約17.1億円の累積剰余金が令和元年度約8.4億円と8.7億も減っているが、その要因は東千葉だけ欠損金を大きく増やしたためであり、4病院は剰余金を増やしているという良好な経営実績となっている。**(表7-5・6・7)**

(キ)独法化で資本金の負担増の館林厚生病院?

公企の中でも最も経営状況が厳しい館林厚生病院は、病床利用率が83.0%(独法82.6%)、平均在院日数14.0日(独法11.4日)、入院診療単価4.6万円(独法6.2万円)、外来診療単価1.8万円(独法1.5万円)で、100床当たりの入院収益が約14.1億円(独法約19.3億円)、外来収益が約5.5億円(独法約9.3億円)と独法よりかなり低い収益となっている。

支出面では100床当たり職員給与費約12.1億円(独法約15.7億円)、材料費約4.7億円(独法約8.4億円)、経費約4.2億円(独法約5.4億円)などと独法より大幅に抑制することにより、収益収支を約1.2億円の赤字に止めることができたという状況になっている。

なお、令和元年度に資本金を約93.4億円から約21.5億円と大幅に減らしたため、独法化による100床当たりの資本金は負担増の試算結果となっているが元の額であれば約69億円を削減できたことを理解しておく必要がある。

(ク)収支バランスに配慮された(独法)さんむ医療センター

独法の市町村病院の優良事例として、千葉県のさんむ医療センター(312床)を紹介したい。

運営実績では、病床利用率55.2%(独法82.6%)、平均在院日数9.6日(独法11.4日)、入院診療単価4.5万円(独法6.2万円)、外来診療単価0.9万円(独法1.5万円)と平均在院日数は短いが、収益面ではいずれも独法の中でも非常に低い実績となっている。その結果、100床当たりの入院収益約9.1億円(独法約19.3億円)、外来収益約3.5億円(独法約9.3億円)と独法平均の半分以下とかなり少ない収益となっている。

一方、支出面を見ると100床当たりの職員給与費約8.8億円(独法約15.7億円)、材料費約2.4億円(独法約8.4億円)、経費約3.1億円(独法約5.4億円)と非常に低く抑えられており、収支のバランスが非常に良くとれて収益収支は約0.3億円の赤字に抑えられている。その他に資本収支が約0.2億円の赤字、繰入金は約1.1億円で100床当たりの自治体の年度負担額は約1.6億円(独法平均約5.7億円)と独法の中でも最も少ない負担額となっている。

公企と独法の違いはこの収支バランスの適正さの有無にあると再三述べてきたが、さんむ医療センターの経営実績が最もそれを示唆している事例と言えるのではないだろうか。

表7-1：令和元年度／市町村立病院の公企と独法の経営実績比較表（Ⅰ）

病院名	病床数(全体)	病床利用率	平均在院日数	100床当たり収益(単位：百万円)			
				入院	外来	その他	合計
(公企)群馬5病院平均　(a)	406床(2,031床)	78.3%	12.8日	1,592	748	328	2,669
(公企)館林厚生病院(b)	329床	83.0%	14.0日	1,412	551	360	2,322
(独法)東日本7病院平均(c)	468床(3,277床)	82.6%	11.4日	1,931	934	467	3,331
(公企)平均－(独法)平均　(a)－(c)	▲62床	▲4.3%	1.4日	▲339	▲186	▲139	▲662
(公企)館林－(独法)平均　(b)－(c)	▲139床	0.4%	2.6日	▲519	▲383	▲107	▲1,009

表7-2：令和元年度／市町村立病院の公企と独法の経営実績比較表（Ⅱ）

病院名	100床当たり支出(単位：百万円)					収支差	単価(千円)	
	職員給与費	材料費	経費	その他費用	合計		入院	外来
(公企)群馬5病院平均　(a)	1,377	639	384	315	2,716	▲47	55	18
(公企)館林厚生病院　(b)	1,214	473	422	330	2,439	▲116	46	18
(独法)東日本7病院平均　(c)	1,574	835	542	371	3,322	9	62	15
(公企)平均－(独法)平均　(a)－(c)	▲197	▲196	▲158	▲56	▲606	▲56	▲7	3
(公企)館林－(独法)平均　(b)－(c)	▲360	▲362	▲120	▲41	▲883	▲125	▲16	3

表7-3：令和元年度／市町村立病院の公企と独法の経営実績比較表

(百万円)

病院名		会計収支			自治体繰入金(d)	自治体年度負担額(c+d)	病床数	100床当たり自治体年度負担額
		収益収支(a)	資本収支(b)	合計(c)				
公企／群馬県	伊勢崎市民病院	▲398	▲867	▲1,265	▲871	▲2,136	494	▲432
	桐生厚生総合病院	235	▲359	▲124	▲1,237	▲1,361	471	▲289
	公立藤岡総合病院	▲287	▲715	▲1,002	▲850	▲1,852	399	▲464
	富岡総合病院	▲120	▲305	▲425	▲364	▲789	338	▲233
	館林厚生病院	▲382	▲234	▲616	▲1,116	▲1,732	329	▲526
	合計	▲952	▲2,480	▲3,432	▲4,438	▲7,870	2,031	▲388
	平均	▲190	▲496	▲686	▲888	▲1,574	406	▲388
独法／東日本	市立秋田総合病院	104	▲1,663	▲1,559	▲1,291	▲2,850	456	▲625
	新小山市民病院	494	▲706	▲212	▲603	▲815	300	▲272
	さんむ医療センター	▲86	▲64	▲150	▲356	▲506	312	▲162
	東千葉メディカルセンター	▲947	▲296	▲1,243	▲1,054	▲2,297	314	▲732
	総合病院国保旭中央病院	393	▲5,365	▲4,972	▲2,194	▲7,166	989	▲725
	長野市民病院	326	▲940	▲614	▲1,234	▲1,848	400	▲462
	静岡市立静岡病院	23	▲1,473	▲1,450	▲1,850	▲3,300	506	▲652
	合計	307	▲10,507	▲10,200	▲8,582	▲18,782	3,277	▲573
	平均	44	▲1,501	▲1,457	▲1,226	▲2,683	468	▲573

表7-4：令和元年度／市町村立病院の資本金・全体運用額比較表Ⅰ

（百万円）

病院名		病床数100床当たり					
		自治体年度負担額				資本金 (▲表示) (e)	自治体 全体 運用額 (d)＋(e)
		会計収支		自治体 繰入金 (c)	合計 (a)＋(b) ＋(c)＝(d)		
		収益 収支 (a)	資本 収支 (b)				
公企／群馬県	伊勢崎市民病院	▲81	▲176	▲176	▲432	▲2,737	▲3,169
	桐生厚生総合病院	50	▲76	▲263	▲289	▲1,528	▲1,817
	公立藤岡総合病院	▲72	▲179	▲213	▲464	▲241	▲705
	富岡総合病院	▲36	▲90	▲108	▲233	(※)▲962	▲1,195
	館林厚生病院	▲116	▲71	▲339	▲526	▲652	▲1,178
	合計	▲255	▲592	▲1,099	▲1,944	▲6,120	▲8,064
	平均	▲47	▲122	▲219	▲388	▲1,415	▲1,803
独法／東日本	市立秋田総合病院	23	▲365	▲283	▲625	▲873	▲1,498
	新小山市民病院	165	▲235	▲201	▲272	▲219	▲491
	さんむ医療センター	▲28	▲21	▲114	▲162	▲450	▲612
	東千葉メディカルセンター	▲302	▲94	▲336	▲732	▲30	▲762
	総合病院国保 旭中央病院	40	▲542	▲222	▲725	▲1,085	▲1,810
	長野市民病院	82	▲235	▲309	▲462	▲664	▲1,126
	静岡市立静岡病院	5	▲291	▲366	▲652	▲972	▲1,624
	合計	▲15	▲1,783	▲1,831	▲3,630	▲4,293	▲7,923
	平均	9	▲321	▲262	▲573	▲746	▲1,319

（備考）
(※) 富岡地域医療企業団の資本金額▲1,443×（富岡総合病院338床/全体507床）で▲962を推計。（資本金は添付資料F-4・5参照）

①公企が独法化して独法平均の経営実績の場合の自治体年度負担額の削減見込額

（公企平均）　▲1,574－▲2,326（(独法) 平均**▲573**×406/100）＝752（約7.5億円増）
伊勢崎市民病院　▲2,136－▲2,831（(独法) 平均**▲573**×494/100）＝695（約7.0億円増）
桐生厚生総合病院　▲1,361－▲2,699（(独法) 平均**▲573**×471/100）＝1,338（約13.4億円増）
公立藤岡総合病院　▲1,852－▲2,286（(独法) 平均**▲573**×399/100）＝434（約4.3億円増）
富岡総合病院　▲789－▲1,937（(独法) 平均**▲573**×338/100）＝1,148（約11.5億円増）
館林厚生病院　▲1,732－▲1,885（(独法) 平均**▲573**×329/100）＝153（約1.5億円増）

②同資本金の削減見込額

（公企平均）　▲6,228－▲3,282（(独法) 平均**▲746**×440/100）＝▲2,946（約29.5億円減）
伊勢崎市民病院　▲13,522－▲3,685（(独法) 平均**▲746**×494/100）＝▲9,837（約98.4億円減）
桐生厚生総合病院　▲7,196－▲3,514（(独法) 平均**▲746**×471/100）＝▲3,682（約36.8億円減）
公立藤岡総合病院　▲960－▲2,977（(独法) 平均**▲746**×399/100）＝2,017（約20.2億円増）
富岡総合病院　▲7,316－▲3,782（(独法) 平均**▲746**×507/100）＝▲3,534（約35.3億円減）
館林厚生病院　▲2,146－▲2,454（(独法) 平均**▲746**×329/100）＝308（約3.1億円増）

③同全体運用額（年度負担額＋資本金）の削減見込額

（公企平均）　752＋▲2,946＝▲2,194（約21.9億円減）
伊勢崎市民病院　695＋▲9,837＝▲9,142（約91.4億円減）
桐生厚生総合病院　1,338＋▲3,682＝▲2,344（約23.4億円減）
公立藤岡総合病院　434＋2,017＝2,451（約24.5億円増）
富岡総合病院　1,148＋▲3,534＝▲2,386（約23.9億円減）
館林厚生病院　153＋308＝461（約4.6億円増）

表7-5：平成26年度・令和元年度／公企の市町村立病院の貸借対照表比較表Ⅰ

（百万円）

区分		資産	資産内訳		資本内訳			剰余金内訳	
			負債	資本	資本金	資本金（100床当たり）	剰余金	資本剰余金	利益剰余金
伊勢崎市民病院	H26	23,031	14,743	8,288	10,584	2,100	▲2,296	0	▲2,296
	令元	21,597	11,566	10,031	13,522	2,737	▲3,491	0	▲3,491
	増減	▲1,434	▲3,177	1,743	2,938	637	▲1,195	0	▲1,195
桐生厚生総合病院	H26	10,844	7,225	3,619	7,196	1,422	▲3,577	3	▲3,581
	令元	7,925	4,556	3,368	7,196	1,528	▲3,828	3	▲3,831
	増減	▲2,919	▲2,669	▲251	0	106	▲251	0	▲250
公立藤岡総合病院	H26	16,146	12,078	4,069	960	243	3,109	1,814	1,296
	令元	24,828	21,284	3,544	960	241	2,584	1,932	652
	増減	8,682	9,206	▲525	0	▲2	▲525	118	▲644
富岡総合病院（※）	H26	17,565	11,054	6,511	8,114	1,591	▲1,603	12	▲1,615
	令元	16,854	8,963	7,891	7,316	1,443	575	12	563
	増減	▲711	▲2,091	1,380	▲798	▲148	2,178	0	2,178
館林厚生病院	H26	14,620	13,297	1,322	8,171	2,276	▲6,849	94	▲6,943
	令元	10,772	11,254	▲483	2,146	652	▲2,629	0	▲2,629
	増減	▲3,848	▲2,043	▲1,805	▲6,025	▲1,624	4,220	▲94	4,314
平均	H26	16,441	11,679	4,762	7,005	1,540	▲2,243	385	▲2,628
	令元	16,395	11,525	4,870	6,228	1,415	▲1,358	390	▲1,747
	増減	▲46	▲154	108	▲777	▲125	885	5	881

（※）富岡総合病院の賃借対照表は七日市病院（169床）を含んだ数値となっていることに注意。
（備考：過去5年間の経営実績）
①伊勢崎市民病院：負債は約31.8億円減少し資本金を約29.4億円増やしたものの、累積欠損金が約12億円増の約34.9億円とかなり厳しい状況。
②桐生厚生総合病院：資産も負債も大きく減少する中、累積欠損金が2.5億円増えて約38.3億円とかなり厳しい状況。
③公立藤岡総合病院：新たな施設整備により資産・負債の増加があるが、資本剰余金約19.3億円や利益剰余金約6.5億円も確保されており、県内の公企の中では良好な状況。
④富岡総合病院：資産は変わらず負債を約20.9億円減少し、累積欠損金約16.2億円も解消して利益剰余金約5.6億円を確保するなど良好な状況。
⑤館林厚生病院：前年度は資本金が約93.4億円、累積欠損金も約98.9億円もあったが、資本金約71.9億円などを取り崩して累積欠損金に充当した結果、資本金は約21.5億円に減り、累積欠損金も約26.3億円に減った状況となっている。経営収支の黒字転換も難しく県内病院の中では最も経営が厳しい状況。

表7-6：平成26年度・令和元年度／独法の市町村立病院の貸借対照表比較表Ⅱ

（百万円）

区分		資産	資産内訳		資本内訳			剰余金内訳	
			負債	資本	資本金	資本金（100床当たり）	剰余金	資本剰余金	利益剰余金等
市立秋田総合病院	H26	12,748	8,167	4,581	3,907	853	674	0	674
	令元	13,148	7,144	6,004	3,980	873	2,025	0	2,025
	増減	400	▲1,023	1,423	73	20	1,351	0	1,351
新小山市民病院	H26	7,825	6,738	1,087	735	215	351	0	351
	令元	11,791	9,132	2,659	658	219	2,001	161	1,840
	増減	3,966	2,394	1,572	▲77	4	1,650	161	1,489
さんむ医療センター	H26	4,033	1,218	2,816	1,403	450	1,412	141	1,272
	令元	4,923	1,303	3,620	1,403	450	2,217	429	1,788
	増減	890	85	804	0	0	805	288	516
東千葉メディカルセンター	H26	12,694	11,995	699	95	30	603	2,320	▲1,717
	令元	10,575	12,630	▲2,055	95	30	▲2,151	3,744	▲5,894
	増減	▲2,119	635	▲2,754	0	0	▲2,754	1,424	▲4,177
総合病院国保旭中央病院	H26	59,898	36,284	23,613	10,774	1,089	12,839	604	12,235
	令元	55,241	39,005	16,236	10,726	1,085	5,510	1,896	3,614
	増減	▲4,657	2,721	▲7,377	▲48	▲4	▲7,329	1,292	▲8,621
長野市民病院	H26	19,227	12,364	6,863	8,264	2,066	▲1,401	0	▲1,401
	令元	18,099	14,299	3,800	2,654	664	1,146	0	1,146
	増減	▲1,128	1,935	▲3,063	▲5,610	▲1,402	2,547	0	2,547

表7-7：平成26年度・令和元年度／市町村立病院の貸借対照表比較表Ⅲ

（百万円）

区分		資産	資産内訳		資本内訳			剰余金内訳	
			負債	資本	資本金	資本金（100床当たり）	剰余金	資本剰余金	利益剰余金等
静岡市立静岡病院	H26	34,939	20,345	14,595	13,555	2,679	1,040	639	401
	令元	18,612	13,351	5,262	4,919	972	342	0	342
	増減	▲16,327	▲6,994	▲9,333	▲8,636	▲1,707	▲698	▲639	▲59
平均	H26	21,623	13,873	7,751	5,533	1,167	2,217	529	1,688
	令元	18,913	13,838	5,075	3,491	746	1,584	890	695
	増減	▲2,710	▲35	▲2,676	▲2,042	▲421	▲633	361	▲993

（備考：過去5年間の経営実績）
市立秋田総合病院：（独法化平成26年）資産はあまり変わらず、利益剰余金を約13.5億円も増やすなど非常に良好な運営状況。
新小山市民病院：（独法化平成25年）新たな施設整備で資産や負債が大幅に増えている中、利益剰余金を約14.9億円増やすなどかなり良好な運営状況。
さんむ医療センター：（独法化平成22年）資本剰余金の約2.9億円増、利益剰余金の約5.2億円の増など非常に良好な運営状況。
東千葉メディカルセンター：（独法化平成22年）利益剰余金の赤字額が約41.8億円増という中、資本剰余金も約14.2億円増と非常に厳しい状況。但し、他自治体に比べ資本金が極端に少ないという点も厳しい要因。
総合病院国保旭中央病院：（独法化平成28年）利益剰余金が約86.2億円も減る中、資本剰余金を約12.9億円増やし、経営実態は悪化している状況。
長野市民病院：（独法化平成28年）独法化により資本金の大幅減などがあるが、経営収支の改善により累積欠損金を解消して利益剰余金約11.5億円を確保するなど良好な運営状況。
静岡市立静岡病院：（独法化平成28年）独法化に伴い、資本金や資本剰余金の大幅減となっているが、利益剰余金は約3.4億円を確保しており現状維持の運営状況。

（3）東京都立病院と大阪府立病院

日本を代表する地方自治体である東京都は公企（8病院が公企で令和4年度に独法化を予定、他に1病院が平成21年度に独法化済み）、大阪府は独法（平成18年度に日本で初めて独法化、16年目）と非常に対照的な病院経営となっている。

そこで、**添付資料G-1～4**を元に東京都と大阪府の経営実績と年度負担額を試算したものが**表8-1～3**で、全体運用額及び東京都が独法化した場合の年度負担額と全体運用額の削減見込額を推計したものが**表8-4・5**である。最後に平成26年度と令和元年度の貸借対照表から資本金や5年間の経営実績を比較したものが**表8-6**である。

（ア）東京都の独法化による年度負担額の削減見込額は約428億円

令和元年度の経営実績は、会計収支（収益収支と資本収支の合計額）で東京都が約319.7億円の赤字（大阪府約60.9億円の赤字）、自治体からの繰入金は東京都が約384.9

億円（大阪府約83.4億円）であった。

従って、年度負担額は東京都が約704.6億円（大阪府約144.3億円）で100床当たりでは東京都が約13.9億円（大阪府約5.5億円）と東京都の方が約2.5倍も年度負担額が多いという状況であった。

また、もし東京都が独法化して大阪府と同じ経営実績を上げたなら、令和元年度の負担額は約704.6億円から約277.1億円に下がり、約427.5億円という巨額の財政負担額を削減できるという大変驚くべき試算結果であった。**（表8-5）**

（イ）東京都が大阪府と同程度の資本金額なら削減額は約852億円

令和元年度の資本金額を比較したところ、東京都が約1,260.6億円（大阪府約213億円）と巨額であり、100床当たりでは約24.9億円（大阪府は約8.1億円）と東京都の方が大阪府より約3.1倍も資本金額が多いという状況であった。

従って、東京都が独法化して大阪府と同程度の資本金で運営するなら、令和元年度は約1,260.6億円も必要ではなく約408.8億円で済み、約851.7億円も財政負担額を削減できるというこれも驚くべき試算結果であった。**（表8-5）**

実は、資本金については余り注目されていない面があるが、公営企業の会計基準の見直しにより、減資（資本金を減らすこと）して減資分を累積欠損金に充当して累積欠損金を減らす手続きが簡素化されるなど、より柔軟な運営が可能となった。地方自治体にとって出資金ではあるが、直接的な負担額である会計収支や自治体繰入金と同様に負担金の一部として、その動向に注意していく必要性が高くなったと言える。

（ウ）東京都の独法化による全体運用額の削減見込額は約1,279億円

令和元年度の東京都の全体運用額は約1,965.2億円（大阪府約357.3億円）であるが、既に述べたように独法化すれば年度負担額と資本金額を合計した全体運用額は約685.9億円に抑えることができ、約1,279.2億円もの巨額財政負担額を削減できるという試算結果であった。**（表8-4・5）**

（エ）収益収支会計の赤字額を少なく見せる東京都の会計システム

東京都の会計システムを詳しく検証すると、他の公企の自治体とはかなり異なり赤字額を少なくしたり、赤字額を黒字額に変えている会計処理となっていることを説明したい。

一般的な公企の自治体は、収益収支会計と資本収支会計の両方に繰入金（但し、総務省では過度の繰入金とならないよう基準額を例示してその額の抑制に努めている）を出

しているが、東京都の場合は毎年収益収支会計だけに繰入を行っている。

例えば、令和元年度の繰入金も収益収支会計だけに約385億円とし、その結果同会計の赤字額は約33.9億円に抑えられたが、東京都病院事業報告書では前年度の繰越利益剰余金約26.1億円を充当して、最終的な決算額は▲7.8億円の赤字額（欠損額）となっている。

実は過去の決算においても、平成30年度は約30.9億円の赤字に対してその他未処分利益剰余金変動額約57.0億円を充当して、最終的な収支は約26.1億円の黒字額に変わっているのである。同様に平成29年度約29.9億円、平成28年度約39.6億円など、未処分利益剰余金変動額が毎年計上されて赤字額が黒字額に変えられており、言わば収益収支会計を赤字にしないような会計処理なっているのである。

他の自治体は、当年度純利益・純損失額はそのまま黒字額・赤字額として計上して赤字が続く場合は累積欠損金として加算されており、未処分利益剰余金変動額という項目は東京都独自の会計処理となっている。

一方、繰入金のない令和元年度の資本収支会計は赤字額が約285.8億円と巨額になっているが、主に過年度分損益勘定留保資金約285億円を充当して収支は0となっている。平成30年度でも同様に約359.3億円という巨額な赤字額となっているが、減債積立金取崩額約57億円や損益勘定留保資金約302億円などを充当して赤字額を解消している。

一般的には資本収支会計の場合、赤字額は内部留保資金等を充当して収支を0にしているので問題はないが、毎年巨額資金をどこから調達しているのか、減債積立金取崩額、損益勘定留保資金、未処分利益剰余金変動額などの詳しい説明もないので分からないが、透明性に欠ける決算内容となっている。

東京都としては、赤字額が目立ちやすい収益収支会計には繰入金を集中してなるべく赤字額を少なくしたり黒字化したりして健全運営を強調し、目立たずに赤字額を解消できる資本収支会計の方に赤字額を集中して処理しているというのが私の推測である。

（オ）純粋医業収支や項目別ランク表から見た独法の有効性

独法の経営収支の良好性は、純粋医業収支を見ても明らかでこれも驚くような違いとなっている。

東京都8病院の平均収支は、100床当たり約5.5億円の赤字額であるのに対して、大阪府5病院はわずか約5百万円の赤字額であり、本来の医療事業に係る収支において大阪府はトントンであるのに対して、東京都は非常に大きな赤字額となっている。これも独法の方が収支バランスに配慮しているのに対して、公企である東京都はほとんど考慮されていない状況証拠となっている。

また項目別ランク表を見ても個別病院別の公企と独法の違いは明らかで、自治体からの繰入金や自治体の年度負担額は、額の多い上位８病院はすべて公企、下位５病院はすべて独法となっている。職員の平均給与月額を見ても、看護師・全職員ともに給与額の上位７病院はすべて公企、下位５病院もほぼ独法（看護師で１病院公企）となっている。

もちろん、両者を単純に比較することはできないという主張も理解できるが、独法化によりこれだけの巨額負担額を削減できる可能性があるという事実は、素直に認める必要があるのではないだろうか。

表8-1：令和元年度／東京都立病院と大阪府立病院の経営実績比較表（Ⅰ）

病院名		病床数（全体）	病床利用率	平均在院日数	100床当たり収益（単位：百万円）			
					入院	外来	その他	合計
東京都／地方公営企業	広尾病院	426床	70.8%	10.8日	1,772	438	725	2,935
	大塚病院	508床	63.8%	11.0日	1,383	493	590	2,465
	駒込病院	815床	72.7%	13.2日	1,863	1,512	988	4,363
	墨東病院	765床	79.6%	12.4日	2,140	787	938	3,865
	多摩総合医療センター	789床	82.6%	11.1日	2,237	1,168	876	4,281
	神経病院	304床	76.7%	(20.5日)	1,195	19	1,265	2,480
	松沢病院	898床	73.3%	(24.0日)	610	126	914	1,650
	小児総合医療センター	561床	72.0%	10.8日	1,802	379	1,334	3,514
	平均	633床 (5,066床)	73.9%	11.6日	1,639	696	943	3,278
大阪府／地方独立行政法人	大阪急性期・総合医療センター	865床	86.4%	9.2日	2,526	925	370	3,820
	大阪はびきの医療センター	426床	78.7%	10.6日	1,422	652	386	2,460
	大阪精神医療センター	473床	86.9%	—	717	121	418	1,256
	大阪国際がんセンター	500床	87.9%	10.0日	2,702	2,043	873	5,617
	大阪母子医療センター	375床	83.3%	9.5日	2,793	813	651	4,257
	平均	528床 (2,639床)	84.6%	9.8日	2,094	932	516	3,542

(備考) 病床利用率、平均在院日数、収益額も大阪府の方が良好な実績。
神経病院と松沢病院（精神）の平均在院日数は参考数値として平均対象外。

表8-2：令和元年度／東京都立病院と大阪府立病院の経営実績比較表（Ⅱ）

病院名		100床当たり支出（単位：百万円）					収支差	単価（千円）	
		職員給与費	材料費	経費	その他費用	合計		入院	外来
東京都／地方公営企業	広尾病院	1,672	670	795	466	3,603	▲668	68	10
	大塚病院	1,389	414	652	327	2,782	▲317	59	12
	駒込病院	1,442	97	2,224	639	4,402	▲39	70	34
	墨東病院	1,675	884	793	581	3,933	▲68	73	18
	多摩総合医療センター	1,501	42	2,054	554	4,150	131	74	19
	神経病院	1,325	328	551	284	2,488	▲7	43	18
	松沢病院	792	2	486	270	1,551	99	23	9
	小児総合医療センター	1,733	20	1,303	457	3,514	1	68	11
	平均	1,411	276	1,194	464	3,345	▲67	60	16
大阪府／地方独立行政法人	大阪急性期・総合医療センター	1,684	1,147	532	529	3,892	▲72	80	24
	大阪はびきの医療センター	1,255	540	354	387	2,536	▲76	49	17
	大阪精神医療センター	780	57	180	191	1,208	48	23	8
	大阪国際がんセンター	1,928	2,006	705	1,013	5,652	▲35	84	34
	大阪母子医療センター	2,199	875	595	611	4,281	▲24	92	17
	平均	1,572	977	482	549	3,580	▲37	66	20

（備考）収支差は両方ともに赤字であるが大阪府の方が赤字額は少ない。

表8-3：令和元年度／東京都立病院と大阪府立病院の自治体年度負担額

（百万円）

病院名		会計収支			自治体繰入金(d)	自治体年度負担額(c+d)	病床数	100床当たり自治体年度負担額
		収益収支(a)	資本収支(b)	合計(c)				
東京都／地方公営企業	広尾病院	▲2,845	▲941	▲3,786	▲2,489	▲6,275	426	▲1,473
	大塚病院	▲1,609	▲2,264	▲3,873	▲2,516	▲6,389	508	▲1,258
	駒込病院	▲318	▲3,782	▲4,100	▲5,903	▲10,003	815	▲1,227
	墨東病院	▲521	▲3,785	▲4,306	▲5,889	▲10,195	765	▲1,333
	多摩総合医療センター	1,030	▲7,053	▲6,023	▲4,790	▲10,813	789	▲1,370
	神経病院	▲22	▲533	▲555	▲3,492	▲4,047	304	▲1,331
	松沢病院	889	▲4,770	▲3,881	▲6,570	▲10,451	898	▲1,164
	小児総合医療センター	3	▲5,451	▲5,448	▲6,839	▲12,287	561	▲2,190
	合計	▲3,393	▲28,579	▲31,972	▲38,488	▲70,460	5,066	▲1,391
大阪府／地方独立行政法人	大阪急性期・総合医療センター	▲622	▲1,462	▲2,084	▲1,674	▲3,758	865	▲434
	大阪はびきの医療センター	▲325	▲414	▲739	▲1,109	▲1,848	426	▲434
	大阪精神医療センター	228	▲397	▲169	▲1,792	▲1,961	473	▲415
	大阪国際がんセンター	▲176	▲2,211	▲2,387	▲2,058	▲4,445	500	▲889
	大阪母子医療センター	▲91	▲620	▲711	▲1,708	▲2,419	375	▲645
	合計	▲986	▲5,104	▲6,090	▲8,341	▲14,431	2,639	▲547

表8-4：令和元年度／東京都立病院と大阪府立病院の自治体年度負担額・全体運用額比較表Ⅰ

（百万円）

区分		病床数100床当たり					
		自治体年度負担額				資本金（▲表示）(e)	自治体全体運用額 (d)＋(e)
		会計収支		自治体繰入金 (c)	合計 (a)＋(b)＋(c)＝(d)		
		収益収支(a)	資本収支(b)				
東京都／地方公営企業	広尾病院	▲668	▲221	▲584	▲1,473		
	大塚病院	▲317	▲446	▲495	▲1,258		
	駒込病院	▲39	▲464	▲724	▲1,227		
	墨東病院	▲68	▲495	▲770	▲1,333		
	多摩総合医療センター	131	▲894	▲607	▲1,370		
	神経病院	▲7	▲175	▲1,149	▲1,331		
	松沢病院	99	▲531	▲732	▲1,164		
	小児総合医療センター	1	▲972	▲1,219	▲2,190		
	平均	▲67	▲564	▲760	▲1,391	▲2,488	▲3,879
	(参考：全体額)	▲3,393	▲28,579	▲38,488	▲70,460	▲126,056	▲196,516

(備考) 病床数100床当たりの資本金及び自治体全体運用額
資本金 ▲126,056×（100/5,066床）＝▲2,488
自治体全体運用額 ▲196,516×（100/5,066床）＝▲3,879

表8-5：令和元年度／東京都立病院と大阪府立病院の自治体年度負担額・全体運用額比較表Ⅱ

（百万円）

区分		病床数100床当たり					
		自治体年度負担額				資本金（▲表示）(e)	自治体全体運用額 (d)＋(e)
		会計収支		自治体繰入金 (c)	合計 (a)＋(b)＋(c)＝(d)		
		収益収支(a)	資本収支(b)				
大阪府／地方独立行政法人	大阪急性期・総合医療センター	▲72	▲169	▲194	▲434		
	大阪はびきの医療センター	▲76	▲97	▲260	▲434		
	大阪精神医療センター	48	▲84	▲379	▲415		
	大阪国際がんセンター	▲35	▲442	▲412	▲889		
	大阪母子医療センター	▲24	▲165	▲455	▲645		
	平均	▲37	▲193	▲316	▲547	▲807	▲1,354
	（参考：全体額）	▲986	▲5,104	▲8,341	▲14,431	▲21,300	▲35,731

（備考）病床数100床当たりの資本金及び自治体全体運用額
資本金　▲21,300×（100/2,639床）＝▲807
自治体全体運用額　▲35,731×（100/2,639床）＝▲1,354
①東京都が独法化し大阪府と同じ実績の場合の自治体年度負担額削減見込額
▲70,460－▲27,711（大阪府▲547×〔5,066/100床〕）＝▲42,749（約427.5億円）
②同資本金の削減見込額
▲126,056－▲40,883（大阪府▲807×〔5,066/100床〕）＝▲85,173（約851.7億円）
③同全体運用額の削減見込額
▲42,749＋▲85,173＝▲127,922（約1,279.2億円）

表8-6：平成26年度・令和元年度／東京都立病院と大阪府立病院の貸借対照表比較

（百万円）

区分		資産	資産内訳		資本内訳		剰余金内訳	
			負債	資本	資本金（100床当たり）	剰余金	資本剰余金	利益剰余金
東京都立病院	H26（5,147床）	305,423	176,165	129,258	114,259（2,220）	14,999	3,103	11,896
	令元（5,066床）	250,706	122,328	128,379	126,056（2,488）	2,323	3,103	▲780
	増減	▲54,717	▲53,837	▲879	11,797（268）	▲12,676	0	▲12,676
大阪府立病院	H26（2,667床）	97,239	68,409	28,831	10,694（401）	18,136	9,683	8,453
	令元（2,639床）	126,025	93,142	32,883	21,300（807）	11,583	18,419	▲6,836
	増減	28,786	24,733	4,052	10,606（406）	▲6,553	8,736	▲15,289

（備考：この5年間の経営実績）

東京都：大きな施設整備がないため、資産が約547.2億円の減少、負債額も約538.4億円と大きく減少しており、また利益剰余金も約126.8億円の減少になっている。特徴的なのは資本金が令和元年度末約1,260.6億円と巨額であり、100床当たり約24.9億円と大阪府の約8.1億円の3.1倍の多さで都の大きな負担となっている。

大阪府：大阪国際がんセンター等において新たな施設整備があり、資産額が約287.9億円の増加、負債額も約247.3億円の増加となっており、これに伴う経営収支の悪化により利益剰余金が約152.9億円の大幅減で累積欠損金が約68.4億円となっている。しかし、一方で資本金の約106.1億円の増加や資本剰余金の約87.4億円の増加などもあり、施設整備が一段落すれば以前の黒字経営に戻るものと推測される。

（4）独法化した北海道広尾町国民健康保険病院の事例

令和３年２月に総務省ホームページに公表された令和元年度版の公立病院の統計資料によると、令和元年度に全国で新たに独法化された公立病院はわずか市町立の２病院という少なさで公立病院改革が全く進んでいないという非常に残念な状況であった。こうした中、唯一希望であったのは88の公立病院がある北海道で初めての独法化病院が誕生したことで、しかも町立の病床数がわずか48床という小規模病院であり、今後全国の市町村立病院が独法化を目指す上で大変参考になると思われるので独法化に至った経緯や経営収支の改善状況等について紹介したい。

広尾町国保病院は北海道の東部の帯広市を含む19市町村もある十勝管内の医療圏（17の公立・公的医療機関もあり）にあり、日本最大の広域医療圏で人口密度も非常に低いという圏域となっている。こうした医療環境の中で、当該病院の独法化の大きな特徴は、地域との連携、民間病院（北斗病院〔267床〕）との業務提携を行い、理事長には北斗病院の法人理事長が兼務するなど、公立病院と民間病院の協力関係を充実させた上で独法化を進めた事例となっている。

独法化の年度を含めた過去5年間（平成27年度～令和元年度）の経営実績等をまとめたものが**表9-1**、同じく貸借対照表の推移をまとめたものが**表9-2**である。

平成28年度まで病床数は60床であったが、病床利用率が低く2年連続で赤字を計上したため12床削減して48床として、その後、独法化に向けた準備のため29･30年度と繰入金を増やして会計収支を黒字に転換している。また、約1億2千万円の累積欠損金（利益剰余金）も解消し、資本金も約1億3千万円に充実するなど黒字化の土台を築いた上で令和元年度から独法化をスタートさせたという状況となっている。重要なのは、毎年度の全体運用額は変わらずに独法化を実現し、病床数は減らしたが入院・外来収益は大きく増やし、純粋医業収支で見ても赤字額を減少傾向（平成27年度▲3.4億円→令和元年度▲2.7億円）にさせている点は非常に評価できるものと思われる。

厳しい医療環境にありながら、地域や民間病院との協力の下により健全な公立病院の運営に向けて独法に転換した国保病院であり、全国の中小公立病院でも非常に参考となる事例ではないだろうか。

表9-1：北海道広尾町国民健康保険病院の過去5年間の経営実績

年度	病床数	病床利用率	平均在院日数	会計収支等（単位：百万円）				
				収益収支	資本収支	合計(a)	繰入金(b)	年度負担額(a+b)
平成27年度(c)	60床	60.0%	21.0日	▲47	0	▲47	▲382	▲429
平成28年度	60床	56.0%	21.0日	▲57	0	▲57	▲389	▲446
平成29年度	48床	64.9%	26.9日	25	0	25	▲469	▲444
平成30年度	48床	72.6%	31.6日	146	0	146	▲551	▲405
令和元年度(d)	48床	75.6%	28.5日	65	0	65	▲392	▲327
増減(d)－(c)	▲12床	15.6%	7.5日	112	0	112	▲10	102

(備考) 平成27・28年度と赤字を計上したため病床数を12床削減して病床利用率を改善し、29・30年度と繰入金を増やして収支を黒字に転換。独法化した令和元年度は繰入金の大幅減により会計収支も約8千万円減らすが黒字は確保し、例年より年度負担額をかなり減らすなど独法化により健全運営の傾向となっている。

表9-2：北海道広尾町国民健康保険病院の過去5年間の貸借対照表

年度	貸借対照表（単位：百万円）						年度負担額(e)	全体運用額(f=c+e)資本金▲で計算
	資産(a=b+d)	負債(b)	資本					
			資本金(c)	資本剰余金	利益剰余金	合計(d)		
平成27年度（g）	689	743	32	0	▲87	▲54	▲429	▲461
平成28年度	655	766	32	0	▲144	▲112	▲446	▲478
平成29年度	649	735	32	0	▲119	▲87	▲444	▲476
平成30年度	756	697	32	0	27	59	▲405	▲437
令和元年度（h）	834	640	129	0	65	194	▲327	▲456
増減（h）－（g）	145	▲103	97	0	152	248	102	▲5

（備考）平成29年度末に累積欠損金（利益剰余金）が約1億2000万あったが、30年度にこれを解消し、独法化した令和元年度では前年度に比べ資本金が約1億円の増、利益剰余金も約4000万円の増と大きく改善されている。全体運用額（年度負担額＋資本金〔自治体の負担額として▲表示〕）を見ると毎年度ほぼ同じような額となっており、自治体の負担額を大きく増やさずに独法化を達成し、健全な病院経営に向けた環境整備が図られた状況となっている。

2 地方公営企業と地方独立行政法人の経営実績が大きく異なる要因

以上、様々な角度から公立病院の公企と独法の経営実績の違いについて検証を行ったが、ほとんどの比較事例で独法の有効性を確認できた。更に公企が独法化すれば地方自治体の年度負担額、資本金、全体運用額は大幅に削減できる可能性も明らかになった。経営実績の分析に当たっては、病院間の比較がわかりやすいよう100床当たりの経営実績を算出したので、公企と独法の違いが明白となり、公企の独法化によるメリットは想定以上の数十～数百億単位での地方自治体の負担削減額が見込めることも明らかになった。

それでは一体、なぜ公企と独法の経営実績でこのような大きな差がついてしまったのか、私なりに考察したその要因は次の4点である。

(1) 公立病院運営に要している地方自治体の全体負担額に対する問題意識の欠如

既に述べたとおり、公企により公立病院を運営している地方自治体の多くは収益収支会計だけの黒字や赤字の要因を詳細に説明するが、資本収支会計には詳しく言及しない場合が多い。また、資本収支が毎年度赤字でその赤字額は主に資本剰余金（減価償却費等の内部留保資金）を充当して解消されることや収益収支と資本収支を合計した全体の決算額にも言及しない自治体が多い。

更に言えば、地方自治体が両会計に支出している繰入金や貸借対照表の資本金も自治体の負担となっているのに詳しく説明しない自治体が多い。つまり、地方自治体が公立病院運営に投入している全体負担額が非常に大きくなり、行政にとって不都合な情報となるため明らかにしたがらないと言える。これでは公立病院の本当の経営実態がわからないし、巨額赤字運営の実態も隠れてしまう恐れもある。その他にも両会計を合わせた収入と支出のバランスに配慮せず、施設・設備整備に係る資本収支の面でも収入に見合わない過大投資になりやすい経営体質に陥る恐れもある。

そして、最も重要な点は地方自治体の負担額は、実質的に自治体住民の負担額でもあり、住民が知らないうちに巨額負担を強いられるという問題があることも指摘しておきたい。

(2) 赤字の要因は不採算医療等負担のためと強調し改革に後ろ向きな公企

公営企業法では、本来地方自治体の一般行政で行うべき医療や不採算医療に関わる経費（救急医療・小児医療など11項目）については、一般会計で負担すべき経費として病院事業会計に繰入れできることになっている（但し、総務省では無制限に繰入れできないよう繰入基準額〔あくまでも参考額で実際は基準額を超える額も認められている〕を定めて、過度な繰入れ防止にも努めている。）このため、これを根拠に公企の公立病院の赤字はやむを得ない、当然だという考え方を主張して独法化に反対する労働組合等の圧力を受けて、独法化への改革に積極的でない自治体も多いと思われる。

では一体、一般会計繰入額とそれを充当した上での会計収支額は公企と独法でどのような違いがあるのかを調べたのが**表10**である。公企に限らず独法でも一般会計繰入額を充当してもかなりの赤字額を計上している状況になっている。

つまり、公企も独法も赤字額は行政的経費や不採算医療等の経費負担が要因ではなく、前述の収支バランス等の経営体質が問題であり、公企の都道府県立病院や東京都立病院は独法化すれば会計収支の赤字額や自治体繰入金を大幅に削減できる可能性があることを証明する分析結果となっている。なお、市町村立病院の場合は、独法の方が負担額は大きくなっているが、これに資本金を加えた場合、やはり独法の方が負担額は少ない状況となっている。(43ページ参照)

表10：令和元年度／公企と独法の自治体繰入金と会計収支差比較表

（百万円）

区分	都道府県		市町村		東京都と大阪府	
	公企	独法	公企	独法	公企（東京都）	独法（大阪府）
	4県	5都県	5市町村	7市町村	8病院	5病院
	4,221床	4,462床	2,031床	3,277床	5,066床	2,639床
自治体繰入金（100床当たり）	▲941	▲645	▲219	▲262	▲760	▲316
会計収支差（100床当たり）	▲279	▲244	▲169	▲311	▲631	▲231
合計	▲1,220	▲889	▲388	▲573	▲1,391	▲547

(3) 情報開示が進まず自治体住民に本当の経営実態を公表しない公企

地方独立行政法人法では第34条で財務諸表（貸借対照表、損益計算書、キャッシュフロー計算書等）の作成、その公告及び一般の閲覧に供することなどが義務づけられており、年度計画や評価委員会の評価結果なども誰でもホームページで見られるようになっている。

一方、地方公営企業法は第30条で地方公共団体の長は議会の認定に付した決算の要領を住民に公表しなければならないという規定があるだけで、具体的な決算資料の明示もないため簡単な決算報告で済ましており、巨額赤字運営という不都合な経営実態は隠してしまっている地方自治体が多い傾向にある。つまり、絶えず自治体住民の目を意識した厳しい病院経営が求められる独法に対して、住民に本当の経営実態を周知していない公企はどうしても巨額赤字運営に対する危機意識が低くなり、また年度計画にも縛られ抜本的な改革に迅速に取り組めないという緊張感のない病院経営となっていると言える。

ちなみに群馬県の事例で紹介するなら、病院局では毎年度「群馬県立病院事業概要」という詳細な経営実績の報告書を作成しているが、経営実態を的確に分析した文章は全くなく、単に統計数値だけを掲載している、十年一日（数十年一日？）のごとく代わり映えしない報告書となっている。

(4) 病院経営に対するチェック機能が働かない公企

法人格を有し独立採算が重要視される独法は、予算や財務運営でも弾力的な運営が可能であり、職員も専従職員で人事管理がしやすく、前述のとおり情報開示の面でも行政や住民のチェックが厳しい運営体制となっている。

これに対し、公企は行政機関の組織であり、単年度主義の予算、職員は原則3、4年で異動の行政職員という制約の多い病院経営となっている。このため、行政内部では仲間意識が働き、監視機関である議会やマスコミも専門的知識を要する病院経営には切り込めず、住民も経営実態を知らされず、チェック機能がほとんど働かずに巨額赤字運営に対する批判が封印されている状況にあることも大きな要因と考えられる。

Ⅵ　公立病院改革優良事例
（総務省／公立病院改革優良事例集より）
——地方独立行政法人化した公立病院の取組み概要

1　福岡県福岡市民病院（204床、H22.4独法化）

(1) 地方公営企業（一部適用）の問題点

①市全体の職員定数の制約により診療体制の強化や増収対策として職員増員が困難。

②市の人事ローテーションの影響で病院経営に精通した事務職員の育成が困難。

③市は単年度予算が基本で、中長期的な経営戦略の企画・立案が困難。

④地方自治法上の制約により契約手法が限定されるため価格交渉に限界がある。

⑤現場責任者である病院長に経営に関する権限が十分付与されない。

(2) 独法化に向けての関係者との調整

①平成20年1月に市病院事業運営審議会に市民病院の経営の在り方を諮問し、同年6月に独法化が望ましいとの答申を受け、平成21年3月議会で独法の定款と条例が議決された。

②平成21年4月から職員労働組合と9回交渉。人件費適正化のため国立病院機構の給料表に準拠（高年齢層は引き下げ・若年層は引き上げ）し、勤務時間・休暇等は市の現行制度と同様にした。

③院長が直接医師派遣を受けている各大学及び県・市の医師会に赴き、独法化に係る病院運営について説明し了解を得た。

④住民に対しては市ホームページやパンフレットにより周知徹底を図った。

(3) 財務基盤の確立

①法人設立に当たり、設立時の資産合計額から負債合計額を差し引いた金額を市から法人への出資金及び法人の資本金とした。

②法人移行前の病院事業債の未償還分は法人へは承継せずに市で管理し、債務は法人が負担し、市が法人からの返済を受けて償還することとした。このため、市は法人への貸付金に充当する病院事業債と移行前の病院事業債を管理する特別会計を設置し、一般会計とは区分して経理の適正化を図った。

(4) 独法化の効果

①医師、看護師、医療スタッフを68名増員し、また民間病院の医療事務経験者・診療情報管理士等の有資格者をプロパー職員に採用して、事務局体制の強化を図った。

②移行前は予算の修正は市議会の承認が必要であったが、法人独自の判断で変更が可能となり弾力的な予算編成ができるようになった。例えば診療材料費の予算額に不足が生じた場合、法人の判断で迅速かつ効率的に運用できるようになった。

③材料費は5年間（平成20年～25年）で約1.4億円減少、委託費は0.9億円減少した。契約方法が改善されたため、入札後すぐに契約をせず最低落札者との価格交渉が認められて、コンサルタント会社を活用した価格交渉を徹底して実施した。

④平成29年度の対医業収益比率

職員給与費50.7％、材料費25.3％（医薬8.3％）、経費15.0％（委託6.9％）

2　福岡県筑後市立病院（233床、H23.4独法化）

(1) 独法化の効果

①職員採用・給与・予算面で権限と責任が病院理事長に移り、機動性・弾力性が高まった。採用面では職員配置を手厚くし、7対1看護体制化、認定看護師等の配置等の体制強化、平均在院日数の短縮による医療効率性の向上などを行い、DPC係数を高めて入院収益の向上につなげた。

②医療従事者の増員が患者サービスの向上、患者数の増加につながり、収益も増加して、独法化後は経常収支が継続的に黒字になっている。

③給与制度も見直して人件費を適正化。翌年から一般職員の給料表を独自に作成し、職員の賞与は業績に応じた変動制に移行。また、職員のモチベーション向上策として、人事評価制度を導入し手当等への反映も行った。（医師の宿日直手当は外来診察患者数に応じて加算等）

④経営戦略検討会議を設置し、診療報酬改定への対応・その他経営課題を協議するとともに、毎月病院運営委員会を開催し病院指標等の情報共有・病院全体の意見交換を行い、迅速な運営管理により体制の強化を図った。

⑵ 具体的取組み

【経費削減・抑制】

①診療材料・薬品等の調達方法の見直し

院外コンサルタントを活用した購入コストの削減適正化（2年間で診療材料費約1,500万円削減、医薬品約1.8億円削減）、複数年契約による経費節減・予算の弾力化（保守業務・委託業務・賃借など幅広く複数年契約により約800万円削減）

②ジェネリック医薬品の使用拡大（ジェネリック置換率94.1％－平成27年度）

③平成29年度の対医業収益比率

職員給与費59.5％、材料費16.1％（医薬8.8％）、経費12.5％（委託7.6％）と、材料費・経費は全国的にも極めて低い。

【収入増加・確保（上記以外）】

①病床利用率の向上

②未収金発生防止や少額訴訟の活用

③経営企画室を新設し月1回経営戦略検討会議をスタート

⑶ 筑後市の取組み

①労働組合交渉は5回実施しそれ以外の協議を重ね、申し入れから決着まで4ヶ月を要した。

②平成21年12月議会で独法化の方針説明、その後関連議案の提出等独法化に2年を要した。

⑷ その他の取組み

広報誌（年4回発行、4pから16pに増、部数増）・ホームページを充実。地域住民を委員にモニター会議を年3回開催。マナー向上委員会を月1回開催し苦情処理へ対応など。

Ⅶ　地方独立行政法人化後の現状
（全国地方独立行政法人病院協議会作成資料）

地方公営企業から地方独立行政法人へ移行した場合は、一体どのようなメリット・デメリットがあるのか。平成24年に設立された全国地方独立行政法人病院協議会が行った会員へのアンケート調査結果が広報資料（平成28年、「地方独立行政法人化後の現状について～自治体病院を変える～」）に掲載されているので紹介したい。

⑴　全国の公立病院の経営形態（平成26年3月末現在）

地方公営企業754病院（84.5％、全部適用358病院、財務適用396病院）、指定管理72病院（8.1％）、地方独立行政法人66病院（7.4％）計892病院

⑵　各種アンケート調査結果

①総務省の平成25年調査（地方独立行政法人、回答数48）

●質問：経営形態の見直しにより効果があったか？

効果あり（48〔100％〕）、経営効率化（42〔87.5％〕）

②全国協議会の平成25年調査（地方独立行政法人、回答数30）

●質問1：独法化によりメリットはあったか？

大いにあり（24〔80％〕）、あったが期待どおりではなかった（6〔20％〕）

（メリットの内容）

ア：意思決定の迅速化（適正なガバナンス体制の構築、行政の統制・関与の減等）

イ：安定的・専門的な人材確保（職員プロパー化、定数枠に縛られない採用等）

ウ：弾力的・効率的な経営管理（複数年契約、業務外部委託・助成金等の使途自由化など）

●質問2：独法化によりデメリットはあったか？（回答数32）

あった（20〔63％〕）、ない（12〔38％〕）

（デメリットの内容）

ア：業務量の増大（16）

イ：その他（設立団体との政策協議の難航〔3〕、移行準備費用の増加〔3〕等）

③全国協議会平成27年調査（地方独立行政法人、回答数66）

質問：独法化前年度と平成26年度を比較し、他会計負担金比率は上昇したか下降したか？

下降した（42〔64%〕）、上昇した（23〔35%〕）、変化なし（1）

表11：全国地方独立行政法人病院協議会会員病院数Ⅰ（令和2年3月末現在）

都道府県名	会員数（地方独立行政法人病院等の数）				備考
	都道府県立病院	市町村立病院	その他	合計	
北海道		1		1	〈　〉内は都道府県と市町村の統合型病院 埼玉県は今後独法化を予定
宮城県	3			3	
秋田県	1	1		2	
山形県	1	〈1〉		1	
栃木県	2	1		3	
茨城県	1	〈1〉		1	
埼玉県			埼玉県病院局	1	
千葉県		3		3	
東京都	1			1	
神奈川県	5			5	
山梨県	2	1		3	
長野県	5	1		6	
岐阜県	2			2	
静岡県	3	1		4	
三重県	1	1		2	
滋賀県		2		2	
京都府		2		2	
大阪府	1	6		7	
兵庫県		5		5	
奈良県	3			3	
岡山県	1	2		3	
広島県		6		6	
山口県	2	1		3	
徳島県		1		1	

表11：全国地方独立行政法人病院協議会会員病院数Ⅱ（令和2年3月末現在）

都道府県名	会員数（地方独立行政法人病院等の数）				備考
	都道府県立病院	市町村立病院	その他	合計	
福岡県		8		8	（　）内は都道府県数
佐賀県	1			1	
長崎県		2		2	
熊本県		1		1	
宮崎県		1		1	
沖縄県		1		1	
合計	35（17）	48（23）	1（1）	84（30）	

Ⅷ　都道府県別・設置主体別に見た地方独立行政法人化の状況

(1)　公立病院全体の独法化率はわずか10.4%

令和元年の公立病院の地方独立行政法人化率について、都道府県別に算出したものが**表12-1・2**で、独法化病院の有無や設置主体別の独法化率の状況を整理したものが**表13**である。

まず、設置主体別の独法化率は都道府県立病院17.2%、市町村立病院（複数の自治体による組合立病院等を含む）8.0%、両者を合わせた全体では10.4%と非常に低く、特に市町村立病院の独法化が進んでいない状況となっている。

次に独法病院数ランキングでは、最も多いのが大阪府の11病院で、以下福岡県9病院、長野県・兵庫県・広島県6病院、神奈川県5病院となっており、全般的に東日本より西日本の方が独法化が進んでいる状況になっている。多分、大阪府立病院の独法化が西日本全体に大きな影響を与えたものと推測される。

(2)　都道府県立病院の独法化の遅れが市町村立病院の独法化にも影響

都道府県別に見た独法化病院の有無の状況については、あり29自治体（約62%）、なし18自治体（約38%）で、都道府県立病院に限定した場合はあり16自治体（約34%）、なし31自治体（約66%）となっている。また、市町村立病院に限定した場合はあり22自治体（約47%）、なし25自治体（約53%）となっている。

つまり、国や総務省が公立病院改革の有効な対策として、平成18年度に地方独立行政法人化を熱心に推進してから14年も経過しているにもかかわらず、都道府県立病院は約66%、市町村立病院は約53%の都道府県においてまだ独法化の事例がないという驚くべき状況になっている。

今から16年前の平成16年度に、国立病院（大学付属病院を除く143病院）が独立行政法人国立病院機構として独法化を果たし、国からの交付金をゼロにして徹底した経営改革を行い、これまで優れた業績と経営効率化を達成している事例があるのに、なぜ都道府県段階で独法化が進まないのであろうか？

(3) 独法化普及のカギは都道府県知事の理解と決断

県行政に従事した経験から言えば、やはり組織上のトップである都道府県知事の理解と決断が最も重要であると思われるが、残念ながら知事に公立病院の本当の経営実態が正確に伝わっているのか疑問である。今回、私が作成した調査報告書はその理解と決断を得るための資料であるとも言える。

都道府県知事の強力なリーダーシップの下に、市町村長と連携して自治体住民の支援も得て独法化を進めれば、それ程支障なく独法化は進められるのではないだろうか。

表12-1：公立病院／都道府県別の地方独立行政法人化の状況Ⅰ（令和元年10月1日現在）

	地方公営企業等			地方独立行政法人			合計 (c)	独法化率
	都道府県立	市町村立	小計 (a)	都道府県立	市町村立等	小計 (b)		
1 北海道	7	80	87	0	1	1	88	1.1
2 青森県	3	23	26	0	0	0	26	0
3 岩手県	22	8	30	0	0	0	30	0
4 宮城県	0	26	26	3	0	3	29	10.3
5 秋田県	0	10	10	2	1	3	13	23.1
6 山形県	8	14	22	2	0	2	24	8.3
7 福島県	6	10	16	0	0	0	16	0
8 茨城県	5	4	9	0	1	1	10	10.0
9 栃木県	1	1	2	2	1	3	5	60.0
10 群馬県	4	11	15	0	0	0	15	0
11 埼玉県	6	10	16	0	0	0	16	0
12 千葉県	7	22	29	0	3	3	32	9.4
13 東京都	13	10	23	1	0	1	24	4.2
14 **神奈川県**	1	15	16	5	0	**5**	21	**23.8**
15 新潟県	16	12	28	0	0	0	28	0
16 富山県	2	11	13	0	0	0	13	0
17 石川県	2	15	17	0	0	0	17	0
18 福井県	3	6	9	0	0	0	9	0
19 山梨県	1	12	13	2	1	3	16	18.8
20 **長野県**	1	16	17	5	1	**6**	23	**26.1**
21 岐阜県	1	13	14	3	0	3	17	17.6
22 静岡県	1	21	22	3	1	4	26	15.4
23 愛知県	5	26	31	0	0	0	31	0
24 三重県	4	11	15	1	1	2	17	11.8

表12-2：公立病院／都道府県別の地方独立行政法人化の状況Ⅱ（令和元年10月1日現在）

	地方公営企業等			地方独立行政法人			合計 (c)	独法化率
	都道府県立	市町村立	小計 (a)	都道府県立	市町村立	小計 (b)		
25　滋賀県	3	9	12	0	2	2	14	14.3
26　京都府	3	12	15	0	2	2	17	11.8
27　**大阪府**	1	14	15	5	6	**11**	**26**	**42.3**
28　**兵庫県**	13	24	37	0	6	**6**	43	**14.0**
29　奈良県	1	6	7	3	0	3	10	30.0
30　和歌山県	1	12	13	0	0	0	13	0
31　鳥取県	3	6	9	0	0	0	9	0
32　島根県	4	9	13	0	0	0	13	0
33　岡山県	0	15	15	1	2	3	18	16.7
34　**広島県**	5	11	16	0	6	**6**	22	**27.3**
35　山口県	0	13	13	2	1	3	16	18.8
36　徳島県	3	7	10	0	1	1	11	9.1
37　香川県	4	9	13	0	0	0	13	0
38　愛媛県	5	11	16	0	0	0	16	0
39　高知県	3	7	10	0	0	0	10	0
40　**福岡県**	2	9	11	0	9	**9**	**20**	**45.0**
41　佐賀県	0	6	6	1	0	1	7	14.3
42　長崎県	9	4	13	0	3	3	16	18.8
43　熊本県	2	16	18	0	2	2	20	10.0
44　大分県	1	4	5	0	0	0	5	0
45　宮崎県	4	13	17	0	1	1	18	5.6
46　鹿児島県	5	8	13	0	0	0	13	0
47　沖縄県	7	0	7	0	1	1	8	12.5
合計	198	612	810	41 (17.2%)	53 (8.0%)	94 (10.4%)	904	10.4

（出典：厚生労働省『医療施設調査』、『地方公営企業年鑑』）

表13：公立病院／設置者別の地方独立行政法人の状況（令和2年3月6日現在）

区分			都道府県名
独法あり	都道府県数	16 (34.0%)	
	都道府県立と市町村立の両方あり	9 (19.1%)	秋田県、山形県、栃木県、静岡県、長野県、三重県、大阪府、岡山県、山口県
	都道府県立のみ	7 (14.9%)	宮城県、東京都、神奈川県、山梨県、岐阜県、奈良県、佐賀県
	市町村立がある都道府県数	22 (46.8%)	
	市町村立のみ	13 (27.7%)	北海道、茨城県、千葉県、滋賀県、京都府、兵庫県、広島県、徳島県、福岡県、長崎県、熊本県、宮崎県、沖縄県
	合計	29 (61.7%)	
独法なし		18 (38.3%)	青森県、岩手県、福島県、群馬県、埼玉県、新潟県、富山県、石川県、福井県、愛知県、和歌山県、鳥取県、島根県、高知県、香川県、愛媛県、大分県、鹿児島県

(参考：公立病院の独法化率)
都道府県立病院　41／239(198＋41)＝17.2%
市町村立・組合立等病院　53／665(612＋53)＝8.0%
全体平均　94／904＝10.4%

Ⅸ　地方独立行政法人化反対意見の検証

以上、公企と独法の本当の経営実態について詳しく明らかにしてきたが、それでは東京都立病院の独法化反対運動を展開している団体や有識者の論文・レポートの内容はどのようなものかを紹介するとともに、今回の調査結果を元に私の見解を述べることとしたい。

(1)「全国で成功した地方独法化病院はない」

この言葉は、東京都庁職員組合病院支部ホームページ（令和2年10月支部ニュース）に掲載された独法化への質問に対する病院支部側の見解で、どの独法化病院も急速に経営状態を悪化させていると断言している。神奈川県の事例を根拠に主張しているようであるが、私の調査結果では独法病院が公企病院より経営実績が悪化している事実は認められず、是非この調査報告書を読んでいただき、独法化に対する正しい認識を持ってほしいと願う次第である。

(2)『病院が消える—小池都政の都立・公社病院「地方独立行政法人」化』（令和2年3月、都留文科大学講師：安達智則氏）

①「都民の側、患者の側から独法化のプラス面は一つもないと断言してもよい」

コスト削減、都職員の民間人化、職員組合の弱体化などを理由に、独法化のプラス面は一つもないと断言している。しかしながら、都民も患者も都立病院の運営を支えている自治体住民であり、独法化により巨額赤字運営からの脱却と何百億円もの運営費を削減できるなら、その削減額を他の住民福祉や住民サービスの向上に使うことができ、自治体住民に非常に大きなメリットがあると言えるのではないだろうか。

②「独法化すると住民自治・団体自治がなくなり地方自治が消える」

公立病院が独法化した場合、住民のパブリックコメントや自治体・議会の関与が少なくなり、採算重視だけの病院経営になってしまうという点を強調しているようである。しかしながら、実はもっと大きな問題が見落とされていると言える。それは、地方公営企業では情報開示が非常に不徹底（住民に本当の経営実態を知らせていない）であるのに対して、独法化すると厳格な情報開示が求められ、正確な経営実態が公表されるということである。従って、結果的に自治体や議会の監視も厳しくなり、住民の関心も高まり地方自治が消えるのではなく逆に公立病院への関心が高まると言えるのではないだろうか。

③「独法化より直営自治体病院の方が優秀な経営実績を上げることができる」

論文の中では具体的な内容が書かれていないので、主張されている根拠がわからないが、私の調査結果では独法の方がはるかに良好な経営実績であるのを確認できたので、最も理解できない主張である。

(3)『コロナ下で医療崩壊危機を高める「都立病院の独法化」は必要なのか』(令和2年4月、ジャーナリスト：北健一氏)

①「都立病院の年間400億円の赤字はフェイクに近い」

平成30年1月の日本経済新聞の記事（都立病院は年間400億円程度の一般会計繰入金があり慢性的な赤字体質）に関して、繰入金は赤字ではなく行政的医療の費用という職員労働組合の主張を紹介し、記事はフェイクに近いと強調している。しかしながら、令和元年度の都立病院の経営実績は、会計収支の赤字額約319.7億円、都からの繰入金約384.9億円、更に出資している資本金約1,260.6億円を加えれば全体では1,965.2億円もの巨額な財政負担となっており、貸借対照表で見ても慢性的な赤字体質になっているのはフェイクではなく事実であると言えるのではないだろうか。

②「神奈川県の独法化はうまくいっていない」

病床数100床当たりの自治体年度負担額（**表6-4、表8-4・5**）を見ると、神奈川県は約8.9億円で、大阪府約5.5億円より多いものの調査した独法4県平均と同じ額で、公企4県平均約12.2億円や東京都約13.9億円よりもかなり少なくなっている。資本金を含めた全体運用額でも同様な傾向であり、これでも独法化はうまくいっていないと断言するのであろうか。

③「大阪府立病院は独法化に伴う職員数削減や人件費カットで収益率を向上」

独法化反対の意見で多く見られるのがこの主張である。経営実績に応じた適切な人件費抑制は経営収支改善のためにはやむを得ない対応であるが、職員数の削減は独法化の実態と異なっていると言うことができる。令和元年度の経営実績を見ても職員数は公企と独法であまり大きな差はなく、東京都立病院と大阪府立病院の比較では逆に独法の大阪府の方が職員数はかなり多いという状況になっている。実は、独法化に当たってまず重要視されるのは診療体制の充実であり、それによる収益の増収と支出の徹底見直しによる削減により収支バランスに配慮して経営収支を改善しているというのが独法の実態である。逆に、公企の方が収入の少なさに対応して、安易に職員数を削減している自治体が多いという状況を独法化に反対する人達は理解する必要があるのではないだろうか。

④「コロナ下で医療崩壊を高める独法化は必要ない」

コロナを援用してこう結論づけているが、私から見れば「経営崩壊」に直面している都立病院こそ独法化によりこれを食い止めることが喫緊の課題ではないだろうか。

以上のとおり独法化に反対する人達の主張は、都立病院の実際の経営実態を分析したものではなく、巨額の赤字運営には沈黙し、巨額の財政赤字を負担している自治体住民への配慮も全くない内容となっている。

X　結びに

今回、公立病院における地方公営企業と地方独立行政法人の経営実績の違いについて、経営形態別、都道府県別、市町村別に分析するともに、公企を代表する東京都と独法を代表する大阪府の比較も行ったが、ほぼ多くの事例で独法の方が経営実績はかなり良好である現状を確認できた。また、これに伴い地方自治体の年度負担額、資本金、全体運用額も独法の方がかなり少なく、公企が独法化すれば相当な負担額を大幅に削減できる可能性も明らかになった。

特に、東京都と大阪府の比較結果は非常に衝撃的なものであった。なぜこうした差が生じてしまったのかと言えば、大阪府は平成18年当時財政危機に陥り、全国でもいち早く独法化を果たし、既に14年の実績を積んでいるのに対して、財政力が豊かな東京都は財政危機もなく、独法化に反対する労働組合やこれを支援する共産党などの政党もあり、公立病院改革が全く進まなかったという危機意識の無さが今日の事態を招いているのではないだろうか。

東京都は昨年の3月に策定した「新たな病院運営改革ビジョン」の中で2022年度（令和4年度）内の独法化を公表しているが、労働組合や各種支援団体のホームページ等を見ると公立病院の赤字は当然と主張し、独法化阻止のための署名運動を行うなど、独法化に真っ向から反対しているようである。そこには巨額赤字運営に対する問題意識もなければ、公立病院の運営を支えている自治体住民の負担を少しでも軽くしようという発想も全くないようである。

本来ならば、東京都は大阪府の事例を参考に率先して独法化に取り組み、全国の自治体をリードして独法化に誘導する役割を果たすべきところであるが、その改革に後ろ向きな姿が影響して東日本全体で独法化も遅れていると言っても過言ではないと思われる。

そこで、私としては「公立病院の地方独立行政法人化―大阪府にできてなぜ東京都にできないのか！　東京が変われば全国が変わる！」をキャッチフレーズに、改めて私の主張を全国に発信したいと考えるに至った。

今回の調査結果を通して痛感したのは、公立病院の経営実態を自治体住民に正しく理解してもらうためには、単に収益収支だけではなく資本収支や資本金の状況、純粋医業収支や全体運用額の状況もわかりやすく指標化して、誰もが共有できる認識のもとに議論できる環境づくりの必要性である。そうすれば、東京都の労働組合の誤った認識も独法化に反対する識者との不毛な論争も避けられるのではないかと総務省に提案したい。

いずれにしても、今回の調査結果で『公立病院改革の闇』の実態をある程度解明できたし、また全国に向けて公立病院の地方独立行政法人化を推奨すべき調査報告書を作成できたのではないかと自負している。次は、公立病院を運営している各都道府県及び各市町村が本調査結果を元に、自分達の病院が全国的にどの位置にいるのか、経営上の問題がどこにあるのか、独法化に向けての対応策などに早急に取り組む実行力が求められるのではないだろうか。

現在、新型コロナウィルスが世界的に猛威を振るい、全世界で多くの人々が死亡するという厳しい医療環境の中で、公立病院の経営状況も一段と厳しくなっていると報道されているが、そうであればなおさら巨額赤字運営に喘ぐ公立病院を放置すべきではなく、行政・議会・マスコミ・我々自治体住民は傍観者ではなく当事者として真剣にこの問題に取組む必要があるのではないだろうか。

私は、ここ10年近く群馬県を相手に公立病院改革に関する情報の開示や独法化の必要性を様々な形で訴えてきたが、残念ながら対応してもらえず行政の不作為という壁に阻まれてきた。

今回は、一昨年出版した本とこの調査結果を国の総務省や各都道府県知事にも送付して、東京都をはじめとする全国に向けて公立病院の地方独立行政法人化を支援していけたらと考えている。

そして、本調査報告書が多くの地方自治体に活用されて、全国で公立病院の独法化が進み、より健全な経営収支と情報開示の下に自治体住民も安心して公立病院を受診できる社会が実現するよう願いを込めて、私のライフワークとしての使命を終えることとしたい。

令和3年9月　堀口陸夫

添付資料

（令元＝令和元年度、公企＝地方公営企業、独法＝地方独立行政法人）

添付資料 A－1　令元／循環器系病院経営実績比較表（地方公営企業と地方独立行政法人別）

区分			経営形態	地方公営企業										地方独立行政法人	
			都道府県名	群馬県		埼玉県		千葉県		兵庫県		平均		神奈川県	
			病院名	①群馬県立心臓血管センター		②埼玉県立循環器・呼吸器病センター		③千葉県立循環器病センター		④兵庫県立姫路循環器病センター				神奈川県立循環器呼吸器病センター	
			病床数（床）	195		343		220		330		272（1,088/4）		239	
診療実績	病床利用率（%）			71.8	—	75.2	—	58.7	—	69.5	—	68.8	—	72.1	—
診療実績	平均在院日数（日）			10.4	—	14.2	—	15.6	—	14.0	—	13.6	—	10.1	—
診療実績	1日平均患者数	入院患者数（人）		140	32.2%	258	44.5%	129	28.2%	229	39.6%	189	36.9%	172	29.6%
診療実績	1日平均患者数	外来患者数（人）		295	67.8%	322	55.5%	328	71.8%	350	60.4%	324	63.1%	410	70.4%
診療実績	1日平均患者数	合計		435	100%	580	100%	457	100%	579	100%	513	100%	582	100%
収益収支会計（百万円）	収入	医業収益	入院	7,173	76.2%	7,813	58.5%	4,257	55.1%	8,675	67.6%	6,980	64.4%	3,870	46.5%
収益収支会計（百万円）	収入	医業収益	外来	849	9.0%	2,204	16.5%	938	12.1%	2,305	18.0%	1,574	14.5%	2,673	32.1%
収益収支会計（百万円）	収入	医業収益	その他医業収益	218	2.3%	398	3.0%	221	2.9%	536	4.2%	343	3.2%	1,700	20.4%
収益収支会計（百万円）	収入	医業収益	（うち他会計負担金）	81	0.9%	236	1.8%	165	2.1%	364	2.8%	212	2.0%	1,463	17.6%
収益収支会計（百万円）	収入	医業収益	小計	8,241	87.5%	10,416	78.1%	5,416	70.1%	11,515	89.7%	8,897	82.2%	8,243	99.0%
収益収支会計（百万円）	収入	医業外収益	他会計補助・負担金	629	6.7%	2,517	18.9%	1,621	21.0%	853	6.6%	1,405	13.0%	39	0.5%
収益収支会計（百万円）	収入	医業外収益	長期前受金戻入	353	3.7%	286	2.1%	290	3.8%	352	2.7%	320	3.0%	0	—
収益収支会計（百万円）	収入	医業外収益	その他医業外収益	196	2.1%	127	1.0%	397	5.1%	112	0.9%	208	1.9%	46	0.6%
収益収支会計（百万円）	収入	医業外収益	小計	1,178	12.5%	2,930	22.0%	2,308	29.9%	1,317	10.3%	1,933	17.9%	85	1.0%
収益収支会計（百万円）	収入	合計		9,419	100%	13,345	100%	7,724	100%	12,832	100%	10,830	100%	8,328	100%
収益収支会計（百万円）	支出	医業費用	職員給与費｛構成比率、対医業収益比率｝	3,081	32.2% 37.4%	6,212	43.9% 59.6%	4,543	50.9% 83.9%	5,588	42.6% 48.5%	4,856	42.5% 57.4%	3,399	41.6% 41.2%
収益収支会計（百万円）	支出	医業費用	材料費｛構成比率、対医業収益比率｝	3,905	40.9% 47.4%	3,935	27.8% 37.8%	1,933	21.7% 35.7%	4,706	35.9% 40.9%	3,620	31.7% 40.5%	2,444	29.9% 29.7%
収益収支会計（百万円）	支出	医業費用	（うち医薬品費）	292	3.1%	1,002	7.1%	387	4.3%	1,225	9.3%	727	6.4%	1,263	15.5%
収益収支会計（百万円）	支出	医業費用	減価償却費	767	8.0%	1,105	7.8%	523	5.9%	556	4.2%	738	6.5%	483	5.9%
収益収支会計（百万円）	支出	医業費用	経費｛構成比率、対医業収益比率｝	1,589	16.6% 19.3%	2,077	14.7% 19.9%	1,357	15.2% 25.1%	1,495	11.4% 13.0%	1,630	14.3% 19.3%	1,651	20.2% 20.0%
収益収支会計（百万円）	支出	医業費用	（うち委託料）	759	7.9%	1,185	8.4%	729	8.2%	754	5.8%	857	7.5%	815	10.0%
収益収支会計（百万円）	支出	医業費用	その他医業費用	65	0.7%	63	0.4%	69	0.8%	113	0.9%	78	0.7%	85	1.0%
収益収支会計（百万円）	支出	医業費用	小計	9,407	98.4%	13,392	94.7%	8,425	94.4%	12,458	95.0%	10,921	95.5%	8,063	98.8%
収益収支会計（百万円）	支出	医業外費用	支払利息	61	0.6%	112	0.8%	144	1.6%	17	0.1%	84	0.7%	59	0.7%
収益収支会計（百万円）	支出	医業外費用	その他	88	0.9%	638	4.5%	356	4.0%	594	4.5%	419	3.7%	19	0.2%
収益収支会計（百万円）	支出	医業外費用	小計	149	1.6%	750	5.3%	500	5.6%	611	4.7%	503	4.4%	78	1.0%
収益収支会計（百万円）	支出	特別損失		0	—	1	0.0%	0	—	44	0.3%	11	0.1%	24	0.3%

		合計	9,556	100%	14,143	100%	8,925	100%	13,112	100%	11,434	100%	8,165	100%
	収支差（赤字は▲）		▲ 137	—	▲ 798	—	▲ 1,201	—	▲ 280	—	▲ 604	—	163	—
資本収支会計（百万円）	収入	企業債	444	46.6%	1,051	66.4%	359	42.4%	461	57.2%	579	55.3%	186	69.4%
		他会計補助・負担金	508	53.4%	528	33.4%	626	74.0%	345	42.8%	502	47.9%	82	30.6%
		その他	0	—	4	0.3%	▲ 139	-16.4%	0	—	▲ 34	-3.2%	0	—
		合計	952	100%	1,583	100%	846	100%	806	100%	1,047	100%	268	100%
	支出	建設改良費	456	31.8%	1,109	54.4%	395	28.9%	465	47.7%	606	41.7%	203	28.6%
		企業債償還金	976	68.2%	931	45.6%	973	71.1%	510	52.3%	848	58.3%	259	36.5%
		その他	0	—	0	—	0	—	0	—	0	—	248	35.0%
		合計	1,432	100%	2,040	100%	1,368	100%	975	100%	1,454	100%	709	100%
	収支差（赤字は▲）		▲ 480	—	▲ 457	—	▲ 522	—	▲ 169	—	▲ 407	—	▲ 442	—

（備考）公企4病院の平均値と全国で唯一の循環器系独法病院である神奈川県立循環器呼吸器病センターの実績値の比較を行った。

添付資料 A－2　令元／循環器系病院経営実績分析表（地方公営企業と地方独立行政法人別）

区分			経営形態	地方公営企業										地方独立行政法人	
			都道府県名	群馬県		埼玉県		千葉県		兵庫県		平均		神奈川県	
			病院名	①群馬県立心臓血管センター		②埼玉県立循環器・呼吸器病センター		③千葉県立循環器病センター		④兵庫県立姫路循環器病センター				神奈川県立循環器呼吸器病センター	
			病床数（床）	195		343		220		330		272(1,088/4)		239	
経営実績分析（百万円）	全体収入		入院収益	7,173	76.2%	7,813	58.5%	4,257	55.1%	8,675	67.6%	6,980	64.4%	3,870	46.5%
			100床当たり入院収益	3,678	〃	2,278	〃	1,935	〃	2,629	〃	2,566	〃	1,619	〃
			外来収益	849	9.0%	2,204	16.5%	938	12.1%	2,305	18.0%	1,574	14.5%	2,673	32.1%
			100床当たり外来収益	435	〃	643	〃	426	〃	698	〃	579	〃	1,118	〃
			入院・外来収益	8,022	85.2%	10,017	75.1%	5,195	67.3%	10,980	85.6%	8,554	79.0%	6,543	78.6%
			100床当たり入院・外来収益	4,114	〃	2,920	〃	2,361	〃	3,327	〃	3,145	〃	2,738	〃
			その他収益	1,397	14.8%	3,328	24.9%	2,529	32.7%	1,852	14.4%	2,277	21.0%	1,785	21.4%
			100床当たりその他収益	716	〃	970	〃	1,150	〃	561	〃	837	〃	747	〃
			収益合計	9,419	100%	13,345	100%	7,724	100%	12,832	100%	10,830	100%	8,328	100%
			100床当たり収益合計	4,830	〃	3,891	〃	3,511	〃	3,888	〃	3,982	〃	3,485	〃
	全体支出		職員給与費	3,081	32.2%	6,212	43.9%	4,543	50.9%	5,588	42.6%	4,856	42.5%	3,399	41.6%
			100床当たり給与費	1,580	〃	1,811	〃	2,065	〃	1,693	〃	1,785	〃	1,422	〃
			材料費	3,905	40.9%	3,935	27.8%	1,933	21.7%	4,706	35.9%	3,620	31.7%	2,444	29.9%
			100床当たり材料費	2,003	〃	1,147	〃	879	〃	1,426	〃	1,331	〃	1,023	〃
			経費	1,589	16.6%	2,077	14.7%	1,357	15.2%	1,495	11.4%	1,630	14.3%	1,651	20.2%
			100床当たり経費	815	〃	606	〃	617	〃	453	〃	599	〃	691	〃
			３費用合計	8,575	89.7%	12,224	86.4%	7,833	87.8%	11,789	89.9%	10,105	88.4%	7,494	91.8%
			100床当たり３費用	4,397	〃	3,564	〃	3,560	〃	3,572	〃	3,715	〃	3,136	〃
			その他費用	981	10.3%	1,919	13.6%	1,092	12.2%	1,323	10.1%	1,329	11.6%	671	8.2%
			100床当たりその他費用	503	〃	559	〃	496	〃	401	〃	489	〃	281	〃
			費用合計	9,556	100%	14,143	100%	8,925	100%	13,112	100%	11,434	100%	8,165	100%
			100床当たり費用合計	4,901	〃	4,123	〃	4,057	〃	3,973	〃	4,204	〃	3,416	〃
	自治体の年度負担額	会計収支	収益収支会計	▲ 137	7.5%	▲ 798	17.6%	▲ 1,201	29.0%	▲ 280	13.9%	▲ 604	19.3%	163	-8.8%
			100床当たり	▲ 70	〃	▲ 233	〃	▲ 546	〃	▲ 85	〃	▲ 222	〃	68	〃
			資本収支会計	▲ 480	26.2%	▲ 457	10.1%	▲ 522	12.6%	▲ 169	8.4%	▲ 407	13.0%	▲ 442	23.7%
			100床当たり	▲ 246	〃	▲ 133	〃	▲ 237	〃	▲ 51	〃	▲ 150	〃	▲ 185	〃
			合計　(a)	▲ 617	33.6%	▲ 1,255	27.7%	▲ 1,723	41.7%	▲ 449	22.3%	▲ 1,011	32.3%	▲ 279	15.0%
			100床当たり	▲ 316	〃	▲ 366	〃	▲ 783	〃	▲ 136	〃	▲ 372	〃	▲ 117	〃
		他会計からの繰入金（▲マイナス表示）	収益収支会計	▲ 709	38.6%	▲ 2,753	60.7%	▲ 1,787	43.2%	▲ 1,217	60.5%	▲ 1,617	51.7%	▲ 1,501	80.6%
			資本収支会計	▲ 508	27.7%	▲ 528	11.6%	▲ 626	15.1%	▲ 345	17.2%	▲ 502	16.0%	▲ 82	4.4%

			合計 (b)	▲ 1,218	66.4%	▲ 3,281	72.3%	▲ 2,412	58.3%	▲ 1,562	77.7%	▲ 2,118	67.7%	▲ 1,583	85.0%
			100床当たり	▲ 625	〃	▲ 957	〃	▲ 1,096	〃	▲ 473	〃	▲ 779	〃	▲ 662	〃
		合計(a)+(b)		▲ 1,835	100%	▲ 4,536	100%	▲ 4,135	100%	▲ 2,011	100%	▲ 3,129	100%	▲ 1,862	100%
		100床当たり負担額		▲ 941	〃	▲ 1,322	〃	▲ 1,880	〃	▲ 609	〃	▲ 1,150	〃	▲ 779	〃
	純粋医業収支	100床当たり入院・外来収益		4,114	—	2,920	—	2,361	—	3,327	—	3,145	—	2,738	—
		100床当たり３費用		4,397	—	3,564	—	3,560	—	3,572	—	3,715	—	3,136	—
		収支差		▲ 283	—	▲ 644	—	▲ 1,199	—	▲ 245	—	▲ 570	—	▲ 398	—
診療実績分析	診療収入（千円）	患者１人1日当たり	入院	140	—	83	—	90	—	103	—	104	—	61	—
			外来	12	—	28	—	12	—	27	—	20	—	27	—
	職員1人1日当たり患者数（人）	医師	入院	3.0	—	4.1	—	2.7	—	3.3	—	3.3	—	3.7	—
			外来	4.2	—	3.4	—	4.5	—	3.3	—	3.9	—	5.8	—
	100床当たり職員数（人）		医師	23.6	12.0%	16.6	9.7%	19.5	10.0%	20.0	11.1%	19.9	10.8%	15.5	12.5%
			看護部門	112.3	57.3%	112.8	66.2%	124.1	63.9%	104.8	58.2%	113.5	61.3%	75.7	60.9%
			全職員	195.9	100%	170.3	100%	194.1	100%	180.0	100%	185.1	100%	124.3	100%
	平均給与月額（千円）		医師	1,528	—	1,548	—	1,669	—	1,402	—	1,537	—	1,232	—
			看護師	481	—	565	—	529	—	492	—	517	—	548	—
			全職員	608	—	664	—	632	—	602	—	627	—	676	—
	平均年齢（歳）		医師	47.8	—	44.6	—	46.7	—	45.1	—	46.1	—	44.2	—
			看護師	38.3	—	39.6	—	40.3	—	39.4	—	39.4	—	39.0	—
			全職員	40.6	—	40.2	—	40.5	—	40.6	—	40.5	—	40.5	—

（備考）①平均値は合計値/病院数により算出
②100床当たりの数値は当該実績値×（100床/病床数）により算出。また同%については当該実績値と同じ割合なので〃（同上）と表示（但し、計算上では四捨五入のため末尾が不一致の場合あり）
③他会計からの繰入金は総務省「病院事業決算状況」より（以上3点は以下同じ）

添付資料 A－3　令元／循環器系病院項目別ランク表（全体）

1　病床数（床）（多い順）	
(公) 埼玉県立循環器・呼吸器病センター	343
(公) 兵庫県立姫路循環器病センター	330
(公企) 平均	272
(独) 神奈川県立循環器呼吸器病センター	239
(公) 千葉県立循環器病センター	220
(公) 群馬県立心臓血管センター	195
最多－最少	148

2　病床利用率（%）（高い順）	
(公) 埼玉県立循環器・呼吸器病センター	75.2
(独) 神奈川県立循環器呼吸器病センター	72.1
(公) 群馬県立心臓血管センター	71.8
(公) 兵庫県立姫路循環器病センター	69.5
(公企) 平均	68.8
(公) 千葉県立循環器病センター	58.7
最高－最低	16.5

3　平均在院日数（日）（少ない順）	
(独) 神奈川県立循環器呼吸器病センター	10.1
(公) 群馬県立心臓血管センター	10.4
(公企) 平均	13.6
(公) 兵庫県立姫路循環器病センター	14.0
(公) 埼玉県立循環器・呼吸器病センター	14.2
(公) 千葉県立循環器病センター	15.6
最短－最長	▲ 5.5

4　入院収益（百万円）（100床当たり多い順）	
(公) 群馬県立心臓血管センター	3,678
(公) 兵庫県立姫路循環器病センター	2,629
(公企) 平均	2,566
(公) 埼玉県立循環器・呼吸器病センター	2,278
(公) 千葉県立循環器病センター	1,935
(独) 神奈川県立循環器呼吸器病センター	1,619
最多－最少	2,059

5　外来収益（百万円）（100床当たり多い順）	
(独) 神奈川県立循環器呼吸器病センター	1,118
(公) 兵庫県立姫路循環器病センター	698
(公) 埼玉県立循環器・呼吸器病センター	643
(公企) 平均	579
(公) 群馬県立心臓血管センター	435
(公) 千葉県立循環器病センター	426
最多－最少	692

6　収益合計（百万円）（100床当たり多い順）	
(公) 群馬県立心臓血管センター	4,830
(公企) 平均	3,982
(公) 埼玉県立循環器・呼吸器病センター	3,891
(公) 兵庫県立姫路循環器病センター	3,888
(公) 千葉県立循環器病センター	3,511
(独) 神奈川県立循環器呼吸器病センター	3,485
最多－最少	1,345

7　職員給与費（百万円）（100床当たり多い順）	
(公) 千葉県立循環器病センター	2,065
(公) 埼玉県立循環器・呼吸器病センター	1,811
(公企) 平均	1,785
(公) 兵庫県立姫路循環器病センター	1,693
(公) 群馬県立心臓血管センター	1,580
(独) 神奈川県立循環器呼吸器病センター	1,422
最多－最少	643

8　材料費（百万円）（100床当たり多い順）	
(公) 群馬県立心臓血管センター	2,003
(公) 兵庫県立姫路循環器病センター	1,426
(公企) 平均	1,331
(公) 埼玉県立循環器・呼吸器病センター	1,147
(独) 神奈川県立循環器呼吸器病センター	1,023
(公) 千葉県立循環器病センター	879
最多－最少	1,124

9　経費（百万円）（100床当たり多い順）	
(公) 群馬県立心臓血管センター	815
(独) 神奈川県立循環器呼吸器病センター	691
(公) 千葉県立循環器病センター	617
(公) 埼玉県立循環器・呼吸器病センター	606
(公企) 平均	599
(公) 兵庫県立姫路循環器病センター	453
最多－最少	362

10　費用合計（百万円）（100床当たり多い順）	
(公) 群馬県立心臓血管センター	4,901
(公企) 平均	4,204
(公) 埼玉県立循環器・呼吸器病センター	4,123
(公) 千葉県立循環器病センター	4,057
(公) 兵庫県立姫路循環器病センター	3,973
(独) 神奈川県立循環器呼吸器病センター	3,416
最多－最少	1,485

11　収益収支（百万円）（100床当たり黒字順）	
(独) 神奈川県立循環器呼吸器病センター	68
(公) 群馬県立心臓血管センター	▲ 70
(公) 兵庫県立姫路循環器病センター	▲ 85
(公企) 平均	▲ 222
(公) 埼玉県立循環器・呼吸器病センター	▲ 233
(公) 千葉県立循環器病センター	▲ 546
最多－最少	614

12　資本収支（百万円）（100床当たり黒字順）	
(公) 兵庫県立姫路循環器病センター	▲ 51
(公) 埼玉県立循環器・呼吸器病センター	▲ 133
(公企) 平均	▲ 150
(独) 神奈川県立循環器呼吸器病センター	▲ 185
(公) 千葉県立循環器病センター	▲ 237
(公) 群馬県立心臓血管センター	▲ 246
最多－最少	195

13　収益収支・資本収支合計（100床当たり、黒字順）	
(独) 神奈川県立循環器呼吸器病センター	▲ 117
(公) 兵庫県立姫路循環器病センター	▲ 136
(公) 群馬県立心臓血管センター	▲ 316
(公企) 平均	▲ 372
(公) 埼玉県立循環器・呼吸器病センター	▲ 366
(公) 千葉県立循環器病センター	▲ 783
最多－最少	666

14　自治体からの全体繰入額（100床当たり、多い順）	
(公) 千葉県立循環器病センター	▲ 1,096
(公) 埼玉県立循環器・呼吸器病センター	▲ 957
(公企) 平均	▲ 779
(独) 神奈川県立循環器呼吸器病センター	▲ 662
(公) 群馬県立心臓血管センター	▲ 625
(公) 兵庫県立姫路循環器病センター	▲ 473
最多－最少	▲ 623

15　自治体の年度負担額（100床当たり、多い順）	
(公) 千葉県立循環器病センター	▲ 1,880
(公) 埼玉県立循環器・呼吸器病センター	▲ 1,322
(公企) 平均	▲ 1,150
(公) 群馬県立心臓血管センター	▲ 941
(独) 神奈川県立循環器呼吸器病センター	▲ 779
(公) 兵庫県立姫路循環器病センター	▲ 609
最多－最少	▲ 1,271

16　純粋医業収支（百万円）（100床当たり、黒字順）	
(公) 兵庫県立姫路循環器病センター	▲ 245
(公) 群馬県立心臓血管センター	▲ 283
(独) 神奈川県立循環器呼吸器病センター	▲ 398
(公企) 平均	▲ 570
(公) 埼玉県立循環器・呼吸器病センター	▲ 644
(公) 千葉県立循環器病センター	▲ 1,199
最多－最少	954

17　入院診療収入（千円）（患者1人1日当たり、多い順）

(公) 群馬県立心臓血管センター	140
（公企）平均	104
(公) 兵庫県立姫路循環器病センター	103
(公) 千葉県立循環器病センター	90
(公) 埼玉県立循環器・呼吸器病センター	83
(独) 神奈川県立循環器呼吸器病センター	61
最多－最少	79

18　外来診療収入（千円）（患者1人1日当たり、多い順）

(公) 埼玉県立循環器・呼吸器病センター	28
(公) 兵庫県立姫路循環器病センター	27
(独) 神奈川県立循環器呼吸器病センター	27
（公企）平均	20
(公) 千葉県立循環器病センター	12
(公) 群馬県立心臓血管センター	12
最多－最少	16

19　医師（人数）（100床当たり、多い順）

(公) 群馬県立心臓血管センター	23.6
(公) 兵庫県立姫路循環器病センター	20.0
（公企）平均	19.9
(公) 千葉県立循環器病センター	19.5
(公) 埼玉県立循環器・呼吸器病センター	16.6
(独) 神奈川県立循環器呼吸器病センター	15.5
最多－最少	8.1

20　看護部門（人数）（100床当たり、多い順）

(公) 千葉県立循環器病センター	124.1
（公企）平均	113.5
(公) 埼玉県立循環器・呼吸器病センター	112.8
(公) 群馬県立心臓血管センター	112.3
(公) 兵庫県立姫路循環器病センター	104.8
(独) 神奈川県立循環器呼吸器病センター	75.7
最多－最少	48.4

21　全職員（人数）（100床当たり、多い順）

(公) 群馬県立心臓血管センター	195.9
(公) 千葉県立循環器病センター	194.1
（公企）平均	185.1
(公) 兵庫県立姫路循環器病センター	180.0
(公) 埼玉県立循環器・呼吸器病センター	170.3
(独) 神奈川県立循環器呼吸器病センター	124.3
最多－最少	71.6

22　医師／平均給与月額（千円）・平均年齢（歳）（給与多い順）

(公) 千葉県立循環器病センター	1,669	46.7
(公) 埼玉県立循環器・呼吸器病センター	1,548	44.6
（公企）平均	1,537	46.1
(公) 群馬県立心臓血管センター	1,528	47.8
(公) 兵庫県立姫路循環器病センター	1,402	45.1
(独) 神奈川県立循環器呼吸器病センター	1,232	44.2
最多－最少	437	—

23　看護師／平均給与月額（千円）・平均年齢（歳）（給与多い順）

(公) 埼玉県立循環器・呼吸器病センター	565	39.6
(独) 神奈川県立循環器呼吸器病センター	548	39.0
(公) 千葉県立循環器病センター	529	40.3
（公企）平均	517	39.4
(公) 兵庫県立姫路循環器病センター	492	39.4
(公) 群馬県立心臓血管センター	481	38.3
最多－最少	84	—

24　全職員／平均給与月額（千円）・平均年齢（歳）（給与多い順）

(独) 神奈川県立循環器呼吸器病センター	676	40.5
(公) 埼玉県立循環器・呼吸器病センター	664	40.2
(公) 千葉県立循環器病センター	632	40.5
（公企）平均	627	40.5
(公) 群馬県立心臓血管センター	608	40.6
(公) 兵庫県立姫路循環器病センター	602	40.6
最多－最少	74	—

添付資料 B－1　令元／がん系病院経営実績比較表 I（地方公営企業と地方独立行政法人別）

区分																	
	経営形態			地方公営企業													
	都道府県名			群馬県		埼玉県		千葉県		新潟県		静岡県		愛知県		兵庫県	
	病院名			①群馬県立がんセンター		②埼玉県立がんセンター		③千葉県立がんセンター		④新潟県立がんセンター		⑤静岡がんセンター		⑥愛知県立がんセンター中央病院		⑦兵庫県立がんセンター	
	病床数（床）			314		503		341		421		615		500		400	
診療実績	病床利用率（%）			63.0	—	76.6	—	74.5	—	79.4	—	89.9	—	75.0	—	68.5	—
	平均在院日数（日）			12.8	—	13.3	—	12.3	—	12.5	—	12.3	—	12.0	—	11.6	—
	1日平均患者数	入院患者数（人）		198	33.2%	385	30.5%	254	31.4%	334	24.5%	553	30.5%	375	38.5%	274	29.1%
		外来患者数（人）		398	66.8%	876	69.5%	555	68.6%	1,031	75.5%	1,258	69.5%	600	61.5%	669	70.9%
		合計		596	100%	1,261	100%	809	100%	1,365	100%	1,811	100%	975	100%	943	100%
収益収支会計（百万円）	収入	医業収益	入院	4,255	41.3%	9,642	44.0%	5,963	38.2%	7,725	44.7%	14,212	37.9%	8,980	39.0%	6,954	40.7%
			外来	4,277	41.5%	7,752	35.4%	5,792	37.1%	7,264	42.0%	15,053	40.2%	9,286	40.3%	8,220	48.1%
			その他医業収益	319	3.1%	861	3.9%	558	3.6%	646	3.7%	780	2.1%	1,849	8.0%	466	2.7%
			（うち他会計負担金）	18	0.2%	35	0.2%	425	2.7%	221	1.3%	135	0.4%	942	4.1%	0	—
			小計	8,851	85.9%	18,255	83.3%	12,314	79.0%	15,635	90.4%	30,045	80.2%	20,115	87.4%	15,640	91.4%
		医業外収益	他会計補助・負担金	718	7.0%	2,680	12.2%	2,635	16.9%	1,373	7.9%	6,271	16.7%	1,615	7.0%	925	5.4%
			長期前受金戻入	624	6.1%	699	3.2%	292	1.9%	181	1.0%	207	0.6%	117	0.5%	421	2.5%
			その他医業外収益	107	1.0%	291	1.3%	354	2.3%	108	0.6%	939	2.5%	1,174	5.1%	121	0.7%
			小計	1,449	14.1%	3,670	16.7%	3,281	21.0%	1,662	9.6%	7,417	19.8%	2,906	12.6%	1,467	8.6%
		合計		10,300	100%	21,925	100%	15,595	100%	17,298	100%	37,461	100%	23,021	100%	17,107	100%
	支出	医業費用	職員給与費｛構成比率、対医業収益比率｝	3,668	33.6%	8,231	37.7%	7,143	44.0%	6,744	39.8%	10,974	29.3%	7,678	33.3%	6,567	38.0%
					41.4%		45.1%		58.0%		43.1%		36.5%		38.2%		42.0%
			材料費｛構成比率、対医業収益比率｝	3,673	33.7%	7,031	32.2%	5,156	31.7%	6,946	41.0%	12,696	33.9%	9,083	39.4%	7,218	41.7%
					41.5%		38.5%		41.9%		44.4%		42.3%		45.2%		46.2%
			（うち医薬品費）	2,688	24.7%	5,003	22.9%	3,728	22.9%	5,428	32.1%	10,213	27.3%	7,106	30.9%	5,722	33.1%
			減価償却費	1,157	10.6%	1,730	7.9%	624	3.8%	873	5.2%	2,474	6.6%	1,423	6.2%	558	3.2%
			経費｛構成比率、対医業収益比率｝	1,936	17.8%	3,315	15.2%	2,328	14.3%	1,897	11.2%	7,145	19.1%	3,193	13.9%	1,790	10.3%
					21.9%		18.2%		18.9%		12.1%		23.8%		15.9%		11.4%
			（うち委託料）	964	8.8%	1,951	8.9%	1,193	7.3%	1,149	6.8%	4,114	11.0%	1,399	6.1%	1,059	6.1%
			その他医業費用	146	1.3%	230	1.1%	117	0.7%	198	1.2%	508	1.4%	549	2.4%	253	1.5%
			小計	10,580	97.0%	20,537	94.2%	15,368	94.6%	16,658	98.4%	33,797	90.2%	21,926	95.2%	16,386	94.7%
		医業外費用	支払利息	27	0.2%	233	1.1%	11	0.1%	24	0.1%	576	1.5%	58	0.3%	30	0.2%
			その他	294	2.7%	1,038	4.8%	870	5.4%	245	1.4%	2,967	7.9%	1,043	4.5%	856	4.9%
			小計	321	2.9%	1,271	5.8%	881	5.4%	269	1.6%	3,543	9.5%	1,101	4.8%	886	5.1%
		特別損失		1	0.0%	0	—	3	0.0%	0	—	123	0.3%	0	—	24	0.1%

		合計	10,902	100%	21,808	100%	16,251	100%	16,927	100%	37,463	100%	23,028	100%	17,296	100%
	収支差（赤字は▲）		▲ 602	—	117	—	▲ 656	—	371	—	▲ 2	—	▲ 7	—	▲ 189	—
資本収支会計（百万円）	収入	企業債	978	62.0%	1,909	77.9%	10,931	872.4%	220	56.6%	1,086	33.5%	1,365	62.6%	2,253	85.3%
		他会計補助・負担金	600	38.0%	538	22.0%	373	29.8%	169	43.4%	0	—	799	36.7%	387	14.7%
		その他	0	—	3	0.1%	▲ 10,051	-802.2%	0	—	2,151	66.5%	17	0.8%	0	—
		合計	1,578	100%	2,450	100%	1,253	100%	389	100%	3,237	100%	2,180	100%	2,640	100%
	支出	建設改良費	1,010	47.5%	1,940	65.9%	1,018	60.2%	322	40.4%	1,129	17.0%	1,781	58.7%	2,261	60.9%
		企業債償還金	1,117	52.5%	1,002	34.0%	674	39.9%	476	59.6%	3,946	59.4%	1,253	41.3%	568	15.3%
		その他	0	—	0	—	0	—	0	—	1,566	23.6%	0	—	882	23.8%
		合計	2,128	100%	2,943	100%	1,691	100%	798	100%	6,642	100%	3,034	100%	3,711	100%
	収支差（赤字は▲）		▲ 550	—	▲ 493	—	▲ 439	—	▲ 409	—	▲ 3,405	—	▲ 854	—	▲ 1,071	—

添付資料 B－1　令元／がん系病院経営実績比較表Ⅱ（地方公営企業と地方独立行政法人別）

区分				地方公営企業		地方独立行政法人									
	経営形態			地方公営企業		地方独立行政法人									
	都道府県名			平均		宮城県		栃木県		神奈川県		大阪府		平均	
	病院名					①宮城県立がんセンター		②栃木県立がんセンター		③神奈川県立がんセンター		④大阪国際がんセンター			
	病床数（床）			442（3,094/7）		383		291		415		500		397（1,589/4）	
診療実績	病床利用率（%）			75.3	—	75.0	—	56.7	—	90.3	—	87.9	—	77.5	—
診療実績	平均在院日数（日）			12.4	—	16.0	—	11.9	—	10.6	—	10.0	—	12.1	—
診療実績	1日平均患者数	入院患者数（人）		339	31.1%	287	44.5%	165	25.4%	375	25.8%	440	26.1%	317	28.6%
診療実績	1日平均患者数	外来患者数（人）		770	68.9%	358	55.5%	484	74.6%	1,078	74.2%	1,247	73.9%	792	71.4%
診療実績	1日平均患者数	合計		1,109	100%	645	100%	649	100%	1,453	100%	1,687	100%	1,109	100%
収益収支会計（百万円）	収入	医業収益	入院	8,247	40.5%	5,946	45.6%	3,881	39.7%	10,252	42.1%	13,508	48.1%	8,397	44.6%
収益収支会計（百万円）	収入	医業収益	外来	8,235	40.4%	3,925	30.1%	3,503	35.8%	9,452	38.8%	10,215	36.4%	6,774	36.0%
収益収支会計（百万円）	収入	医業収益	その他医業収益	783	3.8%	2,915	22.4%	2,208	22.6%	4,308	17.7%	4,030	14.3%	3,365	17.9%
収益収支会計（百万円）	収入	医業収益	（うち他会計負担金）	254	1.2%	2,613	20.1%	1,419	14.5%	2,976	12.2%	2,031	7.2%	2,260	12.0%
収益収支会計（百万円）	収入	医業収益	小計	17,265	84.7%	12,786	98.1%	9,592	98.0%	24,012	98.6%	27,753	98.8%	18,536	98.5%
収益収支会計（百万円）	収入	医業外収益	他会計補助・負担金	2,317	11.4%	183	1.4%	61	0.6%	189	0.8%	27	0.1%	115	0.6%
収益収支会計（百万円）	収入	医業外収益	長期前受金戻入	363	1.8%	0	—	0	—	0	—	0	—	0	—
収益収支会計（百万円）	収入	医業外収益	その他医業外収益	442	2.2%	60	0.5%	130	1.3%	159	0.7%	306	1.1%	164	0.9%
収益収支会計（百万円）	収入	医業外収益	小計	3,122	15.3%	243	1.9%	191	2.0%	348	1.4%	333	1.2%	279	1.5%
収益収支会計（百万円）	収入	合計		20,387	100%	13,028	100%	9,783	100%	24,360	100%	28,086	100%	18,814	100%
収益収支会計（百万円）	支出	医業費用	職員給与費｛構成比率、対医業収益比率｝	7,286	35.5%	5,095	40.6%	3,858	38.2%	8,187	34.3%	9,641	34.1%	6,695	35.8%
					43.5%		39.8%		40.2%		34.1%		34.7%		37.2%
収益収支会計（百万円）	支出	医業費用	材料費｛構成比率、対医業収益比率｝	7,400	36.1%	4,008	32.0%	2,874	28.5%	7,672	32.1%	10,031	35.5%	6,146	32.9%
					42.7%		31.3%		30.0%		31.9%		36.1%		32.3%
収益収支会計（百万円）	支出	医業費用	（うち医薬品費）	5,698	27.8%	3,498	27.9%	2,106	20.9%	5,756	24.1%	7,240	25.6%	4,650	24.9%
収益収支会計（百万円）	支出	医業費用	減価償却費	1,263	6.2%	940	7.5%	950	9.4%	2,164	9.1%	3,111	11.0%	1,791	9.6%
収益収支会計（百万円）	支出	医業費用	経費｛構成比率、対医業収益比率｝	3,086	15.0%	2,174	17.3%	2,237	22.2%	4,694	19.7%	3,523	12.5%	3,157	16.9%
					17.4%		17.0%		23.3%		19.5%		12.7%		18.1%
収益収支会計（百万円）	支出	医業費用	（うち委託料）	1,690	8.2%	1,138	9.1%	967	9.6%	3,101	13.0%	2,629	9.3%	1,959	10.5%
収益収支会計（百万円）	支出	医業費用	その他医業費用	286	1.4%	129	1.0%	75	0.7%	817	3.4%	489	1.7%	377	2.0%
収益収支会計（百万円）	支出	医業費用	小計	19,322	94.1%	12,346	98.5%	9,994	99.0%	23,533	98.6%	26,795	94.8%	18,167	97.2%
収益収支会計（百万円）	支出	医業外費用	支払利息	137	0.7%	95	0.8%	93	0.9%	297	1.2%	55	0.2%	135	0.7%
収益収支会計（百万円）	支出	医業外費用	その他	1,045	5.1%	90	0.7%	3	0.0%	43	0.2%	1,396	4.9%	383	2.0%
収益収支会計（百万円）	支出	医業外費用	小計	1,182	5.8%	185	1.5%	96	1.0%	340	1.4%	1,451	5.1%	518	2.8%
収益収支会計（百万円）	支出	特別損失		22	0.1%	6	0.0%	0	—	3	0.0%	15	0.1%	6	0.0%

		合計	20,525	100%	12,537	100%	10,090	100%	23,876	100%	28,262	100%	18,691	100%
	収支差（赤字は▲）		▲ 138	—	492	—	▲ 306	—	484	—	▲ 176	—	124	—
資本収支会計（百万円）	収入	企業債	2,677	136.5%	983	100.0%	1,168	65.9%	49	15.3%	179	83.6%	595	72.3%
		他会計補助・負担金	409	20.9%	0	—	605	34.1%	271	84.7%	0	—	219	26.6%
		その他	▲ 1,126	-57.4%	0	—	0	—	0	—	35	16.4%	9	1.1%
		合計	1,961	100%	983	100%	1,772	100%	320	100%	214	100%	822	100%
	支出	建設改良費	1,352	45.2%	1,130	49.4%	561	24.9%	59	4.7%	355	14.6%	526	25.6%
		企業債償還金	1,291	43.1%	580	25.4%	79	3.5%	1,184	93.7%	2,065	85.2%	977	47.5%
		その他	350	11.7%	576	25.2%	1,610	71.6%	20	1.6%	4	0.2%	553	26.9%
		合計	2,992	100%	2,286	100%	2,250	100%	1,263	100%	2,424	100%	2,056	100%
	収支差（赤字は▲）		▲ 1,032	—	▲ 1,303	—	▲ 477	—	▲ 942	—	▲ 2,211	—	▲ 1,233	—

添付資料 B－2　　令元／ がん系病院経営実績分析表Ⅰ（地方公営企業と地方独立行政法人別）

区分			経営形態	地方公営企業													
			都道府県名	群馬県		埼玉県		千葉県		新潟県		静岡県		愛知県		兵庫県	
			病院名	①群馬県立がんセンター		②埼玉県立がんセンター		③千葉県立がんセンター		④新潟県立がんセンター		⑤静岡がんセンター		⑥愛知県立がんセンター中央病院		⑦兵庫県立がんセンター	
			病床数（床）	314		503		341		421		615		500		400	
経営実績分析（百万円）	全体収入		入院収益	4,255	41.3%	9,642	44.0%	5,963	38.2%	7,725	44.7%	14,212	37.9%	8,980	39.0%	6,954	40.7%
			100床当たり入院収益	1,355	〃	1,917	〃	1,749	〃	1,835	〃	2,311	〃	1,796	〃	1,739	〃
			外来収益	4,277	41.5%	7,752	35.4%	5,792	37.1%	7,264	42.0%	15,053	40.2%	9,286	40.3%	8,220	48.1%
			100床当たり外来収益	1,362	〃	1,541	〃	1,699	〃	1,725	〃	2,448	〃	1,857	〃	2,055	〃
			入院・外来収益	8,532	82.8%	17,394	79.3%	11,755	75.4%	14,989	86.7%	29,265	78.1%	18,266	79.3%	15,174	88.7%
			100床当たり入院・外来収益	2,717	〃	3,458	〃	3,447	〃	3,560	〃	4,759	〃	3,653	〃	3,794	〃
			その他収益	1,768	17.2%	4,531	20.7%	3,840	24.6%	2,309	13.3%	8,196	21.9%	4,755	20.7%	1,933	11.3%
			100床当たりその他収益	563	〃	901	〃	1,126	〃	548	〃	1,333	〃	951	〃	483	〃
			収益合計	10,300	100%	21,925	100%	15,595	100%	17,298	100%	37,461	100%	23,021	100%	17,107	100%
			100床当たり収益合計	3,280	〃	4,359	〃	4,573	〃	4,109	〃	6,091	〃	4,604	〃	4,277	〃
	全体支出		職員給与費	3,668	33.6%	8,231	37.7%	7,143	44.0%	6,744	39.8%	10,974	29.3%	7,678	33.3%	6,567	38.0%
			100床当たり給与費	1,168	〃	1,636	〃	2,095	〃	1,602	〃	1,784	〃	1,536	〃	1,642	〃
			材料費	3,673	33.7%	7,031	32.2%	5,156	31.7%	6,946	41.0%	12,696	33.9%	9,083	39.4%	7,218	41.7%
			100床当たり材料費	1,170	〃	1,398	〃	1,512	〃	1,650	〃	2,064	〃	1,817	〃	1,805	〃
			経費	1,936	17.8%	3,315	15.2%	2,328	14.3%	1,897	11.2%	7,145	19.1%	3,193	13.9%	1,790	10.3%
			100床当たり経費	617	〃	659	〃	683	〃	451	〃	1,162	〃	639	〃	448	〃
			3費用合計	9,277	85.1%	18,577	85.2%	14,627	90.0%	15,587	92.1%	30,815	82.3%	19,954	86.7%	15,575	90.0%
			100床当たり3費用	2,954	〃	3,693	〃	4,289	〃	3,702	〃	5,011	〃	3,991	〃	3,894	〃
			その他費用	1,625	14.9%	3,231	14.8%	1,624	10.0%	1,340	7.9%	6,648	17.7%	3,074	13.3%	1,721	10.0%
			100床当たりその他費用	518	〃	642	〃	476	〃	318	〃	1,081	〃	615	〃	430	〃
			費用合計	10,902	100%	21,808	100%	16,251	100%	16,927	100%	37,463	100%	23,028	100%	17,296	100%
			100床当たり費用合計	3,472	〃	4,336	〃	4,766	〃	4,021	〃	6,092	〃	4,606	〃	4,324	〃
	自治体の年度負担額	会計収支	収益収支会計	▲ 602	24.2%	117	-3.2%	▲ 656	14.5%	371	-20.6%	▲ 2	0.0%	▲ 7	0.2%	▲ 189	7.3%
			100床当たり	▲ 192	〃	23	〃	▲ 192	〃	88	〃	▲ 0	〃	▲ 1	〃	▲ 47	〃
			資本収支会計	▲ 550	22.1%	▲ 493	13.6%	▲ 439	9.7%	▲ 409	22.7%	▲ 3,405	34.1%	▲ 854	20.3%	▲ 1,071	41.6%
			100床当たり	▲ 175	〃	▲ 98	〃	▲ 129	〃	▲ 97	〃	▲ 554	〃	▲ 171	〃	▲ 268	〃
			合計　(a)	▲ 1,152	46.3%	▲ 376	10.4%	▲ 1,095	24.2%	▲ 38	2.1%	▲ 3,407	34.1%	▲ 861	20.4%	▲ 1,260	49.0%
			100床当たり	▲ 367	〃	▲ 75	〃	▲ 321	〃	▲ 9	〃	▲ 554	〃	▲ 172	〃	▲ 315	〃
		他会計からの繰入金（▲マイナス表示）	収益収支会計	▲ 736	29.6%	▲ 2,715	74.8%	▲ 3,060	67.6%	▲ 1,594	88.5%	▲ 6,406	64.1%	▲ 2,557	60.6%	▲ 925	36.0%
			資本収支会計	▲ 600	24.1%	▲ 538	14.8%	▲ 373	8.2%	▲ 169	9.4%	▲ 181	1.8%	▲ 799	18.9%	▲ 387	15.0%

			合計 (b)	▲ 1,336	53.7%	▲ 3,253	89.6%	▲ 3,433	75.8%	▲ 1,763	97.9%	▲ 6,587	65.9%	▲ 3,356	79.6%	▲ 1,312	51.0%
			100床当たり	▲ 425	〃	▲ 647	〃	▲ 1,007	〃	▲ 419	〃	▲ 1,071	〃	▲ 671	〃	▲ 328	〃
		合計 (a) + (b)		▲ 2,488	100%	▲ 3,629	100%	▲ 4,528	100%	▲ 1,801	100%	▲ 9,994	100%	▲ 4,217	100%	▲ 2,572	100%
		100床当たり負担額		▲ 792	〃	▲ 721	〃	▲ 1,328	〃	▲ 428	〃	▲ 1,625	〃	▲ 843	〃	▲ 643	〃
	純粋医業収支	100床当たり入院・外来収益		2,717	—	3,458	—	3,447	—	3,560	—	4,759	—	3,653	—	3,794	—
		100床当たり3費用		2,954	—	3,693	—	4,289	—	3,702	—	5,011	—	3,991	—	3,894	—
		収支差		▲ 237	—	▲ 235	—	▲ 842	—	▲ 142	—	▲ 252	—	▲ 338	—	▲ 100	—
診療実績分析	診療収入(千円)	患者1人1日当たり	入院	59	—	68	—	64	—	63	—	70	—	65	—	69	—
			外来	45	—	36	—	43	—	29	—	49	—	64	—	51	—
	職員1人1日当たり患者数(人)	医師	入院	3.4	—	3.5	—	2.4	—	3.4	—	2.6	—	2.9	—	2.2	—
			外来	4.5	—	5.3	—	3.5	—	6.9	—	3.9	—	3.1	—	3.6	—
	100床当たり職員数(人)		医師	16.6	12.6%	21.9	14.5%	31.4	17.9%	23.3	14.6%	39.0	16.2%	24.6	16.0%	29.7	17.5%
			看護部門	80.2	60.7%	97.2	64.3%	95.3	54.2%	83.2	52.1%	129.3	53.7%	83.8	54.6%	100.5	59.3%
			全職員	132.1	100%	151.1	100%	175.7	100%	159.6	100%	240.8	100%	153.6	100%	169.4	100%
	平均給与月額(千円)		医師	1,432	—	1,402	—	1,572	—	1,559	—	1,483	—	1,537	—	1,214	—
			看護師	496	—	536	—	540	—	557	—	459	—	501	—	515	—
			全職員	637	—	668	—	713	—	732	—	632	—	660	—	638	—
	平均年齢(歳)		医師	47.7	—	46.8	—	48.3	—	48.3	—	45.9	—	43.8	—	45.4	—
			看護師	38.2	—	39.6	—	38.9	—	43.6	—	36.3	—	35.2	—	40.0	—
			全職員	41.0	—	41.0	—	41.2	—	44.8	—	38.6	—	38.6	—	41.9	—

添付資料 B－2　令元／ がん系病院経営実績分析表Ⅱ（地方公営企業と地方独立行政法人別）

区分			経営形態	地方公営企業		地方独立行政法人									
			都道府県名	平均		宮城県		栃木県		神奈川県		大阪府		平均	
			病院名			①宮城県立がんセンター		②栃木県立がんセンター		③神奈川県立がんセンター		④大阪国際がんセンター			
			病床数（床）	442 (3,094/7)		383		291		415		500		397 (1,589/4)	
経営実績分析（百万円）	全体収入		入院収益	8,247	40.5%	5,946	45.6%	3,881	39.7%	10,252	42.1%	13,508	48.1%	8,397	44.6%
			100床当たり入院収益	1,866	〃	1,552	〃	1,334	〃	2,470	〃	2,702	〃	2,115	〃
			外来収益	8,235	40.4%	3,925	30.1%	3,503	35.8%	9,452	38.8%	10,215	36.4%	6,774	36.0%
			100床当たり外来収益	1,863	〃	1,025	〃	1,204	〃	2,278	〃	2,043	〃	1,706	〃
			入院・外来収益	16,482	80.8%	9,871	75.8%	7,384	75.5%	19,704	80.9%	23,723	84.5%	15,171	80.6%
			100床当たり入院・外来収益	3,729	〃	2,577	〃	2,537	〃	4,748	〃	4,745	〃	3,821	〃
			その他収益	3,905	19.2%	3,157	24.2%	2,399	24.5%	4,656	19.1%	4,363	15.5%	3,644	19.4%
			100床当たりその他収益	883	〃	824	〃	824	〃	1,122	〃	873	〃	918	〃
			収益合計	20,387	100%	13,028	100%	9,783	100%	24,360	100%	28,086	100%	18,814	100%
			100床当たり収益合計	4,612	〃	3,402	〃	3,362	〃	5,870	〃	5,617	〃	4,739	〃
	全体支出		職員給与費	7,286	35.5%	5,095	40.6%	3,858	38.2%	8,187	34.3%	9,641	34.1%	6,695	35.8%
			100床当たり給与費	1,649	〃	1,330	〃	1,326	〃	1,973	〃	1,928	〃	1,686	〃
			材料費	7,400	36.1%	4,008	32.0%	2,874	28.5%	7,672	32.1%	10,031	35.5%	6,146	32.9%
			100床当たり材料費	1,674	〃	1,046	〃	988	〃	1,849	〃	2,006	〃	1,548	〃
			経費	3,086	15.0%	2,174	17.3%	2,237	22.2%	4,694	19.7%	3,523	12.5%	3,157	16.9%
			100床当たり経費	698	〃	568	〃	769	〃	1,131	〃	705	〃	795	〃
			3費用合計	17,773	86.6%	11,277	89.9%	8,969	88.9%	20,553	86.1%	23,195	82.1%	15,999	85.6%
			100床当たり3費用	4,021	〃	2,944	〃	3,082	〃	4,953	〃	4,639	〃	4,030	〃
			その他費用	2,752	13.4%	1,260	10.1%	1,121	11.1%	3,323	13.9%	5,067	17.9%	2,693	14.4%
			100床当たりその他費用	623	〃	329	〃	385	〃	801	〃	1,013	〃	678	〃
			費用合計	20,525	100%	12,537	100%	10,090	100%	23,876	100%	28,262	100%	18,691	100%
			100床当たり費用合計	4,644	〃	3,273	〃	3,467	〃	5,753	〃	5,652	〃	4,708	〃
	自治体の年度負担額	会計収支	収益収支会計	▲ 138	3.3%	492	-13.6%	▲ 306	10.7%	484	-12.4%	▲ 176	4.0%	124	-3.3%
			100床当たり	▲ 31	〃	128	〃	▲ 105	〃	117	〃	▲ 35	〃	31	〃
			資本収支会計	▲ 1,032	24.7%	▲ 1,303	36.1%	▲ 477	16.6%	▲ 942	24.2%	▲ 2,211	49.7%	▲ 1,233	33.3%
			100床当たり	▲ 233	〃	▲ 340	〃	▲ 164	〃	▲ 227	〃	▲ 442	〃	▲ 311	〃
			合計　(a)	▲ 1,170	28.0%	▲ 811	22.5%	▲ 783	27.3%	▲ 458	11.8%	▲ 2,387	53.7%	▲ 1,110	30.0%
			100床当たり	▲ 265	〃	▲ 212	〃	▲ 269	〃	▲ 110	〃	▲ 477	〃	▲ 280	〃
		他会計からの繰入金（▲マイナス表示）	収益収支会計	▲ 2,570	61.6%	▲ 2,796	77.5%	▲ 1,480	51.6%	▲ 3,166	81.3%	▲ 2,058	46.3%	▲ 2,375	64.1%
			資本収支会計	▲ 435	10.4%	0	—	▲ 605	21.1%	▲ 271	7.0%	0	—	▲ 219	5.9%

			合計　(b)	▲ 3,006	72.0%	▲ 2,796	77.5%	▲ 2,085	72.7%	▲ 3,437	88.2%	▲ 2,058	46.3%	▲ 2,594	70.0%
			100床当たり	▲ 680	〃	▲ 730	〃	▲ 716	〃	▲ 828	〃	▲ 412	〃	▲ 653	〃
		合計 (a) + (b)		▲ 4,176	100%	▲ 3,607	100%	▲ 2,868	100%	▲ 3,895	100%	▲ 4,445	100%	▲ 3,704	100%
		100床当たり負担額		▲ 945	〃	▲ 942	〃	▲ 986	〃	▲ 939	〃	▲ 889	〃	▲ 933	〃
	純粋医業収支	100床当たり入院・外来収益		3,729	—	2,577	—	2,537	—	4,748	—	4,745	—	3,821	—
		100床当たり3費用		4,021	—	2,944	—	3,082	—	4,953	—	4,639	—	4,030	—
		収支差		▲ 292	—	▲ 367	—	▲ 545	—	▲ 205	—	106	—	▲ 209	—
診療実績分析	診療収入（千円）	患者1人1日当たり	入院	65	—	57	—	64	—	75	—	84	—	70	—
			外来	45	—	45	—	30	—	37	—	34	—	37	—
	職員1人1日当たり患者数（人）	医師	入院	2.9	—	3.9	—	2.6	—	2.8	—	1.9	—	2.8	—
			外来	4.4	—	3.2	—	5.1	—	5.3	—	3.5	—	4.3	—
	100床当たり職員数（人）		医師	26.6	15.7%	19.1	14.2%	20.3	13.6%	27.0	16.0%	41.4	20.2%	27.0	16.4%
			看護部門	95.6	56.6%	80.9	60.1%	79.7	53.6%	102.9	60.9%	109.6	53.5%	93.3	56.8%
			全職員	168.9	100%	134.7	100%	148.8	100%	168.9	100%	204.8	100%	164.3	100%
	平均給与月額（千円）		医師	1,457	—	1,337	—	1,299	—	1,086	—	1,303	—	1,256	—
			看護師	515	—	507	—	502	—	514	—	487	—	503	—
			全職員	669	—	624	—	591	—	652	—	616	—	621	—
	平均年齢（歳）		医師	46.6	—	47.9	—	47.8	—	40.7	—	46.3	—	45.7	—
			看護師	38.8	—	40.5	—	36.5	—	36.1	—	37.2	—	37.6	—
			全職員	41.0	—	41.7	—	39.1	—	38.0	—	38.9	—	39.4	—

添付資料 B－3　令元／がん系病院項目別ランク表 I （全体）

1　病床数（床）（多い順）	
（公）静岡がんセンター	615
（公）埼玉県立がんセンター	503
（公）愛知県立がんセンター中央病院	500
（独）大阪国際がんセンター	500
（公企）平均	442
（公）新潟県立がんセンター	421
（独）神奈川県立がんセンター	415
（公）兵庫県立がんセンター	400
（独法）平均	397
（独）宮城県立がんセンター	383
（公）千葉県立がんセンター	341
（公）群馬県立がんセンター	314
（独）栃木県立がんセンター	291
最多－最少	324

2　病床利用率（%）（高い順）	
（独）神奈川県立がんセンター	90.3
（公）静岡がんセンター	89.9
（独）大阪国際がんセンター	87.9
（公）新潟県立がんセンター	79.4
（独法）平均	77.5
（公）埼玉県立がんセンター	76.6
（公企）平均	75.3
（公）愛知県立がんセンター中央病院	75.0
（独）宮城県立がんセンター	75.0
（公）千葉県立がんセンター	74.5
（公）兵庫県立がんセンター	68.5
（公）群馬県立がんセンター	63.0
（独）栃木県立がんセンター	56.7
最高－最低	33.6

3　平均在院日数（日）（少ない順）	
（独）大阪国際がんセンター	10.0
（独）神奈川県立がんセンター	10.6
（公）兵庫県立がんセンター	11.6
（独）栃木県立がんセンター	11.9
（公）愛知県立がんセンター中央病院	12.0
（独法）平均	12.1
（公）静岡がんセンター	12.3
（公）千葉県立がんセンター	12.3
（公企）平均	12.4
（公）新潟県立がんセンター	12.5
（公）群馬県立がんセンター	12.8
（公）埼玉県立がんセンター	13.3
（独）宮城県立がんセンター	16.0
最短－最長	▲ 6.0

4　入院収益（百万円）（100床当たり多い順）	
（独）大阪国際がんセンター	2,702
（独）神奈川県立がんセンター	2,470
（公）静岡がんセンター	2,311
（独法）平均	2,115
（公）埼玉県立がんセンター	1,917
（公企）平均	1,866
（公）新潟県立がんセンター	1,835
（公）愛知県立がんセンター中央病院	1,796
（公）千葉県立がんセンター	1,749
（公）兵庫県立がんセンター	1,739
（独）宮城県立がんセンター	1,552
（公）群馬県立がんセンター	1,355
（独）栃木県立がんセンター	1,334
最多－最少	1,368

5　外来収益（百万円）（100床当たり多い順）	
（公）静岡がんセンター	2,448
（独）神奈川県立がんセンター	2,278
（公）兵庫県立がんセンター	2,055
（独）大阪国際がんセンター	2,043
（公企）平均	1,863
（公）愛知県立がんセンター中央病院	1,857
（公）新潟県立がんセンター	1,725
（独法）平均	1,706
（公）千葉県立がんセンター	1,699
（公）埼玉県立がんセンター	1,541
（公）群馬県立がんセンター	1,362
（独）栃木県立がんセンター	1,204
（独）宮城県立がんセンター	1,025
最多－最少	1,423

6　収益合計（百万円）（100床当たり多い順）	
（公）静岡がんセンター	6,091
（独）神奈川県立がんセンター	5,870
（独）大阪国際がんセンター	5,617
（独法）平均	4,739
（公企）平均	4,612
（公）愛知県立がんセンター中央病院	4,604
（公）千葉県立がんセンター	4,573
（公）埼玉県立がんセンター	4,359
（公）兵庫県立がんセンター	4,277
（公）新潟県立がんセンター	4,109
（独）宮城県立がんセンター	3,402
（独）栃木県立がんセンター	3,362
（公）群馬県立がんセンター	3,280
最多－最少	2,811

7　職員給与費（百万円）（100床当たり多い順）	
（公）千葉県立がんセンター	2,095
（独）神奈川県立がんセンター	1,973
（独）大阪国際がんセンター	1,928
（公）静岡がんセンター	1,784
（独法）平均	1,686
（公企）平均	1,649
（公）兵庫県立がんセンター	1,642
（公）埼玉県立がんセンター	1,636
（公）新潟県立がんセンター	1,602
（公）愛知県立がんセンター中央病院	1,536
（独）宮城県立がんセンター	1,330
（独）栃木県立がんセンター	1,326
（公）群馬県立がんセンター	1,168
最多－最少	927

8　材料費（百万円）（100床当たり多い順）	
（公）静岡がんセンター	2,064
（独）大阪国際がんセンター	2,006
（独）神奈川県立がんセンター	1,849
（公）愛知県立がんセンター中央病院	1,817
（公）兵庫県立がんセンター	1,805
（公企）平均	1,674
（公）新潟県立がんセンター	1,650
（独法）平均	1,548
（公）千葉県立がんセンター	1,512
（公）埼玉県立がんセンター	1,398
（公）群馬県立がんセンター	1,170
（独）宮城県立がんセンター	1,046
（独）栃木県立がんセンター	988
最多－最少	1,076

9　経費（百万円）（100床当たり多い順）	
（公）静岡がんセンター	1,162
（独）神奈川県立がんセンター	1,131
（独法）平均	795
（独）栃木県立がんセンター	769
（独）大阪国際がんセンター	705
（公企）平均	698
（公）千葉県立がんセンター	683
（公）埼玉県立がんセンター	659
（公）愛知県立がんセンター中央病院	639
（公）群馬県立がんセンター	617
（独）宮城県立がんセンター	568
（公）新潟県立がんセンター	451
（公）兵庫県立がんセンター	448
最多－最少	714

10　費用合計（百万円）（100床当たり多い順）	
（公）静岡がんセンター	6,092
（独）神奈川県立がんセンター	5,753
（独）大阪国際がんセンター	5,652
（公）千葉県立がんセンター	4,766
（独法）平均	4,708
（公企）平均	4,644
（公）愛知県立がんセンター中央病院	4,606
（公）埼玉県立がんセンター	4,336
（公）兵庫県立がんセンター	4,324
（公）新潟県立がんセンター	4,021
（公）群馬県立がんセンター	3,472
（独）栃木県立がんセンター	3,467
（独）宮城県立がんセンター	3,273
最多－最少	2,819

11　収益収支（百万円）（100床当たり黒字順）	
（独）宮城県立がんセンター	128
（独）神奈川県立がんセンター	117
（公）新潟県立がんセンター	88
（独法）平均	31
（公）埼玉県立がんセンター	23
（公）静岡がんセンター	0
（公）愛知県立がんセンター中央病院	▲ 1
（公企）平均	▲ 31
（独）大阪国際がんセンター	▲ 35
（公）兵庫県立がんセンター	▲ 47
（独）栃木県立がんセンター	▲ 105
（公）群馬県立がんセンター	▲ 192
（公）千葉県立がんセンター	▲ 192
最多－最少	320

12　資本収支（百万円）（100床当たり黒字順）	
（公）新潟県立がんセンター	▲ 97
（公）埼玉県立がんセンター	▲ 98
（公）千葉県立がんセンター	▲ 129
（独）栃木県立がんセンター	▲ 164
（公）愛知県立がんセンター中央病院	▲ 171
（公）群馬県立がんセンター	▲ 175
（独）神奈川県立がんセンター	▲ 227
（公企）平均	▲ 233
（公）兵庫県立がんセンター	▲ 268
（独法）平均	▲ 311
（独）宮城県立がんセンター	▲ 340
（独）大阪国際がんセンター	▲ 442
（公）静岡がんセンター	▲ 554
最多－最少	457

13　収益収支・資本収支合計（100床当たり、黒字順）	
（公）新潟県立がんセンター	▲ 9
（公）埼玉県立がんセンター	▲ 75
（独）神奈川県立がんセンター	▲ 110
（公）愛知県立がんセンター中央病院	▲ 172
（独）宮城県立がんセンター	▲ 212
（公企）平均	▲ 265
（独）栃木県立がんセンター	▲ 269
（独法）平均	▲ 280
（公）兵庫県立がんセンター	▲ 315
（公）千葉県立がんセンター	▲ 321
（公）群馬県立がんセンター	▲ 367
（独）大阪国際がんセンター	▲ 477
（公）静岡がんセンター	▲ 554
最多－最少	545

14　自治体からの全体繰入額（100床当たり、多い順）	
（公）静岡がんセンター	▲ 1,071
（公）千葉県立がんセンター	▲ 1,007
（独）神奈川県立がんセンター	▲ 828
（独）宮城県立がんセンター	▲ 730
（独）栃木県立がんセンター	▲ 716
（公企）平均	▲ 680
（公）愛知県立がんセンター中央病院	▲ 671
（独法）平均	▲ 653
（公）埼玉県立がんセンター	▲ 647
（公）群馬県立がんセンター	▲ 425
（公）新潟県立がんセンター	▲ 419
（独）大阪国際がんセンター	▲ 412
（公）兵庫県立がんセンター	▲ 328
最多－最少	▲ 743

15　自治体の年度負担額（100床当たり、多い順）	
（公）静岡がんセンター	▲ 1,625
（公）千葉県立がんセンター	▲ 1,328
（独）栃木県立がんセンター	▲ 986
（公企）平均	▲ 945
（独）宮城県立がんセンター	▲ 942
（独）神奈川県立がんセンター	▲ 939
（独法）平均	▲ 933
（独）大阪国際がんセンター	▲ 889
（公）愛知県立がんセンター中央病院	▲ 843
（公）群馬県立がんセンター	▲ 792
（公）埼玉県立がんセンター	▲ 721
（公）兵庫県立がんセンター	▲ 643
（公）新潟県立がんセンター	▲ 428
最多－最少	▲ 1,197

16　純粋医業収支（百万円）（100床当たり、黒字順）	
（独）大阪国際がんセンター	106
（公）兵庫県立がんセンター	▲ 100
（公）新潟県立がんセンター	▲ 142
（独）神奈川県立がんセンター	▲ 205
（独法）平均	▲ 209
（公）埼玉県立がんセンター	▲ 235
（公）群馬県立がんセンター	▲ 237
（公）静岡がんセンター	▲ 252
（公企）平均	▲ 292
（公）愛知県立がんセンター中央病院	▲ 338
（独）宮城県立がんセンター	▲ 367
（独）栃木県立がんセンター	▲ 545
（公）千葉県立がんセンター	▲ 842
最多－最少	948

添付資料 B－3　　令元／がん系病院項目別ランク表Ⅱ（全体）

17　入院診療収入（千円）（患者1人1日当たり、多い順）	
(独) 大阪国際がんセンター	84
(独) 神奈川県立がんセンター	75
(独法) 平均	70
(公) 静岡がんセンター	70
(公) 兵庫県立がんセンター	69
(公) 埼玉県立がんセンター	68
(公企) 平均	65
(公) 愛知県立がんセンター中央病院	65
(公) 千葉県立がんセンター	64
(独) 栃木県立がんセンター	64
(公) 新潟県立がんセンター	63
(公) 群馬県立がんセンター	59
(独) 宮城県立がんセンター	57
最多－最少	27

18　外来診療収入（千円）（患者1人1日当たり、多い順）	
(公) 愛知県立がんセンター中央病院	64
(公) 兵庫県立がんセンター	51
(公) 静岡がんセンター	49
(独) 宮城県立がんセンター	45
(公) 群馬県立がんセンター	45
(公企) 平均	45
(公) 千葉県立がんセンター	43
(独) 神奈川県立がんセンター	37
(独法) 平均	37
(公) 埼玉県立がんセンター	36
(独) 大阪国際がんセンター	34
(独) 栃木県立がんセンター	30
(公) 新潟県立がんセンター	29
最多－最少	35

19　医師（人数）（100床当たり、多い順）	
(独) 大阪国際がんセンター	41.4
(公) 静岡がんセンター	39.0
(公) 千葉県立がんセンター	31.4
(公) 兵庫県立がんセンター	29.7
(独) 神奈川県立がんセンター	27.0
(独法) 平均	27.0
(公企) 平均	26.6
(公) 愛知県立がんセンター中央病院	24.6
(公) 新潟県立がんセンター	23.3
(公) 埼玉県立がんセンター	21.9
(独) 栃木県立がんセンター	20.3
(独) 宮城県立がんセンター	19.1
(公) 群馬県立がんセンター	16.6
最多－最少	24.8

20　看護部門（人数）（100床当たり、多い順）	
(公) 静岡がんセンター	129.3
(独) 大阪国際がんセンター	109.6
(独) 神奈川県立がんセンター	102.9
(公) 兵庫県立がんセンター	100.5
(公) 埼玉県立がんセンター	97.2
(公企) 平均	95.6
(公) 千葉県立がんセンター	95.3
(独法) 平均	93.3
(公) 愛知県立がんセンター中央病院	83.8
(公) 新潟県立がんセンター	83.2
(独) 宮城県立がんセンター	80.9
(公) 群馬県立がんセンター	80.2
(独) 栃木県立がんセンター	79.7
最多－最少	49.6

21　全職員（人数）（100床当たり、多い順）	
(公) 静岡がんセンター	240.8
(独) 大阪国際がんセンター	204.8
(公) 千葉県立がんセンター	175.7
(公) 兵庫県立がんセンター	169.4
(独) 神奈川県立がんセンター	168.9
(公企) 平均	168.9
(独法) 平均	164.3
(公) 新潟県立がんセンター	159.6
(公) 愛知県立がんセンター中央病院	153.6
(公) 埼玉県立がんセンター	151.1
(独) 栃木県立がんセンター	148.8
(独) 宮城県立がんセンター	134.7
(公) 群馬県立がんセンター	132.1
最多－最少	108.7

22　医師／平均給与月額（千円）・平均年齢（歳）（給与多い順）		
(公) 千葉県立がんセンター	1,572	48.3
(公) 新潟県立がんセンター	1,559	48.3
(公) 愛知県立がんセンター中央病院	1,537	43.8
(公) 静岡がんセンター	1,483	45.9
(公企) 平均	1,457	46.6
(公) 群馬県立がんセンター	1,432	47.7
(公) 埼玉県立がんセンター	1,402	46.8
(独) 宮城県立がんセンター	1,337	47.9
(独) 大阪国際がんセンター	1,303	46.3
(独) 栃木県立がんセンター	1,299	47.8
(独法) 平均	1,256	45.7
(公) 兵庫県立がんセンター	1,214	45.4
(独) 神奈川県立がんセンター	1,086	40.7
最多－最少	486	—

23　看護師／平均給与月額（千円）・平均年齢（歳）（給与多い順）		
(公) 新潟県立がんセンター	557	43.6
(公) 千葉県立がんセンター	540	38.9
(公) 埼玉県立がんセンター	536	39.6
(公企) 平均	515	38.8
(公) 兵庫県立がんセンター	515	40.0
(独) 神奈川県立がんセンター	514	36.1
(独) 宮城県立がんセンター	507	40.5
(独法) 平均	503	37.6
(独) 栃木県立がんセンター	502	36.5
(公) 愛知県立がんセンター中央病院	501	35.2
(公) 群馬県立がんセンター	496	38.2
(独) 大阪国際がんセンター	487	37.2
(公) 静岡がんセンター	459	36.3
最多－最少	98	—

24　全職員／平均給与月額（千円）・平均年齢（歳）（給与多い順）		
(公) 新潟県立がんセンター	732	44.8
(公) 千葉県立がんセンター	713	41.2
(公企) 平均	669	41.0
(公) 埼玉県立がんセンター	668	41.0
(公) 愛知県立がんセンター中央病院	660	38.6
(独) 神奈川県立がんセンター	652	38.0
(公) 兵庫県立がんセンター	638	41.9
(公) 群馬県立がんセンター	637	41.0
(公) 静岡がんセンター	632	38.6
(独) 宮城県立がんセンター	624	41.7
(独法) 平均	621	39.4
(独) 大阪国際がんセンター	616	38.9
(独) 栃木県立がんセンター	591	39.1
最多－最少	141	—

添付資料 C－1　　令元／ 精神系病院経営実績比較表Ⅰ（地方公営企業と地方独立行政法人別）

区分			経営形態	地方公営企業													
			都道府県名	山形県		茨城県		群馬県		埼玉県		千葉県		新潟県		愛知県	
			病院名	①山形県立こころの医療センター		②茨城県立こころの医療センター		③群馬県立精神医療センター		④埼玉県立精神医療センター		⑤千葉県立精神科医療センター		⑥新潟県立精神医療センター		⑦愛知県立精神医療センター	
			病床数（床）	214		276		265		183		50		400		273	
診療実績			病床利用率（%）	91.2	—	78.4	—	68.4	—	82.9	—	92.0	—	36.7	—	66.9	—
			平均在院日数（日）	—	—	—	—	—	—	—	—	—	—	—	—	—	—
	1日平均患者数		入院患者数（人）	195	58.4%	217	42.3%	181	63.1%	152	55.3%	46	37.7%	147	57.6%	183	43.7%
			外来患者数（人）	139	41.6%	296	57.7%	106	36.9%	123	44.7%	76	62.3%	108	42.4%	236	56.3%
			合計	334	100%	513	100%	287	100%	275	100%	122	100%	255	100%	419	100%
収益収支会計（百万円）	収入	医業収益	入院	1,684	53.9%	2,100	54.1%	1,747	59.3%	1,823	52.5%	579	36.4%	982	30.5%	1,651	53.0%
			外来	312	10.0%	530	13.6%	235	8.0%	212	6.1%	367	23.1%	215	6.7%	580	18.6%
			その他医業収益	89	2.8%	255	6.6%	66	2.2%	334	9.6%	114	7.2%	13	0.4%	54	1.7%
			（うち他会計負担金）	76	2.4%	243	6.3%	37	1.3%	244	7.0%	106	6.7%	0	—	44	1.4%
			小計	2,085	66.8%	2,884	74.3%	2,048	69.5%	2,369	68.3%	1,060	66.6%	1,211	37.6%	2,286	73.4%
		医業外収益	他会計補助・負担金	810	25.9%	769	19.8%	664	22.5%	952	27.4%	476	29.9%	1,801	55.9%	681	21.9%
			長期前受金戻入	193	6.2%	140	3.6%	152	5.2%	121	3.5%	25	1.6%	158	4.9%	61	2.0%
			その他医業外収益	36	1.2%	89	2.3%	82	2.8%	30	0.9%	30	1.9%	54	1.7%	87	2.8%
			小計	1,039	33.3%	998	25.7%	898	30.5%	1,103	31.8%	531	33.4%	2,013	62.5%	829	26.6%
		合計		3,123	100%	3,883	100%	2,946	100%	3,471	100%	1,591	100%	3,223	100%	3,115	100%
	支出	医業費用	職員給与費｛構成比率、対医業収益比率｝	2,178	69.7% 104.5%	2,713	68.2% 94.1%	1,771	63.0% 86.5%	2,342	67.1% 98.9%	1,113	68.4% 105.0%	2,273	71.1% 187.8%	2,246	57.6% 98.2%
			材料費｛構成比率、対医業収益比率｝	203	6.5% 9.8%	152	3.8% 5.3%	163	5.8% 8.0%	153	4.4% 6.5%	215	13.2% 20.3%	139	4.3% 11.5%	293	7.5% 12.8%
			（うち医薬品費）	131	4.2%	122	3.1%	90	3.2%	83	2.4%	192	11.8%	73	2.3%	268	6.9%
			減価償却費	288	9.2%	320	8.0%	260	9.3%	298	8.5%	46	2.8%	200	6.3%	486	12.5%
			経費｛構成比率、対医業収益比率｝	320	10.2% 15.3%	651	16.4% 22.6%	519	18.5% 25.3%	601	17.2% 25.4%	201	12.3% 19.0%	442	13.8% 36.5%	680	17.4% 29.7%
			（うち委託料）	87	2.8%	350	8.8%	238	8.5%	353	10.1%	111	6.8%	187	5.8%	387	9.9%
			その他医業費用	23	0.7%	14	0.4%	11	0.4%	17	0.5%	9	0.6%	8	0.3%	5	0.1%
			小計	3,012	96.3%	3,850	96.8%	2,724	96.9%	3,411	97.7%	1,584	97.3%	3,062	95.7%	3,710	95.2%
		医業外費用	支払利息	52	1.7%	51	1.3%	73	2.6%	1	0.0%	0	—	90	2.8%	60	1.5%
			その他	61	2.0%	74	1.9%	12	0.4%	78	2.2%	44	2.7%	47	1.5%	127	3.3%
			小計	113	3.6%	125	3.1%	85	3.0%	79	2.3%	44	2.7%	137	4.3%	187	4.8%
		特別損失		3	0.1%	4	0.1%	0	—	0	—	0	—	0	—	0	—

		合計	3,127	100%	3,979	100%	2,810	100%	3,490	100%	1,628	100%	3,199	100%	3,897	100%
	収支差（赤字は▲）		▲ 4	—	▲ 96	—	136	—	▲ 20	—	▲ 37	—	24	—	▲ 782	—
資本収支会計（百万円）	収入	企業債	3	2.8%	40	22.1%	35	11.0%	112	51.6%	24	70.6%	435	53.0%	4	6.1%
		他会計補助・負担金	60	55.0%	138	76.2%	280	88.3%	105	48.4%	10	29.4%	385	46.9%	62	93.9%
		その他	46	42.2%	4	2.2%	2	0.6%	0	—	0	—	1	0.1%	0	—
		合計	109	100%	181	100%	317	100%	217	100%	34	100%	821	100%	66	100%
	支出	建設改良費	7	4.1%	47	14.5%	43	8.7%	120	40.8%	35	68.6%	465	53.6%	85	66.4%
		企業債償還金	163	95.9%	276	85.2%	452	91.3%	174	59.2%	16	31.4%	402	46.4%	43	33.6%
		その他	0	—	0	—	0	—	0	—	0	—	0	—	0	—
		合計	170	100%	324	100%	495	100%	294	100%	51	100%	867	100%	128	100%
	収支差（赤字は▲）		▲ 61	—	▲ 142	—	▲ 178	—	▲ 77	—	▲ 17	—	▲ 46	—	▲ 62	—

（備考）
＊福岡県の精神医療センター太宰府病院は統計の一部が不明で対象外、また長崎県の精神医療センターは病院企業団（公営企業及び独立行政法人に含まれない）のため対象外とした。

添付資料 C－1　令元／ 精神系病院経営実績比較表Ⅱ（地方公営企業と地方独立行政法人別）

区分			経営形態	地方公営企業													
			都道府県名	三重県		滋賀県		兵庫県		和歌山県		島根県		熊本県		平均	
			病院名	⑧三重県立こころの医療センター		⑨滋賀県立精神医療センター		⑩ひょうごこころの医療センター		⑪和歌山県立こころの医療センター		⑫島根県立こころの医療センター		⑬熊本県立こころの医療センター			
			病床数（床）	348		123		478		300		224		200		256（3,334/13）	
診療実績			病床利用率（%）	76.0	—	77.5	—	39.1	—	57.8	—	74.0	—	51.1	—	68.6	—
診療実績			平均在院日数（日）	—	—	—	—	—	—	—	—	—	—	—	—	—	—
診療実績	1日平均患者数		入院患者数（人）	264	55.0%	95	48.5%	187	46.8%	173	65.3%	166	61.0%	102	51.0%	162	52.5%
診療実績	1日平均患者数		外来患者数（人）	216	45.0%	101	51.5%	213	53.3%	92	34.7%	106	39.0%	98	49.0%	147	47.5%
診療実績	1日平均患者数		合計	480	100%	196	100%	400	100%	265	100%	272	100%	200	100%	309	100%
収益収支会計（百万円）	収入	医業収益	入院	1,723	53.9%	972	47.8%	1,616	42.6%	1,136	49.3%	1,228	46.3%	586	33.8%	1,371	48.1%
収益収支会計（百万円）	収入	医業収益	外来	328	10.3%	212	10.4%	353	9.3%	146	6.3%	204	7.7%	144	8.3%	295	10.4%
収益収支会計（百万円）	収入	医業収益	その他医業収益	190	5.9%	138	6.8%	371	9.8%	88	3.8%	44	1.7%	24	1.4%	137	4.8%
収益収支会計（百万円）	収入	医業収益	（うち他会計負担金）	164	5.1%	116	5.7%	356	9.4%	83	3.6%	33	1.2%	18	1.0%	117	4.1%
収益収支会計（百万円）	収入	医業収益	小計	2,241	70.1%	1,322	65.0%	2,339	61.7%	1,370	59.5%	1,476	55.7%	754	43.5%	1,803	63.3%
収益収支会計（百万円）	収入	医業外収益	他会計補助・負担金	841	26.3%	511	25.1%	1,220	32.2%	604	26.2%	731	27.6%	873	50.4%	841	29.5%
収益収支会計（百万円）	収入	医業外収益	長期前受金戻入	92	2.9%	66	3.2%	174	4.6%	17	0.7%	217	8.2%	15	0.9%	110	3.9%
収益収支会計（百万円）	収入	医業外収益	その他医業外収益	23	0.7%	134	6.6%	56	1.5%	313	13.6%	226	8.5%	89	5.1%	96	3.4%
収益収支会計（百万円）	収入	医業外収益	小計	956	29.9%	711	35.0%	1,450	38.3%	934	40.5%	1,174	44.3%	977	56.4%	1,047	36.7%
収益収支会計（百万円）	収入		合計	3,197	100%	2,033	100%	3,789	100%	2,304	100%	2,650	100%	1,732	100%	2,851	100%
収益収支会計（百万円）	支出	医業費用	職員給与費｛構成比率、対医業収益比率｝	2,196	67.2% 98.0%	1,277	62.8% 96.6%	2,957	71.0% 126.4%	1,442	67.7% 105.2%	1,402	54.3% 95.0%	1,031	59.8% 136.6%	1,919	65.6% 110.2%
収益収支会計（百万円）	支出	医業費用	材料費｛構成比率、対医業収益比率｝	203	6.2% 9.1%	109	5.4% 8.3%	159	3.8% 6.8%	94	4.4% 6.9%	115	4.5% 7.8%	58	3.4% 7.7%	158	5.4% 9.3%
収益収支会計（百万円）	支出	医業費用	（うち医薬品費）	90	2.8%	91	4.5%	71	1.7%	71	3.3%	94	3.6%	48	2.8%	110	3.7%
収益収支会計（百万円）	支出	医業費用	減価償却費	191	5.8%	175	8.6%	281	6.7%	183	8.6%	230	8.9%	160	9.3%	240	8.2%
収益収支会計（百万円）	支出	医業費用	経費｛構成比率、対医業収益比率｝	545	16.7% 24.3%	401	19.7% 30.4%	572	13.7% 24.4%	343	16.1% 25.0%	562	21.7% 38.1%	406	23.5% 53.8%	480	16.4% 28.4%
収益収支会計（百万円）	支出	医業費用	（うち委託料）	343	10.5%	203	10.0%	261	6.3%	226	10.6%	335	13.0%	177	10.3%	251	8.6%
収益収支会計（百万円）	支出	医業費用	その他医業費用	10	0.3%	6	0.3%	16	0.4%	3	0.1%	11	0.4%	9	0.5%	11	0.4%
収益収支会計（百万円）	支出	医業費用	小計	3,144	96.1%	1,969	96.9%	3,984	95.7%	2,065	96.9%	2,320	89.8%	1,664	96.5%	2,808	96.0%
収益収支会計（百万円）	支出	医業外費用	支払利息	53	1.6%	16	0.8%	90	2.2%	63	3.0%	86	3.3%	55	3.2%	53	1.8%
収益収支会計（百万円）	支出	医業外費用	その他	73	2.2%	47	2.3%	89	2.1%	4	0.2%	137	5.3%	0	—	61	2.1%
収益収支会計（百万円）	支出	医業外費用	小計	126	3.9%	63	3.1%	179	4.3%	67	3.1%	223	8.6%	55	3.2%	114	3.9%
収益収支会計（百万円）	支出		特別損失	0	—	0	—	3	0.1%	0	—	42	1.6%	5	0.3%	4	0.1%

		合計	3,270	100%	2,032	100%	4,165	100%	2,131	100%	2,584	100%	1,724	100%	2,926	100%
	収支差（赤字は▲）		▲ 74	—	1	—	▲ 376	—	173	—	65	—	7	—	▲ 76	—
資本収支会計（百万円）	収入	企業債	34	12.9%	9	11.1%	81	18.8%	33	9.7%	28	9.1%	0	—	64	26.5%
		他会計補助・負担金	230	87.1%	72	88.9%	349	81.0%	307	90.6%	280	90.9%	0	—	175	71.9%
		その他	0	—	0	—	1	0.2%	0	—	0	—	0	—	4	1.7%
		合計	264	100%	81	100%	431	100%	339	100%	308	100%	0	100%	244	100%
	支出	建設改良費	59	12.1%	11	5.4%	81	14.4%	35	9.2%	107	33.2%	72	24.2%	90	25.5%
		企業債償還金	357	73.0%	194	95.1%	480	85.4%	346	90.8%	215	66.8%	226	75.8%	257	72.9%
		その他	72	14.7%	0	—	0	—	0	—	0	—	0	—	6	1.6%
		合計	489	100%	204	100%	562	100%	381	100%	322	100%	298	100%	353	100%
	収支差（赤字は▲）		▲ 225	—	▲ 123	—	▲ 131	—	▲ 42	—	▲ 14	—	▲ 298	—	▲ 109	—

（備考）
＊ひょうごこころの医療センターの外来患者数は、総務省の「病院経営比較表」では824人となっていたが、兵庫県のホームページの資料では213人となっていたのでそれを採用。

添付資料 C－1　　令元／ 精神系病院経営実績比較表Ⅲ（地方公営企業と地方独立行政法人別）

区分				宮城県		神奈川県		静岡県		大阪府		岡山県		山口県		平均	
経営形態				地方独立行政法人													
病院名				①宮城県立精神医療センター		②神奈川県立精神医療センター		③静岡県立こころの医療センター		④大阪精神医療センター		⑤岡山県精神科医療センター		⑥山口県立こころの医療センター			
病床数（床）				258		323		280		473		252		180		294 (1,766/6)	
診療実績	病床利用率（%）			69.0	—	91.6	—	52.7	—	86.9	—	95.0	—	91.6	—	81.1	—
診療実績	平均在院日数（日）			—	—	—	—	—	—	—	—	—	—	—	—	—	—
診療実績	1日平均患者数	入院患者数（人）		178	53.8%	296	54.6%	148	47.4%	411	58.0%	239	44.9%	165	55.4%	240	52.8%
診療実績	1日平均患者数	外来患者数（人）		153	46.2%	246	45.4%	164	52.6%	298	42.0%	293	55.1%	133	44.6%	215	47.2%
診療実績	1日平均患者数	合計		331	100%	542	100%	312	100%	709	100%	532	100%	298	100%	454	100%
収益収支会計（百万円）	収入	医業収益	入院	1,460	47.7%	2,693	52.7%	1,340	48.8%	3,393	57.1%	2,568	62.8%	1,351	65.1%	2,134	55.6%
	収入	医業収益	外来	296	9.7%	440	8.6%	258	9.4%	571	9.6%	650	15.9%	231	11.1%	408	10.6%
	収入	医業収益	その他医業収益	1,167	38.1%	1,912	37.4%	1,123	40.9%	1,919	32.3%	827	20.2%	481	23.2%	1,238	32.3%
	収入	医業収益	（うち他会計負担金）	1,030	33.6%	1,744	34.1%	1,066	38.8%	1,763	29.7%	699	17.1%	408	19.7%	1,118	29.1%
	収入	医業収益	小計	2,924	95.5%	5,045	98.7%	2,721	99.2%	5,883	99.0%	4,045	98.9%	2,062	99.3%	3,780	98.5%
	収入	医業外収益	他会計補助・負担金	122	4.0%	34	0.7%	14	0.5%	29	0.5%	38	0.9%	10	0.5%	41	1.1%
	収入	医業外収益	長期前受金戻入	0	—	0	—	0	—	0	—	0	—	0	—	0	—
	収入	医業外収益	その他医業外収益	15	0.5%	31	0.6%	9	0.3%	30	0.5%	9	0.2%	4	0.2%	16	0.4%
	収入	医業外収益	小計	137	4.5%	65	1.3%	23	0.8%	59	1.0%	47	1.1%	14	0.7%	58	1.5%
	収入	合計		3,062	100%	5,110	100%	2,744	100%	5,942	100%	4,092	100%	2,076	100%	3,838	100%
	支出	医業費用	職員給与費｛構成比率、対医業収益比率｝	2,109	68.1%	3,596	70.7%	1,616	60.5%	3,689	64.6%	2,547	65.2%	1,438	69.7%	2,499	66.5%
					72.1%		71.3%		59.4%		62.7%		63.0%		69.7%		66.4%
	支出	医業費用	材料費｛構成比率、対医業収益比率｝	135	4.4%	273	5.4%	110	4.1%	269	4.7%	285	7.3%	90	4.4%	194	5.2%
					4.6%		5.4%		4.1%		4.6%		7.1%		4.4%		5.0%
	支出	医業費用	（うち医薬品費）	125	4.0%	173	3.4%	79	3.0%	223	3.9%	189	4.8%	84	4.1%	146	3.9%
	支出	医業費用	減価償却費	187	6.0%	468	9.2%	245	9.2%	682	11.9%	208	5.3%	198	9.6%	331	8.8%
	支出	医業費用	経費｛構成比率、対医業収益比率｝	612	19.7%	666	13.1%	649	24.3%	853	14.9%	676	17.3%	312	15.1%	628	16.7%
					20.9%		13.2%		23.8%		14.5%		16.7%		15.1%		17.4%
	支出	医業費用	（うち委託料）	363	11.7%	352	6.9%	285	10.7%	660	11.6%	287	7.3%	175	8.5%	354	9.4%
	支出	医業費用	その他医業費用	11	0.4%	7	0.1%	10	0.4%	15	0.3%	19	0.5%	7	0.3%	11	0.3%
	支出	医業費用	小計	3,053	98.5%	5,009	98.5%	2,630	98.5%	5,508	96.4%	3,735	95.6%	2,045	99.1%	3,663	97.5%
	支出	医業外費用	支払利息	10	0.3%	68	1.3%	22	0.8%	58	1.0%	43	1.1%	19	0.9%	37	1.0%
	支出	医業外費用	その他	31	1.0%	8	0.2%	9	0.3%	145	2.5%	125	3.2%	0	—	53	1.4%
	支出	医業外費用	小計	41	1.3%	76	1.5%	31	1.2%	203	3.6%	168	4.3%	19	0.9%	90	2.4%
	支出	特別損失		6	0.2%	1	0.0%	8	0.3%	3	0.1%	2	0.1%	0	—	3	0.1%

		合計	3,099	100%	5,086	100%	2,669	100%	5,714	100%	3,905	100%	2,064	100%	3,756	100%
	収支差（赤字は▲）		▲ 38	—	23	—	75	—	228	—	187	—	12	—	81	—
資本収支会計（百万円）	収入	企業債	46	100.0%	1	0.8%	165	98.2%	56	100.0%	0	—	11	100.0%	47	68.6%
		他会計補助・負担金	0	—	126	100.0%	0	—	0	—	0	—	0	—	21	30.7%
		その他	0	—	0	—	3	1.8%	0	—	0	—	0	—	1	0.7%
		合計	46	100%	126	100%	168	100%	56	100%	0	—	11	100%	68	100%
	支出	建設改良費	71	51.4%	1	0.3%	171	36.0%	56	12.4%	31	9.8%	11	5.8%	57	17.6%
		企業債償還金	28	20.3%	306	84.8%	169	35.6%	397	87.6%	0	—	7	3.7%	151	46.9%
		その他	39	28.3%	54	15.0%	136	28.6%	0	—	283	89.8%	173	90.6%	114	35.4%
		合計	138	100%	361	100%	475	100%	453	100%	315	100%	191	100%	322	100%
	収支差（赤字は▲）		▲ 92	—	▲ 234	—	▲ 307	—	▲ 397	—	▲ 315	—	▲ 180	—	▲ 254	—

添付資料 C－2　令元／ 精神系病院経営実績分析表Ⅰ（地方公営企業と地方独立行政法人別）

区分			経営形態	地方公営企業													
			都道府県名	山形県		茨城県		群馬県		埼玉県		千葉県		新潟県		愛知県	
			病院名	①山形県立こころの医療センター		②茨城県立こころの医療センター		③群馬県立精神医療センター		④埼玉県立精神医療センター		⑤千葉県立精神科医療センター		⑥新潟県立精神医療センター		⑦愛知県立精神医療センター	
			病床数（床）	214		276		265		183		50		400		273	
経営実績分析	全体収入		入院収益	1,684	53.9%	2,100	54.1%	1,747	59.3%	1,823	52.5%	579	36.4%	982	30.5%	1,651	53.0%
			100床当たり入院収益	787	〃	761	〃	659	〃	996	〃	1,158	〃	246	〃	605	〃
			外来収益	312	10.0%	530	13.6%	235	8.0%	212	6.1%	367	23.1%	215	6.7%	580	18.6%
			100床当たり外来収益	146	〃	192	〃	89	〃	116	〃	734	〃	54	〃	212	〃
			入院・外来収益	1,996	63.9%	2,630	67.7%	1,982	67.3%	2,035	58.6%	946	59.5%	1,197	37.1%	2,231	71.6%
			100床当たり入院・外来収益	933	〃	953	〃	748	〃	1,112	〃	1,892	〃	299	〃	817	〃
			その他収益	1,127	36.1%	1,253	32.3%	964	32.7%	1,436	41.4%	645	40.5%	2,026	62.9%	884	28.4%
			100床当たりその他収益	527	〃	454	〃	364	〃	785	〃	1,290	〃	507	〃	324	〃
			収益合計	3,123	100%	3,883	100%	2,946	100%	3,471	100%	1,591	100%	3,223	100%	3,115	100%
			100床当たり収益合計	1,459	〃	1,407	〃	1,112	〃	1,897	〃	3,182	〃	806	〃	1,141	〃
	全体支出		職員給与費	2,178	69.7%	2,713	68.2%	1,771	63.0%	2,342	67.1%	1,113	68.4%	2,273	71.1%	2,246	57.6%
			100床当たり給与費	1,018	〃	983	〃	668	〃	1,280	〃	2,226	〃	568	〃	823	〃
			材料費	203	6.5%	152	3.8%	163	5.8%	153	4.4%	215	13.2%	139	4.3%	293	7.5%
			100床当たり材料費	95	〃	55	〃	62	〃	84	〃	430	〃	35	〃	107	〃
			経費	320	10.2%	651	16.4%	519	18.5%	601	17.2%	201	12.3%	442	13.8%	680	17.4%
			100床当たり経費	150	〃	236	〃	196	〃	328	〃	402	〃	111	〃	249	〃
			3費用合計	2,701	86.4%	3,516	88.4%	2,453	87.3%	3,096	88.7%	1,529	93.9%	2,854	89.2%	3,219	82.6%
			100床当たり3費用	1,262	〃	1,274	〃	926	〃	1,692	〃	3,058	〃	714	〃	1,179	〃
			その他費用	426	13.6%	463	11.6%	357	12.7%	394	11.3%	99	6.1%	345	10.8%	678	17.4%
			100床当たりその他費用	199	〃	168	〃	135	〃	215	〃	198	〃	86	〃	248	〃
			費用合計	3,127	100%	3,979	100%	2,810	100%	3,490	100%	1,628	100%	3,199	100%	3,897	100%
			100床当たり費用合計	1,461	〃	1,442	〃	1,060	〃	1,907	〃	3,256	〃	800	〃	1,427	〃
	自治体の年度負担額	会計収支	収益収支会計	▲ 4	0.4%	▲ 96	6.9%	136	-13.3%	▲ 20	1.4%	▲ 37	5.7%	24	-1.1%	▲ 782	47.9%
			100床当たり	▲ 2	〃	▲ 35	〃	51	〃	▲ 11	〃	▲ 74	〃	6	〃	▲ 286	〃
			資本収支会計	▲ 61	5.8%	▲ 142	10.2%	▲ 178	17.4%	▲ 77	5.5%	▲ 17	2.6%	▲ 46	2.1%	▲ 62	3.8%
			100床当たり	▲ 29	〃	▲ 51	〃	▲ 67	〃	▲ 42	〃	▲ 34	〃	▲ 12	〃	▲ 23	〃
			合計　(a)	▲ 65	6.1%	▲ 238	17.2%	▲ 42	4.1%	▲ 97	6.9%	▲ 54	8.4%	▲ 22	1.0%	▲ 844	51.7%
			100床当たり	▲ 30	〃	▲ 86	〃	▲ 16	〃	▲ 53	〃	▲ 108	〃	▲ 6	〃	▲ 309	〃
		他会計からの繰入金（▲マイナス表示）	収益収支会計	▲ 886	83.8%	▲ 1,011	72.9%	▲ 701	68.5%	▲ 1,195	85.5%	▲ 582	90.1%	▲ 1,801	81.6%	▲ 725	44.5%
			資本収支会計	▲ 106	10.0%	▲ 138	9.9%	▲ 280	27.4%	▲ 105	7.5%	▲ 10	1.5%	▲ 385	17.4%	▲ 62	3.8%

			合計 (b)	▲ 992	93.9%	▲ 1,149	82.8%	▲ 981	95.9%	▲ 1,300	93.1%	▲ 592	91.6%	▲ 2,186	99.0%	▲ 787	48.3%
			100床当たり	▲ 464	〃	▲ 416	〃	▲ 370	〃	▲ 710	〃	▲ 1,184	〃	▲ 547	〃	▲ 288	〃
		合計 (a) + (b)		▲ 1,057	100%	▲ 1,387	100%	▲ 1,023	100%	▲ 1,397	100%	▲ 646	100%	▲ 2,208	100%	▲ 1,631	100%
		100床当たり負担額		▲ 494	〃	▲ 503	〃	▲ 386	〃	▲ 763	〃	▲ 1,292	〃	▲ 552	〃	▲ 597	〃
	純粋医業収支	100床当たり入院・外来収益		933	—	953	—	748	—	1,112	—	1,892	—	299	—	817	—
		100床当たり3費用		1,262	—	1,274	—	926	—	1,692	—	3,058	—	714	—	1,179	—
		収支差		▲ 329	—	▲ 321	—	▲ 178	—	▲ 580	—	▲ 1,166	—	▲ 414	—	▲ 362	—
診療実績分析	診療収入（千円）	患者1人1日当たり	入院	24	—	27	—	26	—	33	—	34	—	18	—	25	—
			外来	9	—	7	—	9	—	7	—	13	—	8	—	10	—
	職員1人1日当たり患者数（人）	医師	入院	13.2	—	9.8	—	11.2	—	7.5	—	3.1	—	14.7	—	9.5	—
			外来	6.3	—	8.9	—	4.3	—	4.0	—	5.2	—	7.1	—	8.0	—
	100床当たり職員数（人）		医師	6.8	6.0%	8.0	8.0%	6.2	7.7%	10.4	8.7%	28.0	13.5%	2.6	4.2%	7.0	7.8%
			看護部門	68.3	59.9%	65.2	65.5%	51.8	64.0%	81.4	67.7%	122.0	58.7%	38.3	61.6%	64.8	72.5%
			全職員	114.1	100%	99.6	100%	80.9	100%	120.2	100%	208.0	100%	62.2	100%	89.4	100%
	平均給与月額（千円）		医師	1,235	—	1,248	—	1,358	—	1,275	—	1,526	—	1,448	—	1,269	—
			看護師	628	—	562	—	541	—	553	—	571	—	605	—	549	—
			全職員	636	—	618	—	600	—	615	—	628	—	620	—	600	—
	平均年齢（歳）		医師	40.6	—	42.8	—	39.3	—	52.4	—	44.3	—	42.8	—	44.7	—
			看護師	48.2	—	44.6	—	41.4	—	43.8	—	42.9	—	45.8	—	42.3	—
			全職員	46.5	—	44.1	—	42.0	—	44.8	—	42.1	—	45.6	—	42.4	—

（備考）千葉県立精神科医療センターは病床数50床であり、100床当たりの数値は100床と想定した場合の推計値。

添付資料 C－2　令元／ 精神系病院経営実績分析表Ⅱ（地方公営企業と地方独立行政法人別）

区分			地方公営企業													
		経営形態	地方公営企業													
		都道府県名	三重県		滋賀県		兵庫県		和歌山県		島根県		熊本県		平均	
		病院名	⑧三重県立こころの医療センター		⑨滋賀県立精神医療センター		⑩ひょうごこころの医療センター		⑪和歌山県立こころの医療センター		⑫島根県立こころの医療センター		⑬熊本県立こころの医療センター			
		病床数（床）	348		123		478		300		224		200		256 (3,334/13)	
経営実績分析	全体収入	入院収益	1,723	53.9%	972	47.8%	1,616	42.6%	1,136	49.3%	1,228	46.3%	586	33.8%	1,371	48.1%
		100床当たり入院収益	495	〃	790	〃	338	〃	379	〃	548	〃	293	〃	536	〃
		外来収益	328	10.3%	212	10.4%	353	9.3%	146	6.3%	204	7.7%	144	8.3%	295	10.4%
		100床当たり外来収益	94	〃	172	〃	74	〃	49	〃	91	〃	72	〃	115	〃
		入院・外来収益	2,051	64.2%	1,184	58.2%	1,969	52.0%	1,282	55.6%	1,432	54.0%	730	42.1%	1,667	58.5%
		100床当たり入院・外来収益	589	〃	963	〃	412	〃	427	〃	639	〃	365	〃	651	〃
		その他収益	1,146	35.8%	849	41.8%	1,820	48.0%	1,022	44.4%	1,218	46.0%	1,002	57.9%	1,184	41.5%
		100床当たりその他収益	329	〃	690	〃	381	〃	341	〃	544	〃	501	〃	463	〃
		収益合計	3,197	100%	2,033	100%	3,789	100%	2,304	100%	2,650	100%	1,732	100%	2,851	100%
		100床当たり収益合計	919	〃	1,653	〃	793	〃	768	〃	1,183	〃	866	〃	1,114	〃
	全体支出	職員給与費	2,196	67.2%	1,277	62.8%	2,957	71.0%	1,442	67.7%	1,402	54.3%	1,031	59.8%	1,919	65.6%
		100床当たり給与費	631	〃	1,038	〃	619	〃	481	〃	626	〃	516	〃	749	〃
		材料費	203	6.2%	109	5.4%	159	3.8%	94	4.4%	115	4.5%	58	3.4%	158	5.4%
		100床当たり材料費	58	〃	89	〃	33	〃	31	〃	51	〃	29	〃	62	〃
		経費	545	16.7%	401	19.7%	572	13.7%	343	16.1%	562	21.7%	406	23.5%	480	16.4%
		100床当たり経費	157	〃	326	〃	120	〃	114	〃	251	〃	203	〃	188	〃
		3費用合計	2,944	90.0%	1,787	87.9%	3,688	88.5%	1,879	88.2%	2,079	80.5%	1,495	86.7%	2,557	87.4%
		100床当たり3費用	846	〃	1,453	〃	772	〃	626	〃	928	〃	748	〃	999	〃
		その他費用	326	10.0%	245	12.1%	477	11.5%	252	11.8%	505	19.5%	229	13.3%	369	12.6%
		100床当たりその他費用	94	〃	199	〃	100	〃	84	〃	225	〃	115	〃	144	〃
		費用合計	3,270	100%	2,032	100%	4,165	100%	2,131	100%	2,584	100%	1,724	100%	2,926	100%
		100床当たり費用合計	940	〃	1,652	〃	871	〃	710	〃	1,154	〃	862	〃	1,143	〃
	自治体の年度負担額 会計収支	収益収支会計	▲ 74	4.8%	1	-0.1%	▲ 376	15.5%	173	-20.1%	65	-6.5%	7	-0.6%	▲ 76	5.8%
		100床当たり	▲ 21	〃	1	〃	▲ 79	〃	58	〃	29	〃	4	〃	▲ 30	〃
		資本収支会計	▲ 225	14.7%	▲ 123	15.0%	▲ 131	5.4%	▲ 42	4.9%	▲ 14	1.4%	▲ 298	25.2%	▲ 109	8.2%
		100床当たり	▲ 65	〃	▲ 100	〃	▲ 27	〃	▲ 14	〃	▲ 6	〃	▲ 149	〃	▲ 43	〃
		合計　(a)	▲ 299	19.5%	▲ 122	14.9%	▲ 507	20.8%	131	-15.2%	51	-5.1%	▲ 291	24.6%	▲ 185	14.0%
		100床当たり	▲ 86	〃	▲ 99	〃	▲ 106	〃	44	〃	23	〃	▲ 146	〃	▲ 72	〃
	自治体の年度負担額 他会計からの繰入金（▲マイナス表示）	収益収支会計	▲ 1,005	65.6%	▲ 627	76.4%	▲ 1,576	64.8%	▲ 687	79.7%	▲ 764	76.9%	▲ 892	75.4%	▲ 958	72.5%
		資本収支会計	▲ 230	15.0%	▲ 72	8.8%	▲ 349	14.4%	▲ 307	35.6%	▲ 280	28.2%	0	—	▲ 179	13.5%

		合計 (b)	▲ 1,234	80.5%	▲ 699	85.1%	▲ 1,925	79.2%	▲ 993	115.2%	▲ 1,044	105.1%	▲ 892	75.4%	▲ 1,136	86.0%
		100床当たり	▲ 355	〃	▲ 568	〃	▲ 403	〃	▲ 331	〃	▲ 466	〃	▲ 446	〃	▲ 444	〃
	合計 (a) + (b)		▲ 1,533	100%	▲ 821	100%	▲ 2,432	100%	▲ 862	100%	▲ 993	100%	▲ 1,183	100%	▲ 1,321	100%
	100床当たり負担額		▲ 441	〃	▲ 667	〃	▲ 509	〃	▲ 287	〃	▲ 443	〃	▲ 592	〃	▲ 516	〃
純粋医業収支	100床当たり入院・外来収益		589	—	963	—	412	—	427	—	639	—	365	—	651	—
	100床当たり3費用		846	—	1,453	—	772	—	626	—	928	—	748	—	999	—
	収支差		▲ 257	—	▲ 490	—	▲ 360	—	▲ 199	—	▲ 289	—	▲ 383	—	▲ 348	—
診療実績分析 診療収入(千円)	患者1人1日当たり	入院	18	—	28	—	24	—	18	—	20	—	16	—	24	—
		外来	6	—	9	—	2	—	7	—	8	—	6	—	8	—
職員1人1日当たり患者数(人)	医師	入院	14.0	—	11.9	—	6.6	—	19.1	—	16.4	—	20.5	—	12.1	—
		外来	7.5	—	8.3	—	19.2	—	6.7	—	6.9	—	12.9	—	8.1	—
100床当たり職員数(人)		医師	5.5	7.3%	6.5	5.7%	7.7	10.4%	3.0	5.3%	4.5	5.3%	2.5	5.1%	7.6	8.0%
		看護部門	47.3	63.0%	78.9	68.8%	38.1	51.4%	42.6	75.9%	58.8	69.3%	33.0	67.3%	60.8	64.3%
		全職員	75.1	100%	114.6	100%	74.1	100%	56.1	100%	84.8	100%	49.0	100%	94.5	100%
平均給与月額(千円)		医師	1,241	—	1,623	—	1,226	—	1,304	—	1,549	—	1,351	—	1,358	—
		看護師	556	—	543	—	571	—	571	—	467	—	535	—	558	—
		全職員	583	—	605	—	614	—	600	—	541	—	583	—	603	—
平均年齢(歳)		医師	47.7	—	55.8	—	46.3	—	41.3	—	50.3	—	48.6	—	45.9	—
		看護師	45.3	—	41.4	—	44.9	—	45.5	—	38.8	—	43.4	—	43.7	—
		全職員	45.2	—	43.0	—	45.9	—	45.3	—	40.3	—	43.2	—	43.9	—

添付資料 C－2　　令元／ 精神系病院経営実績分析表Ⅲ（地方公営企業と地方独立行政法人別）

区分				地方独立行政法人													
区分			経営形態	地方独立行政法人													
			都道府県名	宮城県		神奈川県		静岡県		大阪府		岡山県		山口県		平均	
			病院名	①宮城県立精神医療センター		②神奈川県立精神医療センター		③静岡県立こころの医療センター		④大阪精神医療センター		⑤岡山県精神科医療センター		⑥山口県立こころの医療センター			
			病床数（床）	258		323		280		473		252		180		294 (1,766/6)	
経営実績分析	全体収入		入院収益	1,460	47.7%	2,693	52.7%	1,340	48.8%	3,393	57.1%	2,568	62.8%	1,351	65.1%	2,134	55.6%
			100床当たり入院収益	566	〃	834	〃	479	〃	717	〃	1,019	〃	751	〃	726	〃
			外来収益	296	9.7%	440	8.6%	258	9.4%	571	9.6%	650	15.9%	231	11.1%	408	10.6%
			100床当たり外来収益	115	〃	136	〃	92	〃	121	〃	258	〃	128	〃	139	〃
			入院・外来収益	1,756	57.3%	3,133	61.3%	1,598	58.2%	3,964	66.7%	3,218	78.6%	1,582	76.2%	2,542	66.2%
			100床当たり入院・外来収益	681	〃	970	〃	571	〃	838	〃	1,277	〃	879	〃	865	〃
			その他収益	1,306	42.7%	1,977	38.7%	1,146	41.8%	1,978	33.3%	874	21.4%	494	23.8%	1,296	33.8%
			100床当たりその他収益	506	〃	612	〃	409	〃	418	〃	347	〃	274	〃	441	〃
			収益合計	3,062	100%	5,110	100%	2,744	100%	5,942	100%	4,092	100%	2,076	100%	3,838	100%
			100床当たり収益合計	1,187	〃	1,582	〃	980	〃	1,256	〃	1,624	〃	1,153	〃	1,305	〃
	全体支出		職員給与費	2,109	68.1%	3,596	70.7%	1,616	60.5%	3,689	64.6%	2,547	65.2%	1,438	69.7%	2,499	66.5%
			100床当たり給与費	817	〃	1,113	〃	577	〃	780	〃	1,011	〃	799	〃	850	〃
			材料費	135	4.4%	273	5.4%	110	4.1%	269	4.7%	285	7.3%	90	4.4%	194	5.2%
			100床当たり材料費	52	〃	85	〃	39	〃	57	〃	113	〃	50	〃	66	〃
			経費	612	19.7%	666	13.1%	649	24.3%	853	14.9%	676	17.3%	312	15.1%	628	16.7%
			100床当たり経費	237	〃	206	〃	232	〃	180	〃	268	〃	173	〃	214	〃
			3費用合計	2,856	92.2%	4,535	89.2%	2,375	89.0%	4,811	84.2%	3,508	89.8%	1,840	89.1%	3,321	88.4%
			100床当たり3費用	1,107	〃	1,404	〃	848	〃	1,017	〃	1,392	〃	1,022	〃	1,130	〃
			その他費用	243	7.8%	551	10.8%	294	11.0%	903	15.8%	397	10.2%	224	10.9%	435	11.6%
			100床当たりその他費用	94	〃	171	〃	105	〃	191	〃	158	〃	124	〃	148	〃
			費用合計	3,099	100%	5,086	100%	2,669	100%	5,714	100%	3,905	100%	2,064	100%	3,756	100%
			100床当たり費用合計	1,201	〃	1,575	〃	953	〃	1,208	〃	1,550	〃	1,147	〃	1,278	〃
	自治体の年度負担額	会計収支	収益収支会計	▲ 38	3.0%	23	-1.1%	75	-5.7%	228	-11.6%	187	-21.6%	12	-2.0%	81	-6.0%
			100床当たり	▲ 15	〃	7	〃	27	〃	48	〃	74	〃	7	〃	28	〃
			資本収支会計	▲ 92	7.2%	▲ 234	11.1%	▲ 307	23.4%	▲ 397	20.2%	▲ 315	36.4%	▲ 180	30.7%	▲ 254	18.8%
			100床当たり	▲ 36	〃	▲ 72	〃	▲ 110	〃	▲ 84	〃	▲ 125	〃	▲ 100	〃	▲ 86	〃
			合計　(a)	▲ 130	10.1%	▲ 211	10.0%	▲ 232	17.7%	▲ 169	8.6%	▲ 128	14.8%	▲ 168	28.7%	▲ 173	12.8%
			100床当たり	▲ 50	〃	▲ 65	〃	▲ 83	〃	▲ 36	〃	▲ 51	〃	▲ 93	〃	▲ 59	〃
		他会計からの繰入金（▲マイナス表示）	収益収支会計	▲ 1,152	89.9%	▲ 1,778	84.1%	▲ 1,080	82.3%	▲ 1,792	91.4%	▲ 737	85.2%	▲ 418	71.3%	▲ 1,160	85.7%
			資本収支会計	0	—	▲ 126	6.0%	0	—	0	—	0	—	0	—	▲ 21	1.6%

			合計 (b)	▲ 1,152	89.9%	▲ 1,904	90.0%	▲ 1,080	82.3%	▲ 1,792	91.4%	▲ 737	85.2%	▲ 418	71.3%	▲ 1,181	87.2%
			100床当たり	▲ 447	〃	▲ 589	〃	▲ 386	〃	▲ 379	〃	▲ 292	〃	▲ 232	〃	▲ 402	〃
		合計 (a) + (b)		▲ 1,282	100%	▲ 2,115	100%	▲ 1,312	100%	▲ 1,961	100%	▲ 865	100%	▲ 586	100%	▲ 1,354	100%
		100床当たり負担額		▲ 497	〃	▲ 655	〃	▲ 469	〃	▲ 415	〃	▲ 343	〃	▲ 326	〃	▲ 461	〃
	純粋医業収支	100床当たり入院・外来収益		681	—	970	—	571	—	838	—	1,277	—	879	—	865	—
		100床当たり3費用		1,107	—	1,404	—	848	—	1,017	—	1,392	—	1,022	—	1,130	—
		収支差		▲ 426	—	▲ 434	—	▲ 277	—	▲ 179	—	▲ 115	—	▲ 143	—	▲ 265	—
診療実績分析	診療収入 (千円)	患者1人1日当たり	入院	22	—	25	—	25	—	23	—	29	—	22	—	24	—
			外来	8	—	7	—	7	—	8	—	8	—	7	—	8	—
	職員1人1日当たり患者数 (人)	医師	入院	10.5	—	10.0	—	9.1	—	11.1	—	8.9	—	15.0	—	10.8	—
			外来	5.9	—	5.4	—	6.7	—	5.3	—	8.7	—	7.9	—	6.7	—
	100床当たり職員数 (人)		医師	6.6	7.9%	7.4	6.9%	6.1	8.0%	7.6	8.8%	10.7	8.8%	6.1	5.4%	7.4	7.6%
			看護部門	58.5	69.9%	74.6	70.0%	47.9	62.9%	61.7	71.7%	77.8	64.3%	67.4	59.9%	64.7	66.2%
			全職員	83.7	100%	106.5	100%	76.1	100%	86.0	100%	121.0	100%	112.6	100%	97.7	100%
	平均給与月額 (千円)		医師	1,531	—	1,215	—	1,305	—	1,223	—	1,238	—	1,300	—	1,302	—
			看護師	564	—	586	—	551	—	556	—	463	—	569	—	548	—
			全職員	622	—	651	—	596	—	582	—	517	—	608	—	596	—
	平均年齢 (歳)		医師	44.1	—	45.0	—	43.0	—	44.2	—	39.6	—	48.5	—	44.1	—
			看護師	45.7	—	44.1	—	41.8	—	43.9	—	39.8	—	42.0	—	42.9	—
			全職員	44.5	—	44.4	—	41.6	—	43.6	—	39.4	—	42.4	—	42.7	—

添付資料 C－3　令元／精神系病院項目別ランク表Ⅰ（全体）

1　病床数（床）（多い順）	
（公）ひょうごこころの医療センター	478
（独）大阪精神医療センター	473
（公）新潟県立精神医療センター	400
（公）三重県立こころの医療センター	348
（独）神奈川県立精神医療センター	323
（公）和歌山県立こころの医療センター	300
（独法）平均	294
（独）静岡県立こころの医療センター	280
（公）茨城県立こころの医療センター	276
（公）愛知県立精神医療センター	273
（公）群馬県立精神医療センター	265
（独）宮城県立精神医療センター	258
（公企）平均	256
（独）岡山県精神科医療センター	252
（公）島根県立こころの医療センター	224
（公）山形県立こころの医療センター	214
（公）熊本県立こころの医療センター	200
（公）埼玉県立精神医療センター	183
（独）山口県立こころの医療センター	180
（公）滋賀県立精神医療センター	123
（公）千葉県立精神科医療センター	50
最多－最少	428

2　病床利用率（%）（高い順）	
（独）岡山県精神科医療センター	95.0
（公）千葉県立精神科医療センター	92.0
（独）山口県立こころの医療センター	91.6
（独）神奈川県立精神医療センター	91.6
（公）山形県立こころの医療センター	91.2
（独）大阪精神医療センター	86.9
（公）埼玉県立精神医療センター	82.9
（独法）平均	81.1
（公）茨城県立こころの医療センター	78.4
（公）滋賀県立精神医療センター	77.5
（公）三重県立こころの医療センター	76.0
（公）島根県立こころの医療センター	74.0
（独）宮城県立精神医療センター	69.0
（公企）平均	68.6
（公）群馬県立精神医療センター	68.4
（公）愛知県立精神医療センター	66.9
（公）和歌山県立こころの医療センター	57.8
（独）静岡県立こころの医療センター	52.7
（公）熊本県立こころの医療センター	51.1
（公）ひょうごこころの医療センター	39.1
（公）新潟県立精神医療センター	36.7
最高－最低	58.3

3　平均在院日数（日）（少ない順）	
（公）山形県立こころの医療センター	
（公）茨城県立こころの医療センター	
（公）群馬県立精神医療センター	
（公）埼玉県立精神医療センター	
（公）千葉県立精神科医療センター	
（公）新潟県立精神医療センター	
（公）愛知県立精神医療センター	
（公）三重県立こころの医療センター	
（公）滋賀県立精神医療センター	
（公）ひょうごこころの医療センター	
（公）和歌山県立こころの医療センター	
（公）島根県立こころの医療センター	
（公）熊本県立こころの医療センター	
（公企）平均	
（独）宮城県立精神医療センター	
（独）神奈川県立精神医療センター	
（独）静岡県立こころの医療センター	
（独）大阪精神医療センター	
（独）岡山県精神科医療センター	
（独）山口県立こころの医療センター	
（独法）平均	

4　入院収益（百万円）（100床当たり多い順）	
（公）千葉県立精神科医療センター	1,158
（独）岡山県精神科医療センター	1,019
（公）埼玉県立精神医療センター	996
（独）神奈川県立精神医療センター	834
（公）滋賀県立精神医療センター	790
（公）山形県立こころの医療センター	787
（公）茨城県立こころの医療センター	761
（独）山口県立こころの医療センター	751
（独法）平均	726
（独）大阪精神医療センター	717
（公）群馬県立精神医療センター	659
（公）愛知県立精神医療センター	605
（独）宮城県立精神医療センター	566
（公）島根県立こころの医療センター	548
（公企）平均	536
（公）三重県立こころの医療センター	495
（独）静岡県立こころの医療センター	479
（公）和歌山県立こころの医療センター	379
（公）ひょうごこころの医療センター	338
（公）熊本県立こころの医療センター	293
（公）新潟県立精神医療センター	246
最多－最少	912

5　外来収益（百万円）（100床当たり多い順）	
（公）千葉県立精神科医療センター	734
（独）岡山県精神科医療センター	258
（公）愛知県立精神医療センター	212
（公）茨城県立こころの医療センター	192
（公）滋賀県立精神医療センター	172
（公）山形県立こころの医療センター	146
（独法）平均	139
（独）神奈川県立精神医療センター	136
（独）山口県立こころの医療センター	128
（独）大阪精神医療センター	121
（公）埼玉県立精神医療センター	116
（公企）平均	115
（独）宮城県立精神医療センター	115
（公）三重県立こころの医療センター	94
（独）静岡県立こころの医療センター	92
（公）島根県立こころの医療センター	91
（公）群馬県立精神医療センター	89
（公）ひょうごこころの医療センター	74
（公）熊本県立こころの医療センター	72
（公）新潟県立精神医療センター	54
（公）和歌山県立こころの医療センター	49
最多－最少	685

6　収益合計（百万円）（100床当たり多い順）	
（公）千葉県立精神科医療センター	3,182
（公）埼玉県立精神医療センター	1,897
（公）滋賀県立精神医療センター	1,653
（独）岡山県精神科医療センター	1,624
（独）神奈川県立精神医療センター	1,582
（公）山形県立こころの医療センター	1,459
（公）茨城県立こころの医療センター	1,407
（独法）平均	1,305
（独）大阪精神医療センター	1,256
（独）宮城県立精神医療センター	1,187
（公）島根県立こころの医療センター	1,183
（独）山口県立こころの医療センター	1,153
（公）愛知県立精神医療センター	1,141
（公企）平均	1,114
（公）群馬県立精神医療センター	1,112
（独）静岡県立こころの医療センター	980
（公）三重県立こころの医療センター	919
（公）熊本県立こころの医療センター	866
（公）新潟県立精神医療センター	806
（公）ひょうごこころの医療センター	793
（公）和歌山県立こころの医療センター	768
最多－最少	2,414

7　職員給与費（百万円）（100床当たり多い順）	
（公）千葉県立精神科医療センター	2,226
（公）埼玉県立精神医療センター	1,280
（独）神奈川県立精神医療センター	1,113
（公）滋賀県立精神医療センター	1,038
（公）山形県立こころの医療センター	1,018
（独）岡山県精神科医療センター	1,011
（公）茨城県立こころの医療センター	983
（独法）平均	850
（公）愛知県立精神医療センター	823
（独）宮城県立精神医療センター	817
（独）山口県立こころの医療センター	799
（独）大阪精神医療センター	780
（公企）平均	749
（公）群馬県立精神医療センター	668
（公）三重県立こころの医療センター	631
（公）島根県立こころの医療センター	626
（公）ひょうごこころの医療センター	619
（独）静岡県立こころの医療センター	577
（公）新潟県立精神医療センター	568
（公）熊本県立こころの医療センター	516
（公）和歌山県立こころの医療センター	481
最多－最少	1,745

8　材料費（百万円）（100床当たり多い順）	
（公）千葉県立精神科医療センター	430
（独）岡山県精神科医療センター	113
（公）愛知県立精神医療センター	107
（公）山形県立こころの医療センター	95
（公）滋賀県立精神医療センター	89
（独）神奈川県立精神医療センター	85
（公）埼玉県立精神医療センター	84
（独法）平均	66
（公企）平均	62
（公）群馬県立精神医療センター	62
（公）三重県立こころの医療センター	58
（独）大阪精神医療センター	57
（公）茨城県立こころの医療センター	55
（独）宮城県立精神医療センター	52
（公）島根県立こころの医療センター	51
（独）山口県立こころの医療センター	50
（独）静岡県立こころの医療センター	39
（公）新潟県立精神医療センター	35
（公）ひょうごこころの医療センター	33
（公）和歌山県立こころの医療センター	31
（公）熊本県立こころの医療センター	29
最多－最少	401

添付資料 C－3　令元／精神系病院項目別ランク表Ⅱ（全体）

9　経費（百万円）（100床当たり多い順）	
(公) 千葉県立精神科医療センター	402
(公) 埼玉県立精神医療センター	328
(公) 滋賀県立精神医療センター	326
(独) 岡山県精神科医療センター	268
(公) 島根県立こころの医療センター	251
(公) 愛知県立精神医療センター	249
(独) 宮城県立精神医療センター	237
(公) 茨城県立こころの医療センター	236
(独) 静岡県立こころの医療センター	232
(独法) 平均	214
(独) 神奈川県立精神医療センター	206
(公) 熊本県立こころの医療センター	203
(公) 群馬県立精神医療センター	196
(公企) 平均	188
(独) 大阪精神医療センター	180
(独) 山口県立こころの医療センター	173
(公) 三重県立こころの医療センター	157
(公) 山形県立こころの医療センター	150
(公) ひょうごこころの医療センター	120
(公) 和歌山県立こころの医療センター	114
(公) 新潟県立精神医療センター	111
最多－最少	291

10　費用合計（百万円）（100床当たり多い順）	
(公) 千葉県立精神科医療センター	3,256
(公) 埼玉県立精神医療センター	1,907
(公) 滋賀県立精神医療センター	1,652
(独) 神奈川県立精神医療センター	1,575
(独) 岡山県精神科医療センター	1,550
(公) 山形県立こころの医療センター	1,461
(公) 茨城県立こころの医療センター	1,442
(公) 愛知県立精神医療センター	1,427
(独法) 平均	1,278
(独) 大阪精神医療センター	1,208
(独) 宮城県立精神医療センター	1,201
(公) 島根県立こころの医療センター	1,154
(独) 山口県立こころの医療センター	1,147
(公企) 平均	1,143
(公) 群馬県立精神医療センター	1,060
(独) 静岡県立こころの医療センター	953
(公) 三重県立こころの医療センター	940
(公) ひょうごこころの医療センター	871
(公) 熊本県立こころの医療センター	862
(公) 新潟県立精神医療センター	800
(公) 和歌山県立こころの医療センター	710
最多－最少	2,546

11　収益収支（百万円）（100床当たり黒字順）	
(独) 岡山県精神科医療センター	74
(公) 和歌山県立こころの医療センター	58
(公) 群馬県立精神医療センター	51
(独) 大阪精神医療センター	48
(公) 島根県立こころの医療センター	29
(独法) 平均	28
(独) 静岡県立こころの医療センター	27
(独) 神奈川県立精神医療センター	7
(独) 山口県立こころの医療センター	7
(公) 新潟県立精神医療センター	6
(公) 熊本県立こころの医療センター	4
(公) 滋賀県立精神医療センター	1
(公) 山形県立こころの医療センター	▲ 2
(公) 埼玉県立精神医療センター	▲ 11
(独) 宮城県立精神医療センター	▲ 15
(公) 三重県立こころの医療センター	▲ 21
(公企) 平均	▲ 30
(公) 茨城県立こころの医療センター	▲ 35
(公) 千葉県立精神科医療センター	▲ 74
(公) ひょうごこころの医療センター	▲ 79
(公) 愛知県立精神医療センター	▲ 286
最多－最少	360

12　資本収支（百万円）（100床当たり黒字順）	
(公) 島根県立こころの医療センター	▲ 6
(公) 新潟県立精神医療センター	▲ 12
(公) 和歌山県立こころの医療センター	▲ 14
(公) 愛知県立精神医療センター	▲ 23
(公) ひょうごこころの医療センター	▲ 27
(公) 山形県立こころの医療センター	▲ 29
(公) 千葉県立精神科医療センター	▲ 34
(独) 宮城県立精神医療センター	▲ 36
(公) 埼玉県立精神医療センター	▲ 42
(公企) 平均	▲ 43
(公) 茨城県立こころの医療センター	▲ 51
(公) 三重県立こころの医療センター	▲ 65
(公) 群馬県立精神医療センター	▲ 67
(独) 神奈川県立精神医療センター	▲ 72
(独) 大阪精神医療センター	▲ 84
(独法) 平均	▲ 86
(独) 山口県立こころの医療センター	▲ 100
(公) 滋賀県立精神医療センター	▲ 100
(独) 静岡県立こころの医療センター	▲ 110
(独) 岡山県精神科医療センター	▲ 125
(公) 熊本県立こころの医療センター	▲ 149
最多－最少	143

13　収益収支・資本収支合計（100床当たり、黒字順）	
(公) 和歌山県立こころの医療センター	44
(公) 島根県立こころの医療センター	23
(公) 新潟県立精神医療センター	▲ 6
(公) 群馬県立精神医療センター	▲ 16
(公) 山形県立こころの医療センター	▲ 30
(独) 大阪精神医療センター	▲ 36
(独) 宮城県立精神医療センター	▲ 50
(独) 岡山県精神科医療センター	▲ 51
(公) 埼玉県立精神医療センター	▲ 53
(独法) 平均	▲ 59
(独) 神奈川県立精神医療センター	▲ 65
(公企) 平均	▲ 72
(独) 静岡県立こころの医療センター	▲ 83
(公) 三重県立こころの医療センター	▲ 86
(公) 茨城県立こころの医療センター	▲ 86
(独) 山口県立こころの医療センター	▲ 93
(公) 滋賀県立精神医療センター	▲ 99
(公) ひょうごこころの医療センター	▲ 106
(公) 千葉県立精神科医療センター	▲ 108
(公) 熊本県立こころの医療センター	▲ 146
(公) 愛知県立精神医療センター	▲ 309
最多－最少	353

14　自治体からの全体繰入額（100床当たり、多い順）	
(公) 千葉県立精神科医療センター	▲ 1,184
(公) 埼玉県立精神医療センター	▲ 710
(独) 神奈川県立精神医療センター	▲ 589
(公) 滋賀県立精神医療センター	▲ 568
(公) 新潟県立精神医療センター	▲ 547
(公) 島根県立こころの医療センター	▲ 466
(公) 山形県立こころの医療センター	▲ 464
(独) 宮城県立精神医療センター	▲ 447
(公) 熊本県立こころの医療センター	▲ 446
(公企) 平均	▲ 444
(公) 茨城県立こころの医療センター	▲ 416
(公) ひょうごこころの医療センター	▲ 403
(独法) 平均	▲ 402
(独) 静岡県立こころの医療センター	▲ 386
(独) 大阪精神医療センター	▲ 379
(公) 群馬県立精神医療センター	▲ 370
(公) 三重県立こころの医療センター	▲ 355
(公) 和歌山県立こころの医療センター	▲ 331
(独) 岡山県精神科医療センター	▲ 292
(公) 愛知県立精神医療センター	▲ 288
(独) 山口県立こころの医療センター	▲ 232
最多－最少	▲ 952

15　自治体の年度負担額（100床当たり、多い順）	
(公) 千葉県立精神科医療センター	▲ 1,292
(公) 埼玉県立精神医療センター	▲ 763
(公) 滋賀県立精神医療センター	▲ 667
(独) 神奈川県立精神医療センター	▲ 655
(公) 愛知県立精神医療センター	▲ 597
(公) 熊本県立こころの医療センター	▲ 592
(公) 新潟県立精神医療センター	▲ 552
(公企) 平均	▲ 516
(公) ひょうごこころの医療センター	▲ 509
(公) 茨城県立こころの医療センター	▲ 503
(独) 宮城県立精神医療センター	▲ 497
(公) 山形県立こころの医療センター	▲ 494
(独) 静岡県立こころの医療センター	▲ 469
(独法) 平均	▲ 461
(公) 島根県立こころの医療センター	▲ 443
(公) 三重県立こころの医療センター	▲ 441
(独) 大阪精神医療センター	▲ 415
(公) 群馬県立精神医療センター	▲ 386
(独) 岡山県精神科医療センター	▲ 343
(独) 山口県立こころの医療センター	▲ 326
(公) 和歌山県立こころの医療センター	▲ 287
最多－最少	▲ 1,005

16　純粋医業収支（百万円）（100床当たり、黒字順）	
(独) 岡山県精神科医療センター	▲ 115
(独) 山口県立こころの医療センター	▲ 143
(公) 群馬県立精神医療センター	▲ 178
(独) 大阪精神医療センター	▲ 179
(公) 和歌山県立こころの医療センター	▲ 199
(公) 三重県立こころの医療センター	▲ 257
(独法) 平均	▲ 265
(独) 静岡県立こころの医療センター	▲ 277
(公) 島根県立こころの医療センター	▲ 289
(公) 茨城県立こころの医療センター	▲ 321
(公) 山形県立こころの医療センター	▲ 329
(公企) 平均	▲ 348
(公) ひょうごこころの医療センター	▲ 360
(公) 愛知県立精神医療センター	▲ 362
(公) 熊本県立こころの医療センター	▲ 383
(公) 新潟県立精神医療センター	▲ 414
(独) 宮城県立精神医療センター	▲ 426
(独) 神奈川県立精神医療センター	▲ 434
(公) 滋賀県立精神医療センター	▲ 490
(公) 埼玉県立精神医療センター	▲ 580
(公) 千葉県立精神科医療センター	▲ 1,166
最多－最少	1,051

添付資料 C－3　令元／精神系病院項目別ランク表Ⅲ（全体）

17　入院診療収入（千円）（患者1人1日当たり、多い順）	
(公) 千葉県立精神科医療センター	34
(公) 埼玉県立精神医療センター	33
(独) 岡山県精神科医療センター	29
(公) 滋賀県立精神医療センター	28
(公) 茨城県立こころの医療センター	27
(公) 群馬県立精神医療センター	26
(公) 愛知県立精神医療センター	25
(独) 神奈川県立精神医療センター	25
(独) 静岡県立こころの医療センター	25
(独法) 平均	24
(公) 山形県立こころの医療センター	24
(公) ひょうごこころの医療センター	24
(公企) 平均	24
(独) 大阪精神医療センター	23
(独) 宮城県立精神医療センター	22
(独) 山口県立こころの医療センター	22
(公) 島根県立こころの医療センター	20
(公) 新潟県立精神医療センター	18
(公) 三重県立こころの医療センター	18
(公) 和歌山県立こころの医療センター	18
(公) 熊本県立こころの医療センター	16
最多－最少	18

18　外来診療収入（千円）（患者1人1日当たり、多い順）	
(公) 千葉県立精神科医療センター	13
(公) 愛知県立精神医療センター	10
(公) 山形県立こころの医療センター	9
(公) 滋賀県立精神医療センター	9
(公) 群馬県立精神医療センター	9
(独) 岡山県精神科医療センター	8
(独) 大阪精神医療センター	8
(独) 宮城県立精神医療センター	8
(公) 島根県立こころの医療センター	8
(公) 新潟県立精神医療センター	8
(公企) 平均	8
(独法) 平均	8
(公) 埼玉県立精神医療センター	7
(公) 茨城県立こころの医療センター	7
(独) 神奈川県立精神医療センター	7
(独) 静岡県立こころの医療センター	7
(独) 山口県立こころの医療センター	7
(公) 和歌山県立こころの医療センター	7
(公) 三重県立こころの医療センター	6
(公) 熊本県立こころの医療センター	6
(公) ひょうごこころの医療センター	2
最多－最少	11

19　医師（人数）（100床当たり、多い順）	
(公) 千葉県立精神科医療センター	28.0
(独) 岡山県精神科医療センター	10.7
(公) 埼玉県立精神医療センター	10.4
(公) 茨城県立こころの医療センター	8.0
(公) ひょうごこころの医療センター	7.7
(独) 大阪精神医療センター	7.6
(公企) 平均	7.6
(独法) 平均	7.4
(独) 神奈川県立精神医療センター	7.4
(公) 愛知県立精神医療センター	7.0
(公) 山形県立こころの医療センター	6.8
(独) 宮城県立精神医療センター	6.6
(公) 滋賀県立精神医療センター	6.5
(公) 群馬県立精神医療センター	6.2
(独) 山口県立こころの医療センター	6.1
(独) 静岡県立こころの医療センター	6.1
(公) 三重県立こころの医療センター	5.5
(公) 島根県立こころの医療センター	4.5
(公) 和歌山県立こころの医療センター	3.0
(公) 新潟県立精神医療センター	2.6
(公) 熊本県立こころの医療センター	2.5
最多－最少	25.5

20　看護部門（人数）（100床当たり、多い順）	
(公) 千葉県立精神科医療センター	122.0
(公) 埼玉県立精神医療センター	81.4
(公) 滋賀県立精神医療センター	78.9
(独) 岡山県精神科医療センター	77.8
(独) 神奈川県立精神医療センター	74.6
(公) 山形県立こころの医療センター	68.3
(独) 山口県立こころの医療センター	67.4
(公) 茨城県立こころの医療センター	65.2
(公) 愛知県立精神医療センター	64.8
(独法) 平均	64.7
(独) 大阪精神医療センター	61.7
(公企) 平均	60.8
(公) 島根県立こころの医療センター	58.8
(独) 宮城県立精神医療センター	58.5
(公) 群馬県立精神医療センター	51.8
(独) 静岡県立こころの医療センター	47.9
(公) 三重県立こころの医療センター	47.3
(公) 和歌山県立こころの医療センター	42.6
(公) 新潟県立精神医療センター	38.3
(公) ひょうごこころの医療センター	38.1
(公) 熊本県立こころの医療センター	33.0
最多－最少	89.0

21　全職員（人数）（100床当たり、多い順）	
(公) 千葉県立精神科医療センター	208.0
(独) 岡山県精神科医療センター	121.0
(公) 埼玉県立精神医療センター	120.2
(公) 滋賀県立精神医療センター	114.6
(公) 山形県立こころの医療センター	114.1
(独) 山口県立こころの医療センター	112.6
(独) 神奈川県立精神医療センター	106.5
(公) 茨城県立こころの医療センター	99.6
(独法) 平均	97.7
(公企) 平均	94.5
(公) 愛知県立精神医療センター	89.4
(独) 大阪精神医療センター	86.0
(公) 島根県立こころの医療センター	84.8
(独) 宮城県立精神医療センター	83.7
(公) 群馬県立精神医療センター	80.9
(独) 静岡県立こころの医療センター	76.1
(公) 三重県立こころの医療センター	75.1
(公) ひょうごこころの医療センター	74.1
(公) 新潟県立精神医療センター	62.2
(公) 和歌山県立こころの医療センター	56.1
(公) 熊本県立こころの医療センター	49.0
最多－最少	159.0

22　医師／平均給与月額（千円）・平均年齢（歳）（給与多い順）		
(公) 滋賀県立精神医療センター	1,623	55.8
(公) 島根県立こころの医療センター	1,549	50.3
(独) 宮城県立精神医療センター	1,531	44.1
(公) 千葉県立精神科医療センター	1,526	44.3
(公) 新潟県立精神医療センター	1,448	42.8
(公) 群馬県立精神医療センター	1,358	39.3
(公企) 平均	1,358	45.9
(公) 熊本県立こころの医療センター	1,351	48.6
(独) 静岡県立こころの医療センター	1,305	43.0
(公) 和歌山県立こころの医療センター	1,304	41.3
(独法) 平均	1,302	44.1
(独) 山口県立こころの医療センター	1,300	48.5
(公) 埼玉県立精神医療センター	1,275	52.4
(公) 愛知県立精神医療センター	1,269	44.7
(公) 茨城県立こころの医療センター	1,248	42.8
(公) 三重県立こころの医療センター	1,241	47.7
(独) 岡山県精神科医療センター	1,238	39.6
(公) 山形県立こころの医療センター	1,235	40.6
(公) ひょうごこころの医療センター	1,226	46.3
(独) 大阪精神医療センター	1,223	44.2
(独) 神奈川県立精神医療センター	1,215	45.0
最多－最少	408	

23　看護師／平均給与月額（千円）・平均年齢（歳）（給与多い順）		
(公) 山形県立こころの医療センター	628	48.2
(公) 新潟県立精神医療センター	605	45.8
(独) 神奈川県立精神医療センター	586	44.1
(公) 和歌山県立こころの医療センター	571	45.5
(公) ひょうごこころの医療センター	571	44.9
(公) 千葉県立精神科医療センター	571	42.9
(独) 山口県立こころの医療センター	569	42.0
(独) 宮城県立精神医療センター	564	45.7
(公) 茨城県立こころの医療センター	562	44.6
(公企) 平均	558	43.7
(公) 三重県立こころの医療センター	556	45.3
(独) 大阪精神医療センター	556	43.9
(公) 埼玉県立精神医療センター	553	43.8
(独) 静岡県立こころの医療センター	551	41.8
(公) 愛知県立精神医療センター	549	42.3
(独法) 平均	548	42.9
(公) 滋賀県立精神医療センター	543	41.4
(公) 群馬県立精神医療センター	541	41.4
(公) 熊本県立こころの医療センター	535	43.4
(公) 島根県立こころの医療センター	467	38.8
(独) 岡山県精神科医療センター	463	39.8
最多－最少	165	

24　全職員／平均給与月額（千円）・平均年齢（歳）（給与多い順）		
(独) 神奈川県立精神医療センター	651	44.4
(公) 山形県立こころの医療センター	636	46.5
(公) 千葉県立精神科医療センター	628	42.1
(独) 宮城県立精神医療センター	622	44.5
(公) 新潟県立精神医療センター	620	45.6
(公) 茨城県立こころの医療センター	618	44.1
(公) 埼玉県立精神医療センター	615	44.8
(公) ひょうごこころの医療センター	614	45.9
(独) 山口県立こころの医療センター	608	42.4
(公) 滋賀県立精神医療センター	605	43.0
(公企) 平均	603	43.9
(公) 愛知県立精神医療センター	600	42.4
(公) 群馬県立精神医療センター	600	42.0
(公) 和歌山県立こころの医療センター	600	45.3
(独) 静岡県立こころの医療センター	596	41.6
(独法) 平均	596	42.7
(公) 三重県立こころの医療センター	583	45.2
(公) 熊本県立こころの医療センター	583	43.2
(独) 大阪精神医療センター	582	43.6
(公) 島根県立こころの医療センター	541	40.3
(独) 岡山県精神科医療センター	517	39.4
最多－最少	134	

添付資料 D−1　　令元／子ども系病院経営実績比較表 I （地方公営企業と地方独立行政法人別）

区分				北海道		群馬県		埼玉県		千葉県		東京都		愛知県		滋賀県	
区分	経営形態			地方公営企業													
	都道府県名			北海道		群馬県		埼玉県		千葉県		東京都		愛知県		滋賀県	
	病院名			①北海道立子ども総合医療・療育センター		②群馬県立小児医療センター		③埼玉県立小児医療センター		④千葉県立こども病院		⑤東京都立小児総合医療センター		⑥あいち小児保健医療総合センター		⑦滋賀県立小児保健医療センター	
	病床数（床）			215		150		316		224		561		200		100	
診療実績	病床利用率（%）			60.8	—	71.9	—	81.4	—	63.1	—	72.0	—	62.9	—	70.3	—
	平均在院日数（日）			17.3	—	11.0	—	12.2	—	11.2	—	10.8	—	5.1	—	9.5	—
	1日平均患者数	入院患者数（人）		131	43.5%	108	35.3%	257	30.5%	141	28.4%	404	37.3%	126	25.0%	70	27.1%
		外来患者数（人）		170	56.5%	198	64.7%	585	69.5%	356	71.6%	678	62.7%	377	75.0%	188	72.9%
		合計		301	100%	306	100%	842	100%	497	100%	1,082	100%	503	100%	258	100%
収益収支会計（百万円）	収入	医業収益	入院	2,050	32.6%	3,420	54.1%	9,032	47.1%	4,616	41.8%	10,110	51.3%	5,363	49.9%	1,590	50.8%
			外来	575	9.1%	823	13.0%	2,846	14.9%	2,872	26.0%	2,125	10.8%	1,841	17.1%	736	23.5%
			その他医業収益	700	11.1%	294	4.7%	1,375	7.2%	287	2.6%	778	3.9%	1,075	10.0%	359	11.5%
			（うち他会計負担金）	672	10.7%	157	2.5%	1,096	5.7%	254	2.3%	645	3.3%	1,015	9.4%	293	9.4%
			小計	3,325	52.9%	4,538	71.8%	13,254	69.2%	7,775	70.4%	13,013	66.0%	8,279	77.0%	2,685	85.8%
		医業外収益	他会計補助・負担金	1,807	28.7%	1,323	20.9%	4,934	25.7%	2,988	27.0%	6,194	31.4%	1,491	13.9%	354	11.3%
			長期前受金戻入	377	6.0%	275	4.3%	667	3.5%	242	2.2%	2	0.0%	95	0.9%	5	0.2%
			その他医業外収益	781	12.4%	186	2.9%	308	1.6%	44	0.4%	506	2.6%	886	8.2%	84	2.7%
			小計	2,965	47.1%	1,784	28.2%	5,909	30.8%	3,274	29.6%	6,702	34.0%	2,472	23.0%	443	14.2%
		合計		6,290	100%	6,322	100%	19,163	100%	11,049	100%	19,716	100%	10,751	100%	3,128	100%
	支出	医業費用	職員給与費｛構成比率、対医業収益比率｝	2,840	45.2%	3,341	50.9%	8,782	43.9%	5,485	49.8%	9,724	49.3%	5,063	46.2%	1,516	46.1%
					85.4%		73.6%		66.3%		70.5%		74.7%		61.2%		56.5%
			材料費｛構成比率、対医業収益比率｝	615	9. 8%	1,130	17.2%	3,860	19.3%	2,989	27.1%	112	0.6%	2,214	20.2%	566	17.2%
					18.5%		24.9%		29.1%		38.4%		0.9%		26.7%		21.1%
			（うち医薬品費）	205	3.3%	563	8.6%	2,294	11.5%	2,414	21.9%	2	0.0%	1,200	11.0%	358	10.9%
			減価償却費	223	3.5%	491	7.5%	2,463	12.3%	463	4.2%	1,726	8.8%	1,179	10.8%	161	4.9%
			経費｛構成比率、対医業収益比率｝	611	9.7%	1,424	21.7%	3,021	15.1%	1,506	13.7%	7,311	37.1%	1,955	17.9%	911	27.7%
					18.4%		31.4%		22.8%		19.4%		56.2%		23.6%		33.9%
			（うち委託料）	305	4.8%	565	8.6%	1,668	8.3%	857	7.8%	5,425	27.5%	993	9.5%	244	7.7%
			その他医業費用	26	0.4%	51	0.8%	85	0.4%	80	0.7%	156	0.8%	37	0.3%	17	0.5%
			小計	4,315	68.6%	6,437	98.1%	18,211	91.1%	10,523	95.5%	19,029	96.5%	10,448	95.4%	3,170	96.5%
		医業外費用	支払利息	128	2.0%	10	0.2%	204	1.0%	16	0.1%	63	0.3%	137	1.3%	3	0.1%
			その他	1,788	28.4%	98	1.5%	936	4.7%	478	4.3%	621	3.2%	366	3.3%	113	3.4%
			小計	1,916	30.5%	108	1.6%	1,140	5.7%	494	4.5%	684	3.5%	503	4.6%	116	3.5%
		特別損失		58	0.9%	16	0.2%	638	3.2%	0	—	0	—	0	—	0	—

		合計	6,290	100%	6,562	100%	19,990	100%	11,016	100%	19,713	100%	10,951	100%	3,286	100%
	収支差（赤字は▲）		0	—	▲ 240	—	▲ 827	—	33	—	3	—	▲ 200	—	▲ 158	—
資本収支会計（百万円）	収入	企業債	521	67.1%	497	72.8%	179	15.6%	323	90.0%	0	—	377	32.6%	94	59.9%
		他会計補助・負担金	256	32.9%	186	27.2%	968	84.4%	196	54.6%	0	—	782	67.5%	63	40.1%
		その他	0	—	0	—	0	—	▲ 159	-44.3%	3	100.0%	0	—	0	—
		合計	777	100%	683	100%	1,147	100%	359	100%	3	100%	1,158	100%	157	100%
	支出	建設改良費	558	59.4%	520	56.3%	231	10.7%	353	50.4%	1,171	21.5%	721	41.0%	149	54.4%
		企業債償還金	382	40.6%	403	43.7%	1,928	89.3%	348	49.7%	4,283	78.5%	1,037	59.0%	125	45.6%
		その他	0	—	0	—	0	—	0	—	0	—	0	—	0	—
		合計	940	100%	923	100%	2,158	100%	700	100%	5,454	100%	1,758	100%	274	100%
	収支差（赤字は▲）		▲ 163	—	▲ 240	—	▲ 1,012	—	▲ 341	—	▲ 5,451	—	▲ 600	—	▲ 117	—

（備考）茨城県立こども病院は統計の詳細が不明で対象外とした。

添付資料 D－1　　令元／子ども系病院経営実績比較表Ⅱ（地方公営企業と地方独立行政法人別）

区分			経営形態	地方公営企業				地方独立行政法人									
			都道府県名	兵庫県		平均		宮城県		神奈川県		静岡県		大阪府		平均	
			病院名	⑧兵庫県立こども病院				①宮城県立こども病院		②神奈川県立こども医療センター		③静岡県立こども病院		④大阪母子医療センター			
			病床数（床）	290		257 (2,056/8)		241		430		279		375		331 (1,325/4)	
診療実績			病床利用率（%）	82.2	—	70.6	—	74.4	—	77.0	—	74.2	—	83.3	—	77.2	—
			平均在院日数（日）	11.9	—	11.1	—	11.7	—	12.3	—	11.6	—	9.5	—	11.3	—
	1日平均患者数		入院患者数（人）	239	35.7%	185	33.2%	179	30.8%	327	31.1%	207	29.9%	312	29.7%	256	30.4%
			外来患者数（人）	431	64.3%	373	66.8%	402	69.2%	724	68.9%	486	70.1%	737	70.3%	587	69.6%
			合計	670	100%	558	100%	581	100%	1,051	100%	693	100%	1,049	100%	844	100%
収益収支会計（百万円）	収入	医業収益	入院	8,139	60.9%	5,540	49.4%	5,351	50.6%	9,006	53.4%	7,401	59.4%	10,474	65.6%	8,058	57.7%
			外来	1,815	13.6%	1,704	15.2%	1,523	14.4%	2,850	16.9%	1,581	12.7%	3,047	19.1%	2,250	16.1%
			その他医業収益	531	4.0%	675	6.0%	3,594	34.0%	4,820	28.6%	3,380	27.1%	2,358	14.8%	3,538	25.3%
			（うち他会計負担金）	398	3.0%	566	5.0%	2,988	28.3%	3,333	19.7%	3,121	25.0%	1,694	10.6%	2,784	19.9%
			小計	10,485	78.4%	7,919	70.6%	10,468	99.1%	16,676	98.8%	12,362	99.2%	15,879	99.5%	13,846	99.1%
		医業外収益	他会計補助・負担金	1,988	14.9%	2,635	23.5%	60	0.6%	106	0.6%	59	0.5%	14	0.1%	60	0.4%
			長期前受金戻入	755	5.6%	302	2.7%	0	—	0	—	0	—	0	—	0	—
			その他医業外収益	145	1.1%	368	3.3%	39	0.4%	97	0.6%	39	0.3%	70	0.4%	61	0.4%
			小計	2,888	21.6%	3,305	29.4%	99	0.9%	203	1.2%	98	0.8%	84	0.5%	121	0.9%
			合計	13,373	100%	11,224	100%	10,567	100%	16,880	100%	12,460	100%	15,963	100%	13,968	100%
	支出	医業費用	職員給与費｛構成比率、対医業収益比率｝	7,613	56.2%	5,546	48.6%	5,025	49.1%	9,444	55.0%	5,963	48.5%	8,248	51.4%	7,170	51.4%
					72.6%		70.1%		48.0%		56.6%		48.2%		51.9%		51.2%
			材料費｛構成比率、対医業収益比率｝	1,980	14.6%	1,683	14.7%	1,779	17.4%	3,632	21.1%	2,084	17.0%	3,283	20.4%	2,695	19.3%
					18.9%		22.3%		17.0%		21.8%		16.9%		20.7%		19.1%
			（うち医薬品費）	838	6.2%	984	8.6%	1,123	11.0%	1,835	10.7%	968	7.9%	2,034	12.7%	1,490	10.7%
			減価償却費	1,232	9.1%	992	8.7%	1,102	10.8%	1,188	6.9%	915	7.4%	1,514	9.4%	1,180	8.5%
			経費｛構成比率、対医業収益比率｝	2,026	15.0%	2,346	20.5%	2,182	21.3%	2,537	14.8%	3,060	24.9%	2,232	13.9%	2,503	18.0%
					19.3%		28.1%		20.8%		15.2%		24.8%		14.1%		18.7%
			（うち委託料）	978	7.2%	1,379	12.1%	1,174	11.5%	1,125	6.5%	866	7.0%	1,201	7.5%	1,092	7.8%
			その他医業費用	56	0.4%	63	0.6%	53	0.5%	162	0.9%	90	0.7%	123	0.8%	107	0.8%
			小計	12,907	95.3%	10,630	93.1%	10,141	99.0%	16,963	98.8%	12,113	98.5%	15,400	95.9%	13,654	97.9%
		医業外費用	支払利息	145	1.1%	88	0.8%	89	0.9%	166	1.0%	105	0.9%	42	0.3%	101	0.7%
			その他	383	2.8%	598	5.2%	8	0.1%	26	0.2%	72	0.6%	590	3.7%	174	1.2%
			小計	528	3.9%	686	6.0%	97	0.9%	192	1.1%	177	1.4%	632	3.9%	275	2.0%
			特別損失	102	0.8%	102	0.9%	6	0.1%	21	0.1%	3	0.0%	22	0.1%	13	0.1%

		合計	13,538	100%	11,418	100%	10,244	100%	17,177	100%	12,293	100%	16,054	100%	13,942	100%
	収支差（赤字は▲）		▲ 165	—	▲ 194	—	323	—	▲ 297	—	167	—	▲ 91	—	26	—
資本収支会計（百万円）	収入	企業債	68	9.6%	257	41.3%	961	100.0%	722	81.0%	433	97.3%	336	89.1%	613	91.7%
		他会計補助・負担金	633	89.8%	386	61.8%	0	—	149	16.7%	0	—	0	—	37	5.6%
		その他	4	0.6%	▲ 19	-3.0%	0	—	20	2.2%	12	2.6%	41	10.9%	18	2.7%
		合計	705	100%	624	100%	961	100%	891	100%	445	100%	377	100%	669	100%
	支出	建設改良費	72	4.7%	472	27.5%	961	51.6%	866	52.5%	456	30.0%	378	37.9%	665	44.1%
		企業債償還金	1,462	95.3%	1,246	72.5%	522	28.0%	365	22.1%	560	36.8%	562	56.4%	502	33.3%
		その他	0	—	0	—	379	20.3%	417	25.3%	505	33.2%	57	5.7%	340	22.6%
		合計	1,534	100%	1,718	100%	1,863	100%	1,648	100%	1,521	100%	997	100%	1,507	100%
	収支差（赤字は▲）		▲ 829	—	▲ 1,094	—	▲ 902	—	▲ 757	—	▲ 1,076	—	▲ 620	—	▲ 839	—

（備考）茨城県立こども病院は統計の詳細が不明で対象外とした。

添付資料 D－2　　令元／子ども系病院経営実績分析表Ⅰ（地方公営企業と地方独立行政法人別）

区分		経営形態	地方公営企業													
		都道府県名	北海道		群馬県		埼玉県		千葉県		東京都		愛知県		滋賀県	
		病院名	①北海道立子ども総合医療・療育センター		②群馬県立小児医療センター		③埼玉県立小児医療センター		④千葉県立こども病院		⑤東京都立小児総合医療センター		⑥あいち小児保健医療総合センター		⑦滋賀県立小児保健医療センター	
		病床数（床）	215		150		316		224		561		200		100	
経営実績分析	全体収入	入院収益	2,050	32.6%	3,420	54.1%	9,032	47.1%	4,616	41.8%	10,110	51.3%	5,363	49.9%	1,590	50.8%
		100床当たり入院収益	953	〃	2,280	〃	2,858	〃	2,061	〃	1,802	〃	2,682	〃	1,590	〃
		外来収益	575	9.1%	823	13.0%	2,846	14.9%	2,872	26.0%	2,125	10.8%	1,841	17.1%	736	23.5%
		100床当たり外来収益	267	〃	549	〃	901	〃	1,282	〃	379	〃	921	〃	736	〃
		入院・外来収益	2,625	41.7%	4,243	67.1%	11,878	62.0%	7,488	67.8%	12,235	62.1%	7,204	67.0%	2,326	74.4%
		100床当たり入院・外来収益	1,221	〃	2,829	〃	3,759	〃	3,343	〃	2,181	〃	3,602	〃	2,326	〃
		その他収益	3,665	58.3%	2,079	32.9%	7,285	38.0%	3,561	32.2%	7,481	37.9%	3,547	33.0%	802	25.6%
		100床当たりその他収益	1,705	〃	1,386	〃	2,305	〃	1,590	〃	1,334	〃	1,774	〃	802	〃
		収益合計	6,290	100%	6,322	100%	19,163	100%	11,049	100%	19,716	100%	10,751	100%	3,128	100%
		100床当たり収益合計	2,926	〃	4,215	〃	6,064	〃	4,933	〃	3,514	〃	5,376	〃	3,128	〃
	全体支出	職員給与費	2,840	45.2%	3,341	50.9%	8,782	43.9%	5,485	49.8%	9,724	49.3%	5,063	46.2%	1,516	46.1%
		100床当たり給与費	1,321	〃	2,227	〃	2,779	〃	2,449	〃	1,733	〃	2,532	〃	1,516	〃
		材料費	615	9.8%	1,130	17.2%	3,860	19.3%	2,989	27.1%	112	0.6%	2,214	20.2%	566	17.2%
		100床当たり材料費	286	〃	753	〃	1,222	〃	1,334	〃	20	〃	1,107	〃	566	〃
		経費	611	9.7%	1,424	21.7%	3,021	15.1%	1,506	13.7%	7,311	37.1%	1,955	17.9%	911	27.7%
		100床当たり経費	284	〃	949	〃	956	〃	672	〃	1,303	〃	978	〃	911	〃
		3費用合計	4,066	64.6%	5,895	89.8%	15,663	78.4%	9,980	90.6%	17,147	87.0%	9,232	84.3%	2,993	91.1%
		100床当たり3費用	1,891	〃	3,930	〃	4,957	〃	4,455	〃	3,057	〃	4,616	〃	2,993	〃
		その他費用	2,224	35.4%	667	10.2%	4,327	21.6%	1,036	9.4%	2,566	13.0%	1,719	15.7%	293	8.9%
		100床当たりその他費用	1,034	〃	445	〃	1,369	〃	463	〃	457	〃	860	〃	293	〃
		費用合計	6,290	100%	6,562	100%	19,990	100%	11,016	100%	19,713	100%	10,951	100%	3,286	100%
		100床当たり費用合計	2,926	〃	4,375	〃	6,326	〃	4,918	〃	3,514	〃	5,476	〃	3,286	〃
	自治体の年度負担額	会計収支 収益収支会計	0	0.0%	▲ 240	11.2%	▲ 827	9.4%	33	-0.9%	3	0.0%	▲ 200	4.9%	▲ 158	16.1%
		会計収支 100床当たり	0	〃	▲ 160	〃	▲ 262	〃	15	〃	1	〃	▲ 100	〃	▲ 158	〃
		会計収支 資本収支会計	▲ 163	5.6%	▲ 240	11.2%	▲ 1,012	11.5%	▲ 341	9.1%	▲ 5,451	44.4%	▲ 600	14.7%	▲ 117	11.9%
		会計収支 100床当たり	▲ 76	〃	▲ 160	〃	▲ 320	〃	▲ 152	〃	▲ 972	〃	▲ 300	〃	▲ 117	〃
		会計収支 合計 (a)	▲ 163	5.6%	▲ 480	22.4%	▲ 1,839	20.8%	▲ 308	8.2%	▲ 5,448	44.3%	▲ 800	19.6%	▲ 275	27.9%
		会計収支 100床当たり	▲ 76	〃	▲ 320	〃	▲ 582	〃	▲ 138	〃	▲ 971	〃	▲ 400	〃	▲ 275	〃
		他会計からの繰入金（▲マイナス表示） 収益収支会計	▲ 2,479	85.5%	▲ 1,480	69.0%	▲ 6,030	68.2%	▲ 3,242	86.5%	▲ 6,839	55.7%	▲ 2,506	61.3%	▲ 646	65.7%
		他会計からの繰入金（▲マイナス表示） 資本収支会計	▲ 256	8.8%	▲ 186	8.7%	▲ 968	11.0%	▲ 196	5.2%	0	—	▲ 782	19.1%	▲ 63	6.4%

		合計　(b)	▲ 2,735	94.4%	▲ 1,666	77.6%	▲ 6,997	79.2%	▲ 3,438	91.8%	▲ 6,839	55.7%	▲ 3,288	80.4%	▲ 709	72.1%
		100床当たり	▲ 1,272	〃	▲ 1,111	〃	▲ 2,214	〃	▲ 1,535	〃	▲ 1,219	〃	▲ 1,644	〃	▲ 709	〃
	合計 (a) + (b)		▲ 2,898	100%	▲ 2,146	100%	▲ 8,836	100%	▲ 3,746	100%	▲ 12,287	100%	▲ 4,088	100%	▲ 984	100%
	100床当たり負担額		▲ 1,348	〃	▲ 1,431	〃	▲ 2,796	〃	▲ 1,672	〃	▲ 2,190	〃	▲ 2,044	〃	▲ 984	〃
純粋医業収支	100床当たり入院・外来収益		1,221	—	2,829	—	3,759	—	3,343	—	2,181	—	3,602	—	2,326	—
	100床当たり3費用		1,891	—	3,930	—	4,957	—	4,455	—	3,057	—	4,616	—	2,993	—
	収支差		▲ 670	—	▲ 1,101	—	▲ 1,198	—	▲ 1,112	—	▲ 876	—	▲ 1,014	—	▲ 667	—
診療実績分析	診療収入（千円） 患者1人1日当たり	入院	43	—	87	—	96	—	89	—	68	—	117	—	62	—
		外来	14	—	17	—	20	—	34	—	11	—	20	—	16	—
	職員1人1日当たり患者数（人） 医師	入院	3.3	—	2.0	—	2.1	—	1.5	—	2.0	—	1.5	—	3.5	—
		外来	2.8	—	2.4	—	3.1	—	2.5	—	2.7	—	2.9	—	6.2	—
	100床当たり職員数（人）	医師	20.7	11.8%	40.0	13.9%	38.6	15.3%	41.1	15.6%	24.2	14.5%	42.0	15.5%	20.0	10.8%
		看護部門	105.9	60.5%	173.3	60.2%	166.1	65.8%	161.3	61.3%	113.5	68.0%	173.5	63.9%	97.0	52.4%
		全職員	174.9	100%	288.0	100%	252.5	100%	263.3	100%	166.8	100%	271.5	100%	185.0	100%
	平均給与月額（千円）	医師	1,378	—	1,475	—	1,409	—	1,517	—	1,222	—	1,711	—	1,304	—
		看護師	504	—	541	—	522	—	508	—	536	—	455	—	512	—
		全職員	615	—	667	—	663	—	616	—	659	—	660	—	621	—
	平均年齢（歳）	医師	47.0	—	42.8	—	44.9	—	49.2	—	43.2	—	42.3	—	42.9	—
		看護師	38.0	—	39.7	—	34.2	—	38.3	—	38.0	—	32.8	—	37.7	—
		全職員	40.6	—	40.7	—	36.9	—	39.7	—	39.4	—	35.8	—	41.7	—

添付資料 D－2　令元／子ども系病院経営実績分析表Ⅱ（地方公営企業と地方独立行政法人別）

区分				地方公営企業				地方独立行政法人									
	経営形態			兵庫県		平均		宮城県		神奈川県		静岡県		大阪府		平均	
	都道府県名			⑧兵庫県立こども病院				①宮城県立こども病院		②神奈川県立こども医療センター		③静岡県立こども病院		④大阪母子医療センター			
	病院名																
	病床数（床）			290		257 (2,056/8)		241		430		279		375		331 (1,325/4)	
経営実績分析	全体収入	入院収益		8,139	60.9%	5,540	49.4%	5,351	50.6%	9,006	53.4%	7,401	59.4%	10,474	65.6%	8,058	57.7%
		100床当たり入院収益		2,807	〃	2,156	〃	2,220	〃	2,094	〃	2,653	〃	2,793	〃	2,434	〃
		外来収益		1,815	13.6%	1,704	15.2%	1,523	14.4%	2,850	16.9%	1,581	12.7%	3,047	19.1%	2,250	16.1%
		100床当たり外来収益		626	〃	663	〃	632	〃	663	〃	567	〃	813	〃	680	〃
		入院・外来収益		9,954	74.4%	7,244	64.5%	6,874	65.1%	11,856	70.2%	8,982	72.1%	13,521	84.7%	10,308	73.8%
		100床当たり入院・外来収益		3,432	〃	2,819	〃	2,852	〃	2,757	〃	3,219	〃	3,606	〃	3,114	〃
		その他収益		3,419	25.6%	3,980	35.5%	3,693	34.9%	5,024	29.8%	3,478	27.9%	2,442	15.3%	3,659	26.2%
		100床当たりその他収益		1,179	〃	1,549	〃	1,532	〃	1,168	〃	1,247	〃	651	〃	1,106	〃
		収益合計		13,373	100%	11,224	100%	10,567	100%	16,880	100%	12,460	100%	15,963	100%	13,968	100%
		100床当たり収益合計		4,611	〃	4,367	〃	4,385	〃	3,926	〃	4,466	〃	4,257	〃	4,220	〃
	全体支出	職員給与費		7,613	56.2%	5,546	48.6%	5,025	49.1%	9,444	55.0%	5,963	48.5%	8,248	51.4%	7,170	51.4%
		100床当たり給与費		2,625	〃	2,158	〃	2,085	〃	2,196	〃	2,137	〃	2,199	〃	2,166	〃
		材料費		1,980	14.6%	1,683	14.7%	1,779	17.4%	3,632	21.1%	2,084	17.0%	3,283	20.4%	2,695	19.3%
		100床当たり材料費		683	〃	655	〃	738	〃	845	〃	747	〃	875	〃	814	〃
		経費		2,026	15.0%	2,346	20.5%	2,182	21.3%	2,537	14.8%	3,060	24.9%	2,232	13.9%	2,503	18.0%
		100床当たり経費		699	〃	913	〃	905	〃	590	〃	1,097	〃	595	〃	756	〃
		3費用合計		11,619	85.8%	9,574	83.9%	8,986	87.7%	15,613	90.9%	11,107	90.4%	13,763	85.7%	12,367	88.7%
		100床当たり3費用		4,007	〃	3,725	〃	3,729	〃	3,631	〃	3,981	〃	3,670	〃	3,736	〃
		その他費用		1,919	14.2%	1,844	16.1%	1,258	12.3%	1,564	9.1%	1,186	9.6%	2,291	14.3%	1,575	11.3%
		100床当たりその他費用		662	〃	717	〃	522	〃	364	〃	425	〃	611	〃	476	〃
		費用合計		13,538	100%	11,418	100%	10,244	100%	17,177	100%	12,293	100%	16,054	100%	13,942	100%
		100床当たり費用合計		4,668	〃	4,443	〃	4,251	〃	3,995	〃	4,406	〃	4,281	〃	4,212	〃
	自治体の年度負担額	会計収支	収益収支会計	▲ 165	4.1%	▲ 194	4.0%	323	-8.9%	▲ 297	6.4%	167	-4.1%	▲ 91	3.8%	26	-0.7%
			100床当たり	▲ 57	〃	▲ 76	〃	134	〃	▲ 69	〃	60	〃	▲ 24	〃	8	〃
			資本収支会計	▲ 829	20.7%	▲ 1,094	22.4%	▲ 902	24.9%	▲ 757	16.3%	▲ 1,076	26.3%	▲ 620	25.6%	▲ 839	22.7%
			100床当たり	▲ 286	〃	▲ 426	〃	▲ 374	〃	▲ 176	〃	▲ 386	〃	▲ 165	〃	▲ 253	〃
			合計　(a)	▲ 994	24.8%	▲ 1,288	26.4%	▲ 579	16.0%	▲ 1,054	22.7%	▲ 909	22.2%	▲ 711	29.4%	▲ 813	22.0%
			100床当たり	▲ 343	〃	▲ 501	〃	▲ 240	〃	▲ 245	〃	▲ 326	〃	▲ 190	〃	▲ 246	〃
		他会計からの繰入金（▲マイナス表示）	収益収支会計	▲ 2,386	59.5%	▲ 3,201	65.7%	▲ 3,048	84.0%	▲ 3,438	74.1%	▲ 3,180	77.8%	▲ 1,708	70.6%	▲ 2,844	77.0%
			資本収支会計	▲ 633	15.8%	▲ 386	7.9%	0	—	▲ 149	3.2%	0	—	0	—	▲ 37	1.0%

			合計 (b)	▲ 3,019	75.2%	▲ 3,586	73.6%	▲ 3,048	84.0%	▲ 3,587	77.3%	▲ 3,180	77.8%	▲ 1,708	70.6%	▲ 2,881	78.0%
			100床当たり	▲ 1,041	〃	▲ 1,395	〃	▲ 1,265	〃	▲ 834	〃	▲ 1,140	〃	▲ 455	〃	▲ 870	〃
		合計 (a) + (b)		▲ 4,013	100%	▲ 4,875	100%	▲ 3,627	100%	▲ 4,641	100%	▲ 4,089	100%	▲ 2,419	100%	▲ 3,694	100%
		100床当たり負担額		▲ 1,384	〃	▲ 1,897	〃	▲ 1,505	〃	▲ 1,079	〃	▲ 1,466	〃	▲ 645	〃	▲ 1,116	〃
	純粋医業収支	100床当たり入院・外来収益		3,432	—	2,819	—	2,852	—	2,757	—	3,219	—	3,606	—	3,114	—
		100床当たり3費用		4,007	—	3,725	—	3,729	—	3,631	—	3,981	—	3,670	—	3,736	—
		収支差		▲ 575	—	▲ 906	—	▲ 877	—	▲ 874	—	▲ 762	—	▲ 64	—	▲ 622	—
診療実績分析	診療収入 (千円)	患者1人1日当たり	入院	93	—	82	—	82	—	75	—	98	—	92	—	87	—
			外来	18	—	19	—	16	—	16	—	14	—	17	—	16	—
	職員1人1日当たり患者数 (人)	医師	入院	1.4	—	2.2	—	2.2	—	2.2	—	1.6	—	1.7	—	1.9	—
			外来	1.6	—	3.0	—	3.2	—	3.3	—	2.4	—	2.7	—	2.9	—
	100床当たり職員数 (人)		医師	56.2	20.4%	35.4	15.1%	34.4	15.3%	24.9	12.4%	52.7	18.7%	45.6	20.4%	39.4	17.0%
			看護部門	177.9	64.5%	146.1	62.2%	132.8	59.2%	140.5	70.2%	161.4	57.4%	141.6	63.4%	144.1	62.0%
			全職員	275.9	100%	234.7	100%	224.5	100%	200.2	100%	281.3	100%	223.5	100%	232.4	100%
	平均給与月額 (千円)		医師	1,276	—	1,412	—	1,352	—	1,287	—	1,490	—	1,285	—	1,354	—
			看護師	436	—	502	—	440	—	500	—	476	—	490	—	477	—
			全職員	559	—	633	—	583	—	642	—	630	—	614	—	617	—
	平均年齢 (歳)		医師	45.4	—	44.7	—	43.6	—	46.2	—	45.0	—	44.8	—	44.9	—
			看護師	37.1	—	37.0	—	34.2	—	35.0	—	36.0	—	35.6	—	35.2	—
			全職員	39.1	—	39.2	—	37.3	—	37.7	—	38.2	—	37.8	—	37.8	—

添付資料 D－3　　令元／子ども系病院項目別ランク表Ⅰ（全体）

1　病床数（床）（多い順）	
（公）東京都立小児総合医療センター	561
（独）神奈川県立こども医療センター	430
（独）大阪母子医療センター	375
（独法）平均	331
（公）埼玉県立小児医療センター	316
（公）兵庫県立こども病院	290
（独）静岡県立こども病院	279
（公企）平均	257
（独）宮城県立こども病院	241
（公）千葉県立こども病院	224
（公）北海道立子ども総合医療・療育センター	215
（公）あいち小児保健医療総合センター	200
（公）群馬県立小児医療センター	150
（公）滋賀県立小児保健医療センター	100
最多－最少	461

2　病床利用率（%）（高い順）	
（独）大阪母子医療センター	83.3
（公）兵庫県立こども病院	82.2
（公）埼玉県立小児医療センター	81.4
（独法）平均	77.2
（独）神奈川県立こども医療センター	77.0
（独）宮城県立こども病院	74.4
（独）静岡県立こども病院	74.2
（公）東京都立小児総合医療センター	72.0
（公）群馬県立小児医療センター	71.9
（公企）平均	70.6
（公）滋賀県立小児保健医療センター	70.3
（公）千葉県立こども病院	63.1
（公）あいち小児保健医療総合センター	62.9
（公）北海道立子ども総合医療・療育センター	60.8
最高－最低	22.5

3　平均在院日数（日）（少ない順）	
（公）あいち小児保健医療総合センター	5.1
（公）滋賀県立小児保健医療センター	9.5
（独）大阪母子医療センター	9.5
（公）東京都立小児総合医療センター	10.8
（公）群馬県立小児医療センター	11.0
（公企）平均	11.1
（公）千葉県立こども病院	11.2
（独法）平均	11.3
（独）静岡県立こども病院	11.6
（独）宮城県立こども病院	11.7
（公）兵庫県立こども病院	11.9
（公）埼玉県立小児医療センター	12.2
（独）神奈川県立こども医療センター	12.3
（公）北海道立子ども総合医療・療育センター	17.3
最短－最長	▲ 12.2

4　入院収益（百万円）（100床当たり多い順）	
（公）埼玉県立小児医療センター	2,858
（公）兵庫県立こども病院	2,807
（独）大阪母子医療センター	2,793
（公）あいち小児保健医療総合センター	2,682
（独）静岡県立こども病院	2,653
（独法）平均	2,434
（公）群馬県立小児医療センター	2,280
（独）宮城県立こども病院	2,220
（公企）平均	2,156
（独）神奈川県立こども医療センター	2,094
（公）千葉県立こども病院	2,061
（公）東京都立小児総合医療センター	1,802
（公）滋賀県立小児保健医療センター	1,590
（公）北海道立子ども総合医療・療育センター	953
最多－最少	1,905

5　外来収益（百万円）（100床当たり多い順）	
（公）千葉県立こども病院	1,282
（公）あいち小児保健医療総合センター	921
（公）埼玉県立小児医療センター	901
（独）大阪母子医療センター	813
（公）滋賀県立小児保健医療センター	736
（独法）平均	680
（公企）平均	663
（独）神奈川県立こども医療センター	663
（独）宮城県立こども病院	632
（公）兵庫県立こども病院	626
（独）静岡県立こども病院	567
（公）群馬県立小児医療センター	549
（公）東京都立小児総合医療センター	379
（公）北海道立子ども総合医療・療育センター	267
最多－最少	1,015

6　収益合計（百万円）（100床当たり多い順）	
（公）埼玉県立小児医療センター	6,064
（公）あいち小児保健医療総合センター	5,376
（公）千葉県立こども病院	4,933
（公）兵庫県立こども病院	4,611
（独）静岡県立こども病院	4,466
（独）宮城県立こども病院	4,385
（公企）平均	4,367
（独）大阪母子医療センター	4,257
（独法）平均	4,220
（公）群馬県立小児医療センター	4,215
（独）神奈川県立こども医療センター	3,926
（公）東京都立小児総合医療センター	3,514
（公）滋賀県立小児保健医療センター	3,128
（公）北海道立子ども総合医療・療育センター	2,926
最多－最少	3,138

7　職員給与費（百万円）（100床当たり多い順）	
（公）埼玉県立小児医療センター	2,779
（公）兵庫県立こども病院	2,625
（公）あいち小児保健医療総合センター	2,532
（公）千葉県立こども病院	2,449
（公）群馬県立小児医療センター	2,227
（独）大阪母子医療センター	2,199
（独）神奈川県立こども医療センター	2,196
（独法）平均	2,166
（公企）平均	2,158
（独）静岡県立こども病院	2,137
（独）宮城県立こども病院	2,085
（公）東京都立小児総合医療センター	1,733
（公）滋賀県立小児保健医療センター	1,516
（公）北海道立子ども総合医療・療育センター	1,321
最多－最少	1,458

8　材料費（百万円）（100床当たり多い順）	
（公）千葉県立こども病院	1,334
（公）埼玉県立小児医療センター	1,222
（公）あいち小児保健医療総合センター	1,107
（独）大阪母子医療センター	875
（独）神奈川県立こども医療センター	845
（独法）平均	814
（公）群馬県立小児医療センター	753
（独）静岡県立こども病院	747
（独）宮城県立こども病院	738
（公）兵庫県立こども病院	683
（公企）平均	655
（公）滋賀県立小児保健医療センター	566
（公）北海道立子ども総合医療・療育センター	286
（公）東京都立小児総合医療センター	20
最多－最少	1,314

9　経費（百万円）（100床当たり多い順）	
(公) 東京都立小児総合医療センター	1,303
(独) 静岡県立こども病院	1,097
(公) あいち小児保健医療総合センター	978
(公) 埼玉県立小児医療センター	956
(公) 群馬県立小児医療センター	949
(公企) 平均	913
(公) 滋賀県立小児保健医療センター	911
(独) 宮城県立こども病院	905
(独法) 平均	756
(公) 兵庫県立こども病院	699
(公) 千葉県立こども病院	672
(独) 大阪母子医療センター	595
(独) 神奈川県立こども医療センター	590
(公) 北海道立子ども総合医療・療育センター	284
最多－最少	1,019

10　費用合計（百万円）（100床当たり多い順）	
(公) 埼玉県立小児医療センター	6,326
(公) あいち小児保健医療総合センター	5,476
(公) 千葉県立こども病院	4,918
(公) 兵庫県立こども病院	4,668
(公企) 平均	4,443
(独) 静岡県立こども病院	4,406
(公) 群馬県立小児医療センター	4,375
(独) 大阪母子医療センター	4,281
(独) 宮城県立こども病院	4,251
(独法) 平均	4,212
(独) 神奈川県立こども医療センター	3,995
(公) 東京都立小児総合医療センター	3,514
(公) 滋賀県立小児保健医療センター	3,286
(公) 北海道立子ども総合医療・療育センター	2,926
最多－最少	3,400

11　収益収支（百万円）（100床当たり黒字順）	
(独) 宮城県立こども病院	134
(独) 静岡県立こども病院	60
(公) 千葉県立こども病院	15
(独法) 平均	8
(公) 東京都立小児総合医療センター	1
(公) 北海道立子ども総合医療・療育センター	0
(独) 大阪母子医療センター	▲ 24
(公) 兵庫県立こども病院	▲ 57
(独) 神奈川県立こども医療センター	▲ 69
(公企) 平均	▲ 76
(公) あいち小児保健医療総合センター	▲ 100
(公) 滋賀県立小児保健医療センター	▲ 158
(公) 群馬県立小児医療センター	▲ 160
(公) 埼玉県立小児医療センター	▲ 262
最多－最少	396

12　資本収支（百万円）（100床当たり黒字順）	
(公) 北海道立子ども総合医療・療育センター	▲ 76
(公) 滋賀県立小児保健医療センター	▲ 117
(公) 千葉県立こども病院	▲ 152
(公) 群馬県立小児医療センター	▲ 160
(独) 大阪母子医療センター	▲ 165
(独) 神奈川県立こども医療センター	▲ 176
(独法) 平均	▲ 253
(公) 兵庫県立こども病院	▲ 286
(公) あいち小児保健医療総合センター	▲ 300
(公) 埼玉県立小児医療センター	▲ 320
(独) 宮城県立こども病院	▲ 374
(独) 静岡県立こども病院	▲ 386
(公企) 平均	▲ 426
(公) 東京都立小児総合医療センター	▲ 972
最多－最少	896

13　収益収支・資本収支合計（百万円）（100床当たり、黒字順）	
(公) 北海道立子ども総合医療・療育センター	▲ 76
(公) 千葉県立こども病院	▲ 138
(独) 大阪母子医療センター	▲ 190
(独) 宮城県立こども病院	▲ 240
(独) 神奈川県立こども医療センター	▲ 245
(独法) 平均	▲ 246
(公) 滋賀県立小児保健医療センター	▲ 275
(公) 群馬県立小児医療センター	▲ 320
(独) 静岡県立こども病院	▲ 326
(公) 兵庫県立こども病院	▲ 343
(公) あいち小児保健医療総合センター	▲ 400
(公企) 平均	▲ 501
(公) 埼玉県立小児医療センター	▲ 582
(公) 東京都立小児総合医療センター	▲ 971
最多－最少	895

14　自治体からの全体繰入額（百万円）（100床当たり、多い順）	
(公) 埼玉県立小児医療センター	▲ 2,214
(公) あいち小児保健医療総合センター	▲ 1,644
(公) 千葉県立こども病院	▲ 1,535
(公企) 平均	▲ 1,395
(公) 北海道立子ども総合医療・療育センター	▲ 1,272
(独) 宮城県立こども病院	▲ 1,265
(公) 東京都立小児総合医療センター	▲ 1,219
(独) 静岡県立こども病院	▲ 1,140
(公) 群馬県立小児医療センター	▲ 1,111
(公) 兵庫県立こども病院	▲ 1,041
(独法) 平均	▲ 870
(独) 神奈川県立こども医療センター	▲ 834
(公) 滋賀県立小児保健医療センター	▲ 709
(独) 大阪母子医療センター	▲ 455
最多－最少	▲ 1,759

15　自治体の年度負担額（百万円）（100床当たり、多い順）	
(公) 埼玉県立小児医療センター	▲ 2,796
(公) 東京都立小児総合医療センター	▲ 2,190
(公) あいち小児保健医療総合センター	▲ 2,044
(公企) 平均	▲ 1,897
(公) 千葉県立こども病院	▲ 1,672
(独) 宮城県立こども病院	▲ 1,505
(独) 静岡県立こども病院	▲ 1,466
(公) 群馬県立小児医療センター	▲ 1,431
(公) 兵庫県立こども病院	▲ 1,384
(公) 北海道立子ども総合医療・療育センター	▲ 1,348
(独法) 平均	▲ 1,116
(独) 神奈川県立こども医療センター	▲ 1,079
(公) 滋賀県立小児保健医療センター	▲ 984
(独) 大阪母子医療センター	▲ 645
最多－最少	▲ 2,151

16　純粋医業収支（百万円）（100床当たり、黒字順）	
(独) 大阪母子医療センター	▲ 64
(公) 兵庫県立こども病院	▲ 575
(独法) 平均	▲ 622
(公) 滋賀県立小児保健医療センター	▲ 667
(公) 北海道立子ども総合医療・療育センター	▲ 670
(独) 静岡県立こども病院	▲ 762
(独) 神奈川県立こども医療センター	▲ 874
(公) 東京都立小児総合医療センター	▲ 876
(独) 宮城県立こども病院	▲ 877
(公企) 平均	▲ 906
(公) あいち小児保健医療総合センター	▲ 1,014
(公) 群馬県立小児医療センター	▲ 1,101
(公) 千葉県立こども病院	▲ 1,112
(公) 埼玉県立小児医療センター	▲ 1,198
最多－最少	1,134

添付資料 D－3　令元／子ども系病院項目別ランク表Ⅱ（全体）

17　入院診療収入（千円）（患者1人1日当たり、多い順）	
（公）あいち小児保健医療総合センター	117
（独）静岡県立こども病院	98
（公）埼玉県立小児医療センター	96
（公）兵庫県立こども病院	93
（独）大阪母子医療センター	92
（公）千葉県立こども病院	89
（公）群馬県立小児医療センター	87
（独法）平均	87
（独）宮城県立こども病院	82
（公企）平均	82
（独）神奈川県立こども医療センター	75
（公）東京都立小児総合医療センター	68
（公）滋賀県立小児保健医療センター	62
（公）北海道立子ども総合医療・療育センター	43
最多－最少	74

18　外来診療収入（千円）（患者1人1日当たり、多い順）	
（公）千葉県立こども病院	34
（公）あいち小児保健医療総合センター	20
（公）埼玉県立小児医療センター	20
（公企）平均	19
（公）兵庫県立こども病院	18
（独）大阪母子医療センター	17
（公）群馬県立小児医療センター	17
（独）宮城県立こども病院	16
（独）神奈川県立こども医療センター	16
（公）滋賀県立小児保健医療センター	16
（独法）平均	16
（独）静岡県立こども病院	14
（公）北海道立子ども総合医療・療育センター	14
（公）東京都立小児総合医療センター	11
最多－最少	23

19　医師（人数）（100床当たり、多い順）	
（公）兵庫県立こども病院	56.2
（独）静岡県立こども病院	52.7
（独）大阪母子医療センター	45.6
（公）あいち小児保健医療総合センター	42.0
（公）千葉県立こども病院	41.1
（公）群馬県立小児医療センター	40.0
（独法）平均	39.4
（公）埼玉県立小児医療センター	38.6
（公企）平均	35.4
（独）宮城県立こども病院	34.4
（独）神奈川県立こども医療センター	24.9
（公）東京都立小児総合医療センター	24.2
（公）北海道立子ども総合医療・療育センター	20.7
（公）滋賀県立小児保健医療センター	20.0
最多－最少	36.2

20　看護部門（人数）（100床当たり、多い順）	
（公）兵庫県立こども病院	177.9
（公）あいち小児保健医療総合センター	173.5
（公）群馬県立小児医療センター	173.3
（公）埼玉県立小児医療センター	166.1
（独）静岡県立こども病院	161.4
（公）千葉県立こども病院	161.3
（公企）平均	146.1
（独法）平均	144.1
（独）大阪母子医療センター	141.6
（独）神奈川県立こども医療センター	140.5
（独）宮城県立こども病院	132.8
（公）東京都立小児総合医療センター	113.5
（公）北海道立子ども総合医療・療育センター	105.9
（公）滋賀県立小児保健医療センター	97.0
最多－最少	80.9

21　全職員（人数）（100床当たり、多い順）	
（公）群馬県立小児医療センター	288.0
（独）静岡県立こども病院	281.3
（公）兵庫県立こども病院	275.9
（公）あいち小児保健医療総合センター	271.5
（公）千葉県立こども病院	263.3
（公）埼玉県立小児医療センター	252.5
（公企）平均	234.7
（独法）平均	232.4
（独）宮城県立こども病院	224.5
（独）大阪母子医療センター	223.5
（独）神奈川県立こども医療センター	200.2
（公）滋賀県立小児保健医療センター	185.0
（公）北海道立子ども総合医療・療育センター	174.9
（公）東京都立小児総合医療センター	166.8
最多－最少	121.2

22　医師／平均給与月額（千円）・平均年齢（歳）（給与多い順）		
（公）あいち小児保健医療総合センター	1,711	42.3
（公）千葉県立こども病院	1,517	49.2
（独）静岡県立こども病院	1,490	45.0
（公）群馬県立小児医療センター	1,475	42.8
（公企）平均	1,412	44.7
（公）埼玉県立小児医療センター	1,409	44.9
（公）北海道立子ども総合医療・療育センター	1,378	47.0
（独法）平均	1,354	44.9
（独）宮城県立こども病院	1,352	43.6
（公）滋賀県立小児保健医療センター	1,304	42.9
（独）神奈川県立こども医療センター	1,287	46.2
（独）大阪母子医療センター	1,285	44.8
（公）兵庫県立こども病院	1,276	45.4
（公）東京都立小児総合医療センター	1,222	43.2
最多－最少	489	

23　看護師／平均給与月額（千円）・平均年齢（歳）（給与多い順）		
（公）群馬県立小児医療センター	541	39.7
（公）東京都立小児総合医療センター	536	38.0
（公）埼玉県立小児医療センター	522	34.2
（公）滋賀県立小児保健医療センター	512	37.7
（公）千葉県立こども病院	508	38.3
（公）北海道立子ども総合医療・療育センター	504	38.0
（公企）平均	502	37.0
（独）神奈川県立こども医療センター	500	35.0
（独）大阪母子医療センター	490	35.6
（独法）平均	477	35.2
（独）静岡県立こども病院	476	36.0
（公）あいち小児保健医療総合センター	455	32.8
（独）宮城県立こども病院	440	34.2
（公）兵庫県立こども病院	436	37.1
最多－最少	105	

24　全職員／平均給与月額（千円）・平均年齢（歳）（給与多い順）		
（公）群馬県立小児医療センター	667	40.7
（公）埼玉県立小児医療センター	663	36.9
（公）あいち小児保健医療総合センター	660	35.8
（公）東京都立小児総合医療センター	659	39.4
（独）神奈川県立こども医療センター	642	37.7
（公企）平均	633	39.2
（独）静岡県立こども病院	630	38.2
（公）滋賀県立小児保健医療センター	621	41.7
（独法）平均	617	37.8
（公）千葉県立こども病院	616	39.7
（公）北海道立子ども総合医療・療育センター	615	40.6
（独）大阪母子医療センター	614	37.8
（独）宮城県立こども病院	583	37.3
（公）兵庫県立こども病院	559	39.1
最多－最少	108	

添付資料 E－1　　令元／県立病院経営実績比較表 I （地方公営企業）

区分																	
区分	経営形態			地方公営企業													
	都道府県名			茨城県						群馬県							
	病院名			①茨城県立中央病院		②茨城県立こころの医療センター		合計		③群馬県立心臓血管センター		④群馬県立がんセンター		⑤群馬県立精神医療センター		⑥群馬県立小児医療センター	
	病床数（床）			500		276		776		195		314		265		150	
診療実績	病床利用率（%）			79.0	—	78.4	—	157.4	—	71.8	—	63.0	—	68.4	—	71.9	—
	平均在院日数（日）			12.3	—	—	—	12.3	—	10.4	—	12.8	—	—	—	11.0	—
	1日平均患者数	入院患者数（人）		395	28.1%	217	42.3%	612	31.9%	140	32.2%	198	33.2%	181	63.1%	108	35.3%
		外来患者数（人）		1,013	71.9%	296	57.7%	1,309	68.1%	295	67.8%	398	66.8%	106	36.9%	198	64.7%
		合計		1,408	100%	513	100%	1,921	100%	435	100%	596	100%	287	100%	306	100%
収益収支会計（百万円）	収入	医業収益	入院	9,619	51.2%	2,100	54.1%	11,719	51.7%	7,173	76.2%	4,255	41.3%	1,747	59.3%	3,420	54.1%
			外来	5,688	30.3%	530	13.6%	6,218	27.4%	849	9.0%	4,277	41.5%	235	8.0%	823	13.0%
			その他医業収益	387	2.1%	255	6.6%	642	2.8%	218	2.3%	319	3.1%	66	2.2%	294	4.7%
			（うち他会計負担金）	184	1.0%	243	6.3%	427	1.9%	81	0.9%	18	0.2%	37	1.3%	157	2.5%
			小計	15,694	83.5%	2,884	74.3%	18,578	81.9%	8,241	87.5%	8,851	85.9%	2,048	69.5%	4,538	71.8%
		医業外収益	他会計補助・負担金	2,111	11.2%	769	19.8%	2,880	12.7%	629	6.7%	718	7.0%	664	22.5%	1,323	20.9%
			長期前受金戻入	458	2.4%	140	3.6%	598	2.6%	353	3.7%	624	6.1%	152	5.2%	275	4.3%
			その他医業外収益	539	2.9%	89	2.3%	628	2.8%	196	2.1%	107	1.0%	82	2.8%	186	2.9%
			小計	3,108	16.5%	998	25.7%	4,106	18.1%	1,178	12.5%	1,449	14.1%	898	30.5%	1,784	28.2%
		合計		18,802	100%	3,883	100%	22,685	100%	9,419	100%	10,300	100%	2,946	100%	6,322	100%
	支出	医業費用	職員給与費｛構成比率、対医業収益比率｝	8,335	44.2%	2,713	68.2%	11,048	48.4%	3,081	32.2%	3,668	33.6%	1,771	63.0%	3,341	50.9%
					53.1%		94.1%		59.5%		37.4%		41.4%		86.5%		73.6%
			材料費｛構成比率、対医業収益比率｝	5,114	27.1%	152	3.8%	5,266	23.1%	3,905	40.9%	3,673	33.7%	163	5.8%	1,130	17.2%
					32.6%		5.3%		28.3%		47.4%		41.5%		8.0%		24.9%
			（うち医薬品費）	2,772	14.7%	122	3.1%	2,894	12.7%	292	3.1%	2,688	24.7%	90	3.2%	563	8.6%
			減価償却費	1,140	6.0%	320	8.0%	1,460	6.4%	767	8.0%	1,157	10.6%	260	9.3%	491	7.5%
			経費｛構成比率、対医業収益比率｝	3,394	18.0%	651	16.4%	4,045	17.7%	1,589	16.6%	1,936	17.8%	519	18.5%	1,424	21.7%
					21.6%		22.6%		21.8%		19.3%		21.9%		25.3%		31.4%
			（うち委託料）	1,414	7.5%	350	8.8%	1,764	7.7%	759	7.9%	964	8.8%	238	8.5%	565	8.6%
			その他医業費用	71	0.4%	14	0.4%	85	0.4%	65	0.7%	146	1.3%	11	0.4%	51	0.8%
			小計	18,054	95.7%	3,850	96.8%	21,904	95.9%	9,407	98.4%	10,580	97.0%	2,724	96.9%	6,437	98.1%
		医業外費用	支払利息	80	0.4%	51	1.3%	131	0.6%	61	0.6%	27	0.2%	73	2.6%	10	0.2%
			その他	722	3.8%	74	1.9%	796	3.5%	88	0.9%	294	2.7%	12	0.4%	98	1.5%
			小計	802	4.3%	125	3.1%	927	4.1%	149	1.6%	321	2.9%	85	3.0%	108	1.6%
		特別損失		3	0.0%	4	0.1%	7	0.0%	0	—	1	0.0%	0	—	16	0.2%

		合計	18,859	100%	3,979	100%	22,838	100%	9,556	100%	10,902	100%	2,810	100%	6,562	100%
	収支差（赤字は▲）		▲ 57	—	▲ 96	—	▲ 153	—	▲ 137	—	▲ 602	—	136	—	▲ 240	—
資本収支会計（百万円）	収入	企業債	613	50.3%	40	22.1%	653	46.7%	444	46.6%	978	62.0%	35	11.0%	497	72.8%
		他会計補助・負担金	597	49.0%	138	76.2%	735	52.5%	508	53.4%	600	38.0%	280	88.3%	186	27.2%
		その他	8	0.7%	4	2.2%	12	0.9%	0	—	0	—	2	0.6%	0	—
		合計	1,218	100%	181	100%	1,399	100%	952	100%	1,578	100%	317	100%	683	100%
	支出	建設改良費	1,014	47.6%	47	14.5%	1,061	43.2%	456	31.8%	1,010	47.5%	43	8.7%	520	56.3%
		企業債償還金	1,112	52.2%	276	85.2%	1,388	56.5%	976	68.2%	1,117	52.5%	452	91.3%	403	43.7%
		その他	5	0.2%	0	—	5	0.2%	0	—	0	—	0	—	0	—
		合計	2,131	100%	324	100%	2,455	100%	1,432	100%	2,128	100%	495	100%	923	100%
	収支差（赤字は▲）		▲ 913	—	▲ 142	—	▲ 1,055	—	▲ 480	—	▲ 550	—	▲ 178	—	▲ 240	—

（備考）
・茨城県立こども病院は一部統計資料が不明のため対象から除外。
・資本収支会計の出典元は総務省の地方公営企業年鑑の病院事業

添付資料 E－1　令元／県立病院経営実績比較表Ⅱ（地方公営企業）

区分			経営形態	地方公営企業											
			都道府県名	群馬県		埼玉県								千葉県	
			病院名	合計		⑦埼玉県立循環器・呼吸器病センター		⑧埼玉県立がんセンター		⑨埼玉県立小児医療センター		⑩埼玉県立精神医療センター		合計		⑪千葉県立循環器病センター	
			病床数（床）	924		343		503		316		183		1,345		220	
診療実績	病床利用率（%）			275.1	—	75.2	—	76.6	—	81.4	—	82.9	—	316.1	—	58.7	—
	平均在院日数（日）			34.2	—	14.2	—	13.3	—	12.2	—	—	—	39.7	—	15.6	—
	1日平均患者数	入院患者数（人）		627	38.6%	258	44.5%	385	30.5%	257	30.5%	152	55.3%	1,052	35.6%	129	28.2%
		外来患者数（人）		997	61.4%	322	55.5%	876	69.5%	585	69.5%	123	44.7%	1,906	64.4%	328	71.8%
		合計		1,624	100%	580	100%	1,261	100%	842	100%	275	100%	2,958	100%	457	100%
収益収支会計（百万円）	収入	医業収益	入院	16,595	57.2%	7,813	58.5%	9,642	44.0%	9,032	47.1%	1,823	52.5%	28,310	48.9%	4,257	55.1%
			外来	6,184	21.3%	2,204	16.5%	7,752	35.4%	2,846	14.9%	212	6.1%	13,014	22.5%	938	12.1%
			その他医業収益	897	3.1%	398	3.0%	861	3.9%	1,375	7.2%	334	9.6%	2,968	5.1%	221	2.9%
			（うち他会計負担金）	293	1.0%	236	1.8%	35	0.2%	1,096	5.7%	244	7.0%	1,611	2.8%	165	2.1%
			小計	23,678	81.7%	10,416	78.1%	18,255	83.3%	13,254	69.2%	2,369	68.3%	44,294	76.5%	5,416	70.1%
		医業外収益	他会計補助・負担金	3,334	11.5%	2,517	18.9%	2,680	12.2%	4,934	25.7%	952	27.4%	11,083	19.1%	1,621	21.0%
			長期前受金戻入	1,404	4.8%	286	2.1%	699	3.2%	667	3.5%	121	3.5%	1,773	3.1%	290	3.8%
			その他医業外収益	571	2.0%	127	1.0%	291	1.3%	308	1.6%	30	0.9%	756	1.3%	397	5.1%
			小計	5,309	18.3%	2,930	22.0%	3,670	16.7%	5,909	30.8%	1,103	31.8%	13,612	23.5%	2,308	29.9%
		合計		28,987	100%	13,345	100%	21,925	100%	19,163	100%	3,471	100%	57,904	100%	7,724	100%
	支出	医業費用	職員給与費｛構成比率、対医業収益比率｝	11,861	39.8%	6,212	43.9%	8,231	37.7%	8,782	43.9%	2,342	67.1%	25,567	43.0%	4,543	50.9%
					50.1%		59.6%		45.1%		66.3%		98.9%		57.7%		83.9%
			材料費｛構成比率、対医業収益比率｝	8,871	29.7%	3,935	27.8%	7,031	32.2%	3,860	19.3%	153	4.4%	14,979	25.2%	1,933	21.7%
					37.5%		37.8%		38.5%		29.1%		6.5%		33.8%		35.7%
			（うち医薬品費）	3,633	12.2%	1,002	7.1%	5,003	22.9%	2,294	11.5%	83	2.4%	8,382	14.1%	387	4.3%
			減価償却費	2,675	9.0%	1,105	7.8%	1,730	7.9%	2,463	12.3%	298	8.5%	5,596	9.4%	523	5.9%
			経費｛構成比率、対医業収益比率｝	5,468	18.3%	2,077	14.7%	3,315	15.2%	3,021	15.1%	601	17.2%	9,014	15.2%	1,357	15.2%
					23.1%		19.9%		18.2%		22.8%		25.4%		20.4%		25.1%
			（うち委託料）	2,526	8.5%	1,185	8.4%	1,951	8.9%	1,668	8.3%	353	10.1%	5,157	8.7%	729	8.2%
			その他医業費用	273	0.9%	63	0.4%	230	1.1%	85	0.4%	17	0.5%	395	0.7%	69	0.8%
			小計	29,148	97.7%	13,392	94.7%	20,537	94.2%	18,211	91.1%	3,411	97.7%	55,551	93.5%	8,425	94.4%
		医業外費用	支払利息	171	0.6%	112	0.8%	233	1.1%	204	1.0%	1	0.0%	550	0.9%	144	1.6%
			その他	492	1.6%	638	4.5%	1,038	4.8%	936	4.7%	78	2.2%	2,690	4.5%	356	4.0%
			小計	663	2.2%	750	5.3%	1,271	5.8%	1,140	5.7%	79	2.3%	3,240	5.5%	500	5.6%
		特別損失		17	0.1%	1	0.0%	0	—	638	3.2%	0	—	639	1.1%	0	—

		合計	29,830	100%	14,143	100%	21,808	100%	19,990	100%	3,490	100%	59,431	100%	8,925	100%
	収支差（赤字は▲）		▲ 843	—	▲ 798	—	117	—	▲ 827	—	▲ 20	—	▲ 1,527	—	▲ 1,201	—
資本収支会計（百万円）	収入	企業債	1,954	55.4%	1,051	66.4%	1,909	77.9%	179	15.6%	112	51.6%	3,251	60.2%	359	42.4%
		他会計補助・負担金	1,574	44.6%	528	33.4%	538	22.0%	968	84.4%	105	48.4%	2,139	39.6%	626	74.0%
		その他	2	0.1%	4	0.3%	3	0.1%	0	—	0	—	7	0.1%	▲ 139	-16.4%
		合計	3,530	100%	1,583	100%	2,450	100%	1,147	100%	217	100%	5,397	100%	846	100%
	支出	建設改良費	2,029	40.8%	1,109	54.4%	1,940	65.9%	231	10.7%	120	40.8%	3,400	45.7%	395	28.9%
		企業債償還金	2,948	59.2%	931	45.6%	1,002	34.0%	1,928	89.3%	174	59.2%	4,035	54.3%	973	71.1%
		その他	0	—	0	—	0	—	0	—	0	—	0	—	0	—
		合計	4,978	100%	2,040	100%	2,943	100%	2,158	100%	294	100%	7,435	100%	1,368	100%
	収支差（赤字は▲）		▲ 1,448	—	▲ 457	—	▲ 493	—	▲ 1,012	—	▲ 77	—	▲ 2,039	—	▲ 522	—

（備考）
・茨城県立こども病院は一部統計資料が不明のため対象から除外。
・資本収支会計の出典元は総務省の地方公営企業年鑑の病院事業

添付資料 E－1　令元／県立病院経営実績比較表Ⅲ（地方公営企業）

区分			経営形態	地方公営企業													
			都道府県名	千葉県												病院平均	
			病院名	⑫千葉県立佐原病院		⑬千葉県立精神科医療センター		⑭千葉県立がんセンター		⑮千葉県立救急医療センター		⑯千葉県立こども病院		合計			
			病床数（床）	241		50		341		100		224		1,176		264 (4,221/16)	
診療実績			病床利用率（%）	49.1	—	92.0	—	74.5	—	75.9	—	63.1	—	413.3	—	72.6	—
			平均在院日数（日）	15.6	—	—	—	12.3	—	14.4	—	11.2	—	69.1	—	12.9	—
	1日平均患者数		入院患者数（人）	118	24.9%	46	37.7%	254	31.4%	76	75.2%	141	28.4%	764	31.1%	191	34.1%
			外来患者数（人）	356	75.1%	76	62.3%	555	68.6%	25	24.8%	356	71.6%	1,696	68.9%	369	65.9%
			合計	474	100%	122	100%	809	100%	101	100%	497	100%	2,460	100%	560	100%
収益収支会計（百万円）	収入	医業収益	入院	1,877	50.3%	579	36.4%	5,963	38.2%	2,955	51.2%	4,616	41.8%	20,247	44.5%	4,804	49.6%
			外来	917	24.6%	367	23.1%	5,792	37.1%	164	2.8%	2,872	26.0%	11,050	24.3%	2,279	23.5%
			その他医業収益	221	5.9%	114	7.2%	558	3.6%	2,324	40.3%	287	2.6%	3,725	8.2%	515	5.3%
			（うち他会計負担金）	146	3.9%	106	6.7%	425	2.7%	2,307	40.0%	254	2.3%	3,403	7.5%	358	3.7%
			小計	3,015	80.8%	1,060	66.6%	12,314	79.0%	5,443	94.3%	7,775	70.4%	35,023	77.0%	7,598	78.4%
		医業外収益	他会計補助・負担金	537	14.4%	476	29.9%	2,635	16.9%	152	2.6%	2,988	27.0%	8,409	18.5%	1,607	16.6%
			長期前受金戻入	107	2.9%	25	1.6%	292	1.9%	145	2.5%	242	2.2%	1,101	2.4%	305	3.1%
			その他医業外収益	74	2.0%	30	1.9%	354	2.3%	30	0.5%	44	0.4%	929	2.0%	180	1.9%
			小計	718	19.2%	531	33.4%	3,281	21.0%	327	5.7%	3,274	29.6%	10,439	23.0%	2,092	21.6%
		合計		3,733	100%	1,591	100%	15,595	100%	5,769	100%	11,049	100%	45,461	100%	9,690	100%
	支出	医業費用	職員給与費｛構成比率、対医業収益比率｝	3,067	59.2% 101.7%	1,113	68.4% 105.0%	7,143	44.0% 58.0%	3,266	58.9% 60.0%	5,485	49.8% 70.5%	24,617	50.7% 70.3%	4,568	45.5% 60.1%
			材料費｛構成比率、対医業収益比率｝	555	10.7% 18.4%	215	13.2% 20.3%	5,156	31.7% 41.9%	1,025	18.5% 18.8%	2,989	27.1% 38.4%	11,873	24.5% 33.9%	2,562	25.5% 33.7%
			（うち医薬品費）	190	3.7%	192	11.8%	3,728	22.9%	101	1.8%	2,414	21.9%	7,012	14.4%	1,370	13.6%
			減価償却費	208	4.0%	46	2.8%	624	3.8%	263	4.7%	463	4.2%	2,127	4.4%	741	7.4%
			経費｛構成比率、対医業収益比率｝	1,091	21.1% 36.2%	201	12.3% 19.0%	2,328	14.3% 18.9%	735	13.3% 13.5%	1,506	13.7% 19.4%	7,218	14.9% 20.6%	1,609	16.0% 21.2%
			（うち委託料）	403	7.8%	111	6.8%	1,193	7.3%	455	8.2%	857	7.8%	3,748	7.7%	825	8.2%
			その他医業費用	26	0.5%	9	0.6%	117	0.7%	44	0.8%	80	0.7%	345	0.7%	69	0.7%
			小計	4,947	95.6%	1,584	97.3%	15,368	94.6%	5,333	96.2%	10,523	95.5%	46,180	95.1%	9,549	95.1%
		医業外費用	支払利息	36	0.7%	0	—	11	0.1%	5	0.1%	16	0.1%	212	0.4%	67	0.7%
			その他	194	3.7%	44	2.7%	870	5.4%	207	3.7%	478	4.3%	2,149	4.4%	383	3.8%
			小計	230	4.4%	44	2.7%	881	5.4%	212	3.8%	494	4.5%	2,361	4.9%	449	4.5%
		特別損失		0	—	0	—	3	0.0%	0	—	0	—	3	0.0%	42	0.4%

		合計	5,177	100%	1,628	100%	16,251	100%	5,545	100%	11,016	100%	48,542	100%	10,040	100%
	収支差（赤字は▲）		▲ 1,444	—	▲ 37	—	▲ 656	—	225	—	33	—	▲ 3,081	—	▲ 350	—
資本収支会計（百万円）	収入	企業債	424	73.9%	24	70.6%	10,931	872.4%	162	54.0%	323	90.0%	12,223	363.1%	1,130	132.1%
		他会計補助・負担金	193	33.6%	10	29.4%	373	29.8%	138	46.0%	196	54.6%	1,536	45.6%	374	43.7%
		その他	▲ 43	-7.5%	0	—	▲ 10,051	-802.2%	0	—	▲ 159	-44.3%	▲ 10,392	-308.7%	▲ 648	-75.7%
		合計	574	100%	34	100%	1,253	100%	300	100%	359	100%	3,366	100%	856	100%
	支出	建設改良費	403	56.8%	35	68.6%	1,018	60.2%	217	47.1%	353	50.4%	2,421	48.6%	557	44.9%
		企業債償還金	306	43.2%	16	31.4%	674	39.9%	244	52.9%	348	49.7%	2,561	51.4%	683	55.1%
		その他	0	—	0	—	0	—	0	—	0	—	0	—	0	0.0%
		合計	709	100%	51	100%	1,691	100%	461	100%	700	100%	4,980	100%	1,241	100%
	収支差（赤字は▲）		▲ 135	—	▲ 17	—	▲ 439	—	▲ 161	—	▲ 341	—	▲ 1,615	—	▲ 385	—

（備考）
・茨城県立こども病院は一部統計資料が不明のため対象から除外。
・資本収支会計の出典元は総務省の地方公営企業年鑑の病院事業

添付資料 E－2　令元／県立病院経営実績分析表Ⅰ（地方公営企業）

区分			経営形態	地方公営企業													
			都道府県名	茨城県						群馬県							
			病院名	①茨城県立中央病院		②茨城県立こころの医療センター		合計		③群馬県立心臓血管センター		④群馬県立がんセンター		⑤群馬県立精神医療センター		⑥群馬県立小児医療センター	
			病床数（床）	500		276		776		195		314		265		150	
経営実績分析	全体収入		入院収益	9,619	51.2%	2,100	54.1%	11,719	51.7%	7,173	76.2%	4,255	41.3%	1,747	59.3%	3,420	54.1%
			100床当たり入院収益	1,924	〃	761	〃	1,510	〃	3,678	〃	1,355	〃	659	〃	2,280	〃
			外来収益	5,688	30.3%	530	13.6%	6,218	27.4%	849	9.0%	4,277	41.5%	235	8.0%	823	13.0%
			100床当たり外来収益	1,138	〃	192	〃	801	〃	435	〃	1,362	〃	89	〃	549	〃
			入院・外来収益	15,307	81.4%	2,630	67.7%	17,937	79.1%	8,022	85.2%	8,532	82.8%	1,982	67.3%	4,243	67.1%
			100床当たり入院・外来収益	3,061	〃	953	〃	2,311	〃	4,114	〃	2,717	〃	748	〃	2,829	〃
			その他収益	3,495	18.6%	1,253	32.3%	4,748	20.9%	1,397	14.8%	1,768	17.2%	964	32.7%	2,079	32.9%
			100床当たりその他収益	699	〃	454	〃	612	〃	716	〃	563	〃	364	〃	1,386	〃
			収益合計	18,802	100%	3,883	100%	22,685	100%	9,419	100%	10,300	100%	2,946	100%	6,322	100%
			100床当たり収益合計	3,760	〃	1,407	〃	2,923	〃	4,830	〃	3,280	〃	1,112	〃	4,215	〃
	全体支出		職員給与費	8,335	44.2%	2,713	68.2%	11,048	48.4%	3,081	32.2%	3,668	33.6%	1,771	63.0%	3,341	50.9%
			100床当たり給与費	1,667	〃	983	〃	1,424	〃	1,580	〃	1,168	〃	668	〃	2,227	〃
			材料費	5,114	27.1%	152	3.8%	5,266	23.1%	3,905	40.9%	3,673	33.7%	163	5.8%	1,130	17.2%
			100床当たり材料費	1,023	〃	55	〃	679	〃	2,003	〃	1,170	〃	62	〃	753	〃
			経費	3,394	18.0%	651	16.4%	4,045	17.7%	1,589	16.6%	1,936	17.8%	519	18.5%	1,424	21.7%
			100床当たり経費	679	〃	236	〃	521	〃	815	〃	617	〃	196	〃	949	〃
			3費用合計	16,843	89.3%	3,516	88.4%	20,359	89.1%	8,575	89.7%	9,277	85.1%	2,453	87.3%	5,895	89.8%
			100床当たり3費用	3,369	〃	1,274	〃	2,624	〃	4,397	〃	2,954	〃	926	〃	3,930	〃
			その他費用	2,016	10.7%	463	11.6%	2,479	10.9%	981	10.3%	1,625	14.9%	357	12.7%	667	10.2%
			100床当たりその他費用	403	〃	168	〃	319	〃	503	〃	518	〃	135	〃	445	〃
			費用合計	18,859	100%	3,979	100%	22,838	100%	9,556	100%	10,902	100%	2,810	100%	6,562	100%
			100床当たり費用合計	3,772	〃	1,442	〃	2,943	〃	4,901	〃	3,472	〃	1,060	〃	4,375	〃
	自治体の年度負担額	会計収支	収益収支会計	▲ 57	1.5%	▲ 96	6.9%	▲ 153	2.9%	▲ 137	7.5%	▲ 602	24.2%	136	-13.3%	▲ 240	11.2%
			100床当たり	▲ 11	〃	▲ 35	〃	▲ 20	〃	▲ 70	〃	▲ 192	〃	51	〃	▲ 160	〃
			資本収支会計	▲ 913	23.6%	▲ 142	10.2%	▲ 1,055	20.1%	▲ 480	26.2%	▲ 550	22.1%	▲ 178	17.4%	▲ 240	11.2%
			100床当たり	▲ 183	〃	▲ 51	〃	▲ 136	〃	▲ 246	〃	▲ 175	〃	▲ 67	〃	▲ 160	〃
			合計　(a)	▲ 970	25.1%	▲ 238	17.2%	▲ 1,208	23.0%	▲ 617	33.6%	▲ 1,152	46.3%	▲ 42	4.1%	▲ 480	22.4%
			100床当たり	▲ 194	〃	▲ 86	〃	▲ 156	〃	▲ 316	〃	▲ 367	〃	▲ 16	〃	▲ 320	〃
		他会計からの繰入金（▲マイナス表示）	収益収支会計	▲ 2,295	59.4%	▲ 1,011	72.9%	▲ 3,306	63.0%	▲ 709	38.6%	▲ 736	29.6%	▲ 701	68.5%	▲ 1,480	69.0%
			資本収支会計	▲ 597	15.5%	▲ 138	9.9%	▲ 735	14.0%	▲ 508	27.7%	▲ 600	24.1%	▲ 280	27.4%	▲ 186	8.7%

			合計 (b)	▲ 2,892	74.9%	▲ 1,149	82.8%	▲ 4,041	77.0%	▲ 1,218	66.4%	▲ 1,336	53.7%	▲ 981	95.9%	▲ 1,666	77.6%
			100床当たり	▲ 578	〃	▲ 416	〃	▲ 521	〃	▲ 625	〃	▲ 425	〃	▲ 370	〃	▲ 1,111	〃
		合計 (a) + (b)		▲ 3,862	100%	▲ 1,387	100%	▲ 5,249	100%	▲ 1,835	100%	▲ 2,488	100%	▲ 1,023	100%	▲ 2,146	100%
		100床当たり負担額		▲ 772	〃	▲ 503	〃	▲ 676	〃	▲ 941	〃	▲ 792	〃	▲ 386	〃	▲ 1,431	〃
	純粋医業収支	100床当たり入院・外来収益		3,061	—	953	—	2,311	—	4,114	—	2,717	—	748	—	2,829	—
		100床当たり3費用		3,369	—	1,274	—	2,624	—	4,397	—	2,954	—	926	—	3,930	—
		収支差		▲ 308	—	▲ 321	—	▲ 313	—	▲ 283	—	▲ 237	—	▲ 178	—	▲ 1,101	—
診療実績分析	診療収入(千円)	患者1人1日当たり	入院	67	—	27	—	94	—	140	—	59	—	26	—	87	—
			外来	23	—	7	—	30	—	12	—	45	—	9	—	17	—
	職員1人1日当たり患者数(人)	医師	入院	2.6	—	9.8	—	12.4	—	3.0	—	3.4	—	11.2	—	2.0	—
			外来	4.5	—	8.9	—	13.4	—	4.2	—	4.5	—	4.3	—	2.4	—
	100床当たり職員数(人)		医師	31.0	14.2%	8.0	8.0%	39.0	12.3%	23.6	12.0%	16.6	12.6%	6.2	7.7%	40.0	13.9%
			看護部門	132.4	60.6%	65.2	65.5%	197.6	62.1%	112.3	57.3%	80.2	60.7%	51.8	64.0%	173.3	60.2%
			全職員	218.6	100%	99.6	100%	318.2	100%	195.9	100%	132.1	100%	80.9	100%	288.0	100%
	平均給与月額(千円)		医師	1,274	—	1,248	—	2,522	—	1,528	—	1,432	—	1,358	—	1,475	—
			看護師	520	—	562	—	1,082	—	481	—	496	—	541	—	541	—
			全職員	632	—	618	—	1,250	—	608	—	637	—	600	—	667	—
	平均年齢(歳)		医師	46.8	—	42.8	—	89.6	—	47.8	—	47.7	—	39.3	—	42.8	—
			看護師	37.9	—	44.6	—	82.5	—	38.3	—	38.2	—	41.4	—	39.7	—
			全職員	39.3	—	44.1	—	83.4	—	40.6	—	41.0	—	42.0	—	40.7	—

添付資料 E－2　令元／県立病院経営実績分析表Ⅱ（地方公営企業）

区分			経営形態	地方公営企業													
			都道府県名	群馬県		埼玉県										千葉県	
			病院名	合計		⑦埼玉県立循環器・呼吸器病センター		⑧埼玉県立がんセンター		⑨埼玉県立小児医療センター		⑩埼玉県立精神医療センター		合計		⑪千葉県立循環器病センター	
			病床数（床）	924		343		503		316		183		1,345		220	
経営実績分析	全体収入		入院収益	16,595	57.2%	7,813	58.5%	9,642	44.0%	9,032	47.1%	1,823	52.5%	28,310	48.9%	4,257	55.1%
			100床当たり入院収益	1,796	〃	2,278	〃	1,917	〃	2,858	〃	996	〃	2,105	〃	1,935	〃
			外来収益	6,184	21.3%	2,204	16.5%	7,752	35.4%	2,846	14.9%	212	6.1%	13,014	22.5%	938	12.1%
			100床当たり外来収益	669	〃	643	〃	1,541	〃	901	〃	116	〃	968	〃	426	〃
			入院・外来収益	22,779	78.6%	10,017	75.1%	17,394	79.3%	11,878	62.0%	2,035	58.6%	41,324	71.4%	5,195	67.3%
			100床当たり入院・外来収益	2,465	〃	2,920	〃	3,458	〃	3,759	〃	1,112	〃	3,072	〃	2,361	〃
			その他収益	6,208	21.4%	3,328	24.9%	4,531	20.7%	7,285	38.0%	1,436	41.4%	16,580	28.6%	2,529	32.7%
			100床当たりその他収益	672	〃	970	〃	901	〃	2,305	〃	785	〃	1,233	〃	1,150	〃
			収益合計	28,987	100%	13,345	100%	21,925	100%	19,163	100%	3,471	100%	57,904	100%	7,724	100%
			100床当たり収益合計	3,137	〃	3,891	〃	4,359	〃	6,064	〃	1,897	〃	4,305	〃	3,511	〃
	全体支出		職員給与費	11,861	39.8%	6,212	43.9%	8,231	37.7%	8,782	43.9%	2,342	67.1%	25,567	43.0%	4,543	50.9%
			100床当たり給与費	1,284	〃	1,811	〃	1,636	〃	2,779	〃	1,280	〃	1,901	〃	2,065	〃
			材料費	8,871	29.7%	3,935	27.8%	7,031	32.2%	3,860	19.3%	153	4.4%	14,979	25.2%	1,933	21.7%
			100床当たり材料費	960	〃	1,147	〃	1,398	〃	1,222	〃	84	〃	1,114	〃	879	〃
			経費	5,468	18.3%	2,077	14.7%	3,315	15.2%	3,021	15.1%	601	17.2%	9,014	15.2%	1,357	15.2%
			100床当たり経費	592	〃	606	〃	659	〃	956	〃	328	〃	670	〃	617	〃
			3費用合計	26,200	87.8%	12,224	86.4%	18,577	85.2%	15,663	78.4%	3,096	88.7%	49,560	83.4%	7,833	87.8%
			100床当たり3費用	2,835	〃	3,564	〃	3,693	〃	4,957	〃	1,692	〃	3,685	〃	3,560	〃
			その他費用	3,630	12.2%	1,919	13.6%	3,231	14.8%	4,327	21.6%	394	11.3%	9,871	16.6%	1,092	12.2%
			100床当たりその他費用	393	〃	559	〃	642	〃	1,369	〃	215	〃	734	〃	496	〃
			費用合計	29,830	100%	14,143	100%	21,808	100%	19,990	100%	3,490	100%	59,431	100%	8,925	100%
			100床当たり費用合計	3,228	〃	4,123	〃	4,336	〃	6,326	〃	1,907	〃	4,419	〃	4,057	〃
	自治体の年度負担額	会計収支	収益収支会計	▲ 843	11.3%	▲ 798	17.6%	117	-3.2%	▲ 827	9.4%	▲ 20	1.4%	▲ 1,527	7.4%	▲ 1,201	29.0%
			100床当たり	▲ 91	〃	▲ 233	〃	23	〃	▲ 262	〃	▲ 11	〃	▲ 114	〃	▲ 546	〃
			資本収支会計	▲ 1,448	19.3%	▲ 457	10.1%	▲ 493	13.6%	▲ 1,012	11.5%	▲ 77	5.5%	▲ 2,039	9.8%	▲ 522	12.6%
			100床当たり	▲ 157	〃	▲ 133	〃	▲ 98	〃	▲ 320	〃	▲ 42	〃	▲ 152	〃	▲ 237	〃
			合計　(a)	▲ 2,291	30.6%	▲ 1,255	27.7%	▲ 376	10.4%	▲ 1,839	20.8%	▲ 97	6.9%	▲ 3,566	17.2%	▲ 1,723	41.7%
			100床当たり	▲ 248	〃	▲ 366	〃	▲ 75	〃	▲ 582	〃	▲ 53	〃	▲ 265	〃	▲ 783	〃
		他会計からの繰入金（▲マイナス表示）	収益収支会計	▲ 3,626	48.4%	▲ 2,753	60.7%	▲ 2,715	74.8%	▲ 6,030	68.2%	▲ 1,195	85.5%	▲ 14,934	72.1%	▲ 1,787	43.2%
			資本収支会計	▲ 1,574	21.0%	▲ 528	11.6%	▲ 538	14.8%	▲ 968	11.0%	▲ 105	7.5%	▲ 2,217	10.7%	▲ 626	15.1%

			合計 (b)	▲ 5,201	69.4%	▲ 3,281	72.3%	▲ 3,253	89.6%	▲ 6,997	79.2%	▲ 1,300	93.1%	▲ 17,150	82.8%	▲ 2,412	58.3%
			100床当たり	▲ 563	〃	▲ 957	〃	▲ 647	〃	▲ 2,214	〃	▲ 710	〃	▲ 1,275	〃	▲ 1,096	〃
		合計 (a) + (b)		▲ 7,492	100%	▲ 4,536	100%	▲ 3,629	100%	▲ 8,836	100%	▲ 1,397	100%	▲ 20,716	100%	▲ 4,135	100%
		100床当たり負担額		▲ 811	〃	▲ 1,322	〃	▲ 721	〃	▲ 2,796	〃	▲ 763	〃	▲ 1,540	〃	▲ 1,880	〃
	純粋医業収支	100床当たり入院・外来収益		2,465	—	2,920	—	3,458	—	3,759	—	1,112	—	3,072	—	2,361	—
		100床当たり3費用		2,835	—	3,564	—	3,693	—	4,957	—	1,692	—	3,685	—	3,560	—
		収支差		▲ 370	—	▲ 644	—	▲ 235	—	▲ 1,198	—	▲ 580	—	▲ 613	—	▲ 1,199	—
診療実績分析	診療収入(千円)	患者1人1日当たり	入院	312	—	83	—	68	—	96	—	33	—	280	—	90	—
			外来	83	—	28	—	36	—	20	—	7	—	91	—	12	—
	職員1人1日当たり患者数(人)	医師	入院	19.6	—	4.1	—	3.5	—	2.1	—	7.5	—	17.2	—	2.7	—
			外来	15.4	—	3.4	—	5.3	—	3.1	—	4.0	—	15.8	—	4.5	—
	100床当たり職員数(人)		医師	86.4	12.4%	16.6	9.7%	21.9	14.5%	38.6	15.3%	10.4	8.7%	87.5	12.6%	19.5	10.0%
			看護部門	417.6	59.9%	112.8	66.2%	97.2	64.3%	166.1	65.8%	81.4	67.7%	457.5	65.9%	124.1	63.9%
			全職員	696.9	100%	170.3	100%	151.1	100%	252.5	100%	120.2	100%	694.1	100%	194.1	100%
	平均給与月額(千円)		医師	5,793	—	1,548	—	1,402	—	1,409	—	1,275	—	5,634	—	1,669	—
			看護師	2,059	—	565	—	536	—	522	—	553	—	2,176	—	529	—
			全職員	2,512	—	664	—	668	—	663	—	615	—	2,610	—	632	—
	平均年齢(歳)		医師	177.6	—	44.6	—	46.8	—	44.9	—	52.4	—	188.7	—	46.7	—
			看護師	157.6	—	39.6	—	39.6	—	34.2	—	43.8	—	157.2	—	40.3	—
			全職員	164.3	—	40.2	—	41.0	—	36.9	—	44.8	—	162.9	—	40.5	—

添付資料 E－2　令元／県立病院経営実績分析表Ⅲ（地方公営企業）

区分			経営形態	地方公営企業													
			都道府県名	千葉県													
			病院名	⑫千葉県立佐原病院		⑬千葉県立精神科医療センター		⑭千葉県立がんセンター		⑮千葉県立救急医療センター		⑯千葉県立こども病院		合計		病院平均	
			病床数（床）	241		50		341		100		224		1,176		264 (4,221/16)	
経営実績分析	全体収入		入院収益	1,877	50.3%	579	36.4%	5,963	38.2%	2,955	51.2%	4,616	41.8%	20,247	44.5%	4,804	49.6%
			100床当たり入院収益	779	〃	1,158	〃	1,749	〃	2,955	〃	2,061	〃	1,722	〃	1,820	〃
			外来収益	917	24.6%	367	23.1%	5,792	37.1%	164	2.8%	2,872	26.0%	11,050	24.3%	2,279	23.5%
			100床当たり外来収益	380	〃	734	〃	1,699	〃	164	〃	1,282	〃	940	〃	863	〃
			入院・外来収益	2,794	74.8%	946	59.5%	11,755	75.4%	3,119	54.1%	7,488	67.8%	31,297	68.8%	7,084	73.1%
			100床当たり入院・外来収益	1,159	〃	1,892	〃	3,447	〃	3,119	〃	3,343	〃	2,661	〃	2,683	〃
			その他収益	939	25.2%	645	40.5%	3,840	24.6%	2,650	45.9%	3,561	32.2%	14,164	31.2%	2,606	26.9%
			100床当たりその他収益	390	〃	1,290	〃	1,126	〃	2,650	〃	1,590	〃	1,204	〃	987	〃
			収益合計	3,733	100%	1,591	100%	15,595	100%	5,769	100%	11,049	100%	45,461	100%	9,690	100%
			100床当たり収益合計	1,549	〃	3,182	〃	4,573	〃	5,769	〃	4,933	〃	3,866	〃	3,670	〃
	全体支出		職員給与費	3,067	59.2%	1,113	68.4%	7,143	44.0%	3,266	58.9%	5,485	49.8%	24,617	50.7%	4,568	45.5%
			100床当たり給与費	1,273	〃	2,226	〃	2,095	〃	3,266	〃	2,449	〃	2,093	〃	1,730	〃
			材料費	555	10.7%	215	13.2%	5,156	31.7%	1,025	18.5%	2,989	27.1%	11,873	24.5%	2,562	25.5%
			100床当たり材料費	230	〃	430	〃	1,512	〃	1,025	〃	1,334	〃	1,010	〃	970	〃
			経費	1,091	21.1%	201	12.3%	2,328	14.3%	735	13.3%	1,506	13.7%	7,218	14.9%	1,609	16.0%
			100床当たり経費	453	〃	402	〃	683	〃	735	〃	672	〃	614	〃	609	〃
			3費用合計	4,713	91.0%	1,529	93.9%	14,627	90.0%	5,026	90.6%	9,980	90.6%	43,708	90.0%	8,739	87.0%
			100床当たり3費用	1,956	〃	3,058	〃	4,289	〃	5,026	〃	4,455	〃	3,717	〃	3,310	〃
			その他費用	464	9.0%	99	6.1%	1,624	10.0%	519	9.4%	1,036	9.4%	4,834	10.0%	1,301	13.0%
			100床当たりその他費用	193	〃	198	〃	476	〃	519	〃	463	〃	411	〃	493	〃
			費用合計	5,177	100%	1,628	100%	16,251	100%	5,545	100%	11,016	100%	48,542	100%	10,040	100%
			100床当たり費用合計	2,148	〃	3,256	〃	4,766	〃	5,545	〃	4,918	〃	4,128	〃	3,803	〃
	自治体の年度負担額	会計収支	収益収支会計	▲ 1,444	58.8%	▲ 37	5.7%	▲ 656	14.5%	225	-8.9%	33	-0.9%	▲ 3,081	17.1%	▲ 350	10.9%
			100床当たり	▲ 599	〃	▲ 74	〃	▲ 192	〃	225	〃	15	〃	▲ 262	〃	▲ 133	〃
			資本収支会計	▲ 135	5.5%	▲ 17	2.6%	▲ 439	9.7%	▲ 161	6.4%	▲ 341	9.1%	▲ 1,615	9.0%	▲ 385	12.0%
			100床当たり	▲ 56	〃	▲ 34	〃	▲ 129	〃	▲ 161	〃	▲ 152	〃	▲ 137	〃	▲ 146	〃
			合計　(a)	▲ 1,579	64.3%	▲ 54	8.4%	▲ 1,095	24.2%	63	-2.5%	▲ 308	8.2%	▲ 4,696	26.0%	▲ 735	22.8%
			100床当たり	▲ 655	〃	▲ 108	〃	▲ 321	〃	63	〃	▲ 138	〃	▲ 399	〃	▲ 278	〃
		他会計からの繰入金（▲マイナス表示）	収益収支会計	▲ 684	27.9%	▲ 582	90.1%	▲ 3,060	67.6%	▲ 2,459	97.1%	▲ 3,242	86.5%	▲ 11,814	65.5%	▲ 2,105	65.4%
			資本収支会計	▲ 193	7.9%	▲ 10	1.5%	▲ 373	8.2%	▲ 138	5.4%	▲ 196	5.2%	▲ 1,536	8.5%	▲ 379	11.8%

			合計　(b)	▲ 876	35.7%	▲ 592	91.6%	▲ 3,433	75.8%	▲ 2,596	102.5%	▲ 3,438	91.8%	▲ 13,347	74.0%	▲ 2,484	77.2%
			100床当たり	▲ 363	〃	▲ 1,184	〃	▲ 1,007	〃	▲ 2,596	〃	▲ 1,535	〃	▲ 1,135	〃	▲ 941	〃
		合計 (a) + (b)		▲ 2,455	100%	▲ 646	100%	▲ 4,528	100%	▲ 2,533	100%	▲ 3,746	100%	▲ 18,043	100%	▲ 3,219	100%
		100床当たり負担額		▲ 1,019	〃	▲ 1,292	〃	▲ 1,328	〃	▲ 2,533	〃	▲ 1,672	〃	▲ 1,534	〃	▲ 1,220	〃
	純粋医業収支	100床当たり入院・外来収益		1,159	—	1,892	—	3,447	—	3,119	—	3,343	—	2,661	—	2,683	—
		100床当たり3費用		1,956	—	3,058	—	4,289	—	5,026	—	4,455	—	3,717	—	3,310	—
		収支差		▲ 797	—	▲ 1,166	—	▲ 842	—	▲ 1,907	—	▲ 1,112	—	▲ 1,056	—	▲ 627	—
診療実績分析	診療収入 (千円)	患者1人1日当たり	入院	43	—	34	—	64	—	106	—	89	—	426	—	70	—
			外来	11	—	13	—	43	—	18	—	34	—	131	—	21	—
	職員1人1日当たり患者数 (人)	医師	入院	4.8	—	3.1	—	2.4	—	1.8	—	1.5	—	16.3	—	4.1	—
			外来	9.4	—	5.2	—	3.5	—	0.6	—	2.5	—	25.7	—	4.4	—
	100床当たり職員数 (人)		医師	10.2	7.4%	28.0	13.5%	31.4	17.9%	46.0	14.4%	41.1	15.6%	176.2	13.6%	24.3	12.9%
			看護部門	82.9	60.1%	122.0	58.7%	95.3	54.2%	192.0	60.2%	161.3	61.3%	777.6	59.9%	115.6	61.5%
			全職員	137.9	100%	208.0	100%	175.7	100%	319.0	100%	263.3	100%	1,298.0	100%	188.0	100%
	平均給与月額 (千円)		医師	1,596	—	1,526	—	1,572	—	1,642	—	1,517	—	9,522	—	1,467	—
			看護師	577	—	571	—	540	—	529	—	508	—	3,254	—	536	—
			全職員	617	—	628	—	713	—	659	—	616	—	3,865	—	640	—
	平均年齢 (歳)		医師	49.0	—	44.3	—	48.3	—	46.9	—	49.2	—	284.4	—	46.3	—
			看護師	45.4	—	42.9	—	38.9	—	37.0	—	38.3	—	242.8	—	40.0	—
			全職員	44.3	—	42.1	—	41.2	—	39.5	—	39.7	—	247.3	—	41.1	—

添付資料 E－3　令元／都・県立病院経営実績比較表 I （地方独立行政法人）

区分																
	経営形態			地方独立行政法人												
	都道府県名			栃木県						東京都		神奈川県					
	病院名			①栃木県立がんセンター		②栃木県立リハビリテーションセンター		合計		③東京都健康長寿医療センター		④神奈川県立足柄上病院		⑤神奈川県立精神医療センター		⑥神奈川県立がんセンター	
	病床数（床）			291		153		444		550		296		323		415	
診療実績	病床利用率（%）			56.7	—	82.5	—	139.2		83.0	—	69.9	—	91.6	—	90.3	—
	平均在院日数（日）			11.9	—	(60.8)	—	11.9		11.8	—	14.1	—	—	—	10.6	—
	1日平均患者数	入院患者数（人）		165	25.4%	126	60.3%	291	33.9%	456	36.5%	207	30.6%	296	54.6%	375	25.8%
		外来患者数（人）		484	74.6%	83	39.7%	567	66.1%	794	63.5%	470	69.4%	246	45.4%	1,078	74.2%
		合計		649	100%	209	100%	858	100%	1,250	100%	677	100%	542	100%	1,453	100%
収益収支会計（百万円）	収入	医業収益	入院	3,881	39.7%	1,359	38.9%	5,240	39.5%	9,563	51.3%	3,670	59.8%	2,693	52.7%	10,252	42.1%
			外来	3,503	35.8%	169	4.8%	3,672	27.7%	2,922	15.7%	1,238	20.2%	440	8.6%	9,452	38.8%
			その他医業収益	2,208	22.6%	1,900	54.3%	4,108	30.9%	3,334	17.9%	1,069	17.4%	1,912	37.4%	4,308	17.7%
			（うち他会計負担金）	1,419	14.5%	1,226	35.1%	2,645	19.9%	2,584	13.9%	949	15.5%	1,744	34.1%	2,976	12.2%
			小計	9,592	98.0%	3,428	98.0%	13,020	98.0%	15,819	84.9%	5,977	97.5%	5,045	98.7%	24,012	98.6%
		医業外収益	他会計補助・負担金	61	0.6%	55	1.6%	116	0.9%	1,962	10.5%	53	0.9%	34	0.7%	189	0.8%
			長期前受金戻入	0	—	0	—	0	—	0	—	0	—	0	—	0	—
			その他医業外収益	130	1.3%	14	0.4%	144	1.1%	853	4.6%	103	1.7%	31	0.6%	159	0.7%
			小計	191	2.0%	69	2.0%	260	2.0%	2,815	15.1%	156	2.5%	65	1.3%	348	1.4%
		合計		9,783	100%	3,497	100%	13,280	100%	18,634	100%	6,133	100%	5,110	100%	24,360	100%
	支出	医業費用	職員給与費 {構成比率、対医業収益比率}	3,858	38.2%	1,948	58.0%	5,806	43.2%	8,378	42.6%	3,888	56.0%	3,596	70.7%	8,187	34.3%
					40.2%		56.8%		44.6%		53.0%		65.0%		71.3%		34.1%
			材料費 {構成比率、対医業収益比率}	2,874	28.5%	124	3.7%	2,998	22.3%	4,051	20.6%	1,128	16.2%	273	5.4%	7,672	32.1%
					30.0%		3.6%		23.0%		25.6%		18.9%		5.4%		31.9%
			（うち医薬品費）	2,106	20.9%	95	2.8%	2,201	16.4%	1,544	7.8%	416	6.0%	173	3.4%	5,756	24.1%
			減価償却費	950	9.4%	332	9.9%	1,282	9.5%	1,616	8.2%	479	6.9%	468	9.2%	2,164	9.1%
			経費 {構成比率、対医業収益比率}	2,237	22.2%	856	25.5%	3,093	23.0%	3,136	15.9%	1,338	19.3%	666	13.1%	4,694	19.7%
					23.3%		25.0%		23.8%		19.8%		22.4%		13.2%		19.5%
			（うち委託料）	967	9.6%	436	13.0%	1,403	10.4%	1,426	7.2%	708	10.2%	352	6.9%	3,101	13.0%
			その他医業費用	75	0.7%	11	0.3%	86	0.6%	73	0.4%	15	0.2%	7	0.1%	817	3.4%
			小計	9,994	99.0%	3,271	97.4%	13,265	98.6%	17,254	87.7%	6,847	98.6%	5,009	98.5%	23,533	98.6%
		医業外費用	支払利息	93	0.9%	83	2.5%	176	1.3%	0	—	81	1.2%	68	1.3%	297	1.2%
			その他	3	0.0%	6	0.2%	9	0.1%	2,419	12.3%	18	0.3%	8	0.2%	43	0.2%
			小計	96	1.0%	89	2.6%	185	1.4%	2,419	12.3%	99	1.4%	76	1.5%	340	1.4%
		特別損失		0	—	0	—	0	—	0	—	2	0.0%	1	0.0%	3	0.0%

		合計	10,090	100%	3,360	100%	13,450	100%	19,673	100%	6,947	100%	5,086	100%	23,876	100%
	収支差（赤字は▲）		▲ 306	—	137	—	▲ 169	—	▲ 1,039	—	▲ 814	—	23	—	484	—
資本収支会計（百万円）	収入	企業債	1,168	65.9%	73	18.8%	1,241	57.4%	0	—	80	32.1%	1	0.8%	49	15.3%
		他会計補助・負担金	605	34.1%	316	81.2%	921	42.6%	0	—	169	67.9%	126	100.0%	271	84.7%
		その他	0	—	0	—	0	—	26	100.0%	0	—	0	—	0	—
		合計	1,772	100%	389	100%	2,161	100%	26	100%	249	100%	126	100%	320	100%
	支出	建設改良費	561	24.9%	71	11.9%	632	22.2%	313	28.7%	92	9.8%	1	0.3%	59	4.7%
		企業債償還金	79	3.5%	0	—	79	2.8%	777	71.3%	363	38.5%	306	84.8%	1,184	93.7%
		その他	1,610	71.6%	524	87.9%	2,134	75.0%	0	—	487	51.7%	54	15.0%	20	1.6%
		合計	2,250	100%	596	100%	2,846	100%	1,090	100%	942	100%	361	100%	1,263	100%
	収支差（赤字は▲）		▲ 477	—	▲ 206	—	▲ 683	—	▲ 1,064	—	▲ 694	—	▲ 234	—	▲ 942	—

（備考）
・独法の資本収支会計も総務省の地方公営企業年鑑の病院事業が出典元であるが、年鑑にも記載されていない東京都健康長寿医療センターと山梨県の2病院（法人全体の数値はあるが病院別数値は不明）は当該法人の決算報告書で確認

添付資料 E－3　令元／都・県立病院経営実績比較表Ⅱ（地方独立行政法人）

区分				地方独立行政法人													
	都道府県名			神奈川県						山梨県						長野県	
	病院名			⑦神奈川県立循環器呼吸器病センター		⑧神奈川県立こども医療センター		合計		⑨山梨県立中央病院		⑩山梨県立北病院		合計		⑪長野県立信州医療センター	
	病床数（床）			239		430		1,703		644		188		832		320	
診療実績	病床利用率（%）			72.1	—	77.0	—	400.9	—	76.3	—	73.4	—	149.7	—	75.9	—
	平均在院日数（日）			10.1	—	12.3	—	47.1	—	12.8	—	—	—	12.8	—	18.3	—
	1日平均患者数	入院患者数（人）		172	29.6%	327	31.1%	1,377	32.0%	489	36.7%	139	36.3%	628	30.1%	243	32.6%
		外来患者数（人）		410	70.4%	724	68.9%	2,928	68.0%	1,212	63.3%	244	63.7%	1,456	69.9%	503	67.4%
		合計		582	100%	1,051	100%	4,305	100%	1,701	100%	383	100%	2,084	100%	746	100%
収益収支会計（百万円）	収入	医業収益	入院	3,870	46.5%	9,006	53.4%	29,491	48.5%	13,351	52.7%	1,383	51.7%	14,734	52.6%	3,873	53.6%
			外来	2,673	32.1%	2,850	16.9%	16,653	27.4%	8,215	32.4%	607	22.7%	8,822	31.5%	1,798	24.9%
			その他医業収益	1,700	20.4%	4,820	28.6%	13,809	22.7%	3,476	13.7%	666	24.9%	4,142	14.8%	1,311	18.1%
			（うち他会計負担金）	1,463	17.6%	3,333	19.7%	10,465	17.2%	2,678	10.6%	575	21.5%	3,253	11.6%	1,001	13.8%
			小計	8,243	99.0%	16,676	98.8%	59,953	98.6%	25,042	98.8%	2,656	99.4%	27,698	98.8%	6,982	96.5%
		医業外収益	他会計補助・負担金	39	0.5%	106	0.6%	421	0.7%	136	0.5%	1	0.0%	137	0.5%	141	1.9%
			長期前受金戻入	0	—	0	—	0	—	0	—	0	—	0	—	0	—
			その他医業外収益	46	0.6%	97	0.6%	436	0.7%	180	0.5%	16	0.6%	196	0.7%	110	1.5%
			小計	85	1.0%	203	1.2%	857	1.4%	316	1.2%	17	0.6%	333	1.2%	251	3.5%
		合計		8,328	100%	16,880	100%	60,811	100%	25,358	100%	2,673	100%	28,031	100%	7,232	100%
	支出	医業費用	職員給与費｛構成比率、対医業収益比率｝	3,399	41.6% 41.2%	9,444	55.0% 56.6%	28,514	46.6% 47.6%	9,577	39.6% 38.2%	1,589	61.5% 59.8%	11,166	41.8% 40.3%	3,687	50.2% 52.8%
			材料費｛構成比率、対医業収益比率｝	2,444	29.9% 29.7%	3,632	21.1% 21.8%	15,149	24.7% 25.3%	8,358	34.6% 33.4%	265	10.3% 10.0%	8,623	32.2% 31.1%	1,690	23.0% 24.2%
			（うち医薬品費）	1,263	15.5%	1,835	10.7%	9,443	15.4%	5,769	23.9%	255	9.9%	6,024	22.5%	657	9.0%
			減価償却費	483	5.9%	1,188	6.9%	4,782	7.8%	1,761	7.3%	252	9.8%	2,013	7.5%	547	7.5%
			経費｛構成比率、対医業収益比率｝	1,651	20.2% 20.0%	2,537	14.8% 15.2%	10,886	17.8% 18.2%	2,988	12.4% 11.9%	375	14.5% 14.1%	3,363	12.6% 12.1%	1,041	14.2% 14.9%
			（うち委託料）	815	10.0%	1,125	6.5%	6,101	10.0%	1,756	7.3%	218	8.4%	1,359	5.1%	499	6.8%
			その他医業費用	85	1.0%	162	0.9%	1,084	1.8%	120	0.5%	9	0.3%	129	0.5%	16	0.2%
			小計	8,063	98.8%	16,963	98.8%	60,415	98.6%	22,804	94.4%	2,490	96.4%	25,294	94.6%	6,982	95.1%
		医業外費用	支払利息	59	0.7%	166	1.0%	671	1.1%	178	0.7%	1	0.0%	179	0.7%	110	1.5%
			その他	19	0.2%	26	0.2%	114	0.2%	1,065	4.4%	66	2.6%	1,131	4.2%	246	3.4%
			小計	78	1.0%	192	1.1%	785	1.3%	1,243	5.1%	67	2.6%	1,310	4.9%	356	4.9%
		特別損失		24	0.3%	21	0.1%	51	0.1%	111	0.5%	27	1.0%	138	0.5%	2	0.0%

		合計	8,165	100%	17,177	100%	61,251	100%	24,158	100%	2,584	100%	26,742	100%	7,340	100%
		収支差（赤字は▲）	163	—	▲ 297	—	▲ 441	—	1,200	—	89	—	1,289	—	▲ 107	—
資本収支会計（百万円）	収入	企業債	186	69.4%	722	81.0%	1,038	56.0%					1,117	99.7%	310	99.7%
		他会計補助・負担金	82	30.6%	149	16.7%	797	43.0%					0	0.0%	0	—
		その他	0	—	20	2.2%	20	1.1%					3	0.3%	1	0.3%
		合計	268	100%	891	100%	1,854	100%					1,120	100%	311	100%
	支出	建設改良費	203	28.6%	866	52.5%	1,221	24.8%					1,607	39.0%	314	34.2%
		企業債償還金	259	36.5%	365	22.1%	2,477	50.3%					2,505	60.9%	164	17.8%
		その他	248	35.0%	417	25.3%	1,226	24.9%					4	0.1%	441	48.0%
		合計	709	100%	1,648	100%	4,923	100%					4,117	100%	919	100%
		収支差（赤字は▲）	▲ 442	—	▲ 757	—	▲ 3,069	—					▲ 2,997	—	▲ 608	—

（備考）
・平均在院日数の全体平均値は、極端に長い栃木県立リハビリテーションセンターと精神系病院を除く11病院の平均値
・独法の資本収支会計も総務省の地方公営企業年鑑の病院事業が出典元であるが、年鑑にも記載されていない東京都健康長寿医療センターと山梨県の2病院（法人全体の数値はあるが病院別数値は不明）は当該法人の決算報告書で確認

添付資料 E－3　　令元／都・県立病院経営実績比較表Ⅲ（地方独立行政法人）

区分			経営形態	地方独立行政法人											
			都道府県名	長野県											
			病院名	⑫長野県立こころの医療センター駒ヶ根		⑬長野県立阿南病院		⑭長野県立木曽病院		⑮長野県立こども病院		合計		病院平均	
			病床数（床）	129		85		199		200		933		297 (4,462/15)	
診療実績			病床利用率（%）	79.2	—	54.8	—	50.4	—	71.9	—	332.2	—	73.7	—
			平均在院日数（日）	—	—	19.5	—	15.2	—	12.8	—	65.8	—	13.6	—
	1日平均患者数		入院患者数（人）	102	34.7%	47	21.6%	119	18.5%	144	34.2%	655	28.5%	227	31.6%
			外来患者数（人）	172	65.3%	171	78.4%	523	81.5%	277	65.8%	1,646	71.5%	493	68.4%
			合計	274	100%	218	100%	642	100%	421	100%	2,301	100%	720	100%
収益収支会計（百万円）	収入	医業収益	入院	1,026	50.6%	482	24.8%	1,616	37.7%	5,405	64.5%	12,402	52.0%	4,762	49.4%
			外来	288	14.2%	331	17.1%	1,260	29.4%	847	10.1%	4,524	19.0%	2,440	25.3%
			その他医業収益	659	32.5%	1,079	55.6%	1,299	30.3%	1,894	22.6%	6,242	26.2%	2,109	21.9%
			（うち他会計負担金）	594	29.3%	845	43.5%	939	21.9%	1,661	19.8%	5,040	21.1%	1,599	16.6%
			小計	1,973	97.2%	1,893	97.5%	4,175	97.5%	8,145	97.2%	23,168	97.1%	9,311	96.6%
		医業外収益	他会計補助・負担金	44	2.2%	27	1.4%	71	1.7%	156	1.9%	439	1.8%	205	2.1%
			長期前受金戻入	0	—	0	—	0	—	0	—	0	—	0	—
			その他医業外収益	11	0.5%	20	1.0%	37	0.9%	77	0.9%	255	1.1%	126	1.3%
			小計	55	2.7%	47	2.4%	108	2.5%	233	2.8%	694	2.9%	331	3.4%
			合計	2,029	100%	1,941	100%	4,282	100%	8,379	100%	23,863	100%	9,641	100%
	支出	医業費用	職員給与費｛構成比率、対医業収益比率｝	1,398	67.7%	1,091	58.1%	2,461	56.9%	4,738	56.4%	13,375	55.7%	4,483	46.3%
					70.8%		57.6%		58.9%		58.2%		57.7%		48.1%
			材料費｛構成比率、対医業収益比率｝	117	5.7%	167	8.9%	687	15.9%	1,406	16.7%	4,067	16.9%	2,326	24.0%
					6.0%		8.8%		16.5%		17.3%		17.6%		25.0%
			（うち医薬品費）	64	3.1%	105	5.6%	325	7.5%	342	4.1%	1,493	6.2%	1,380	14.3%
			減価償却費	189	9.2%	216	11.5%	343	7.9%	712	8.5%	2,007	8.4%	780	8.1%
			経費｛構成比率、対医業収益比率｝	281	13.6%	321	17.1%	640	14.8%	1,168	13.9%	3,451	14.4%	1,595	16.5%
					14.2%		17.0%		15.3%		14.3%		14.9%		17.1%
			（うち委託料）	165	8.0%	167	8.9%	357	8.3%	608	7.2%	1,796	7.5%	819	8.5%
			その他医業費用	7	0.3%	7	0.4%	10	0.2%	30	0.3%	70	0.3%	96	1.0%
			小計	1,992	96.5%	1,802	96.0%	4,141	95.8%	8,054	95.8%	22,970	95.7%	9,280	95.9%
		医業外費用	支払利息	37	1.8%	30	1.6%	56	1.3%	123	1.5%	356	1.5%	92	1.0%
			その他	36	1.7%	46	2.4%	123	2.8%	230	2.7%	681	2.8%	290	3.0%
			小計	73	3.5%	76	4.0%	179	4.1%	353	4.2%	1,037	4.3%	382	4.0%
			特別損失	0	—	0	—	2	0.0%	1	0.0%	5	0.0%	13	0.1%

		合計	2,065	100%	1,878	100%	4,322	100%	8,407	100%	24,012	100%	9,675	100%
	収支差（赤字は▲）		▲ 37	—	63	—	▲ 39	—	▲ 28	—	▲ 149	—	▲ 34	—
資本収支会計（百万円）	収入	企業債	16	100.0%	66	100.0%	116	66.7%	319	90.9%	827	90.1%	282	69.5%
		他会計補助・負担金	0	—	0	—	0	—	0	—	0	—	115	28.3%
		その他	0	—	0	—	58	33.3%	32	9.1%	91	9.9%	9	2.3%
		合計	16	100%	66	100%	174	100%	351	100%	918	100%	405	100%
	支出	建設改良費	16	8.6%	68	22.5%	172	23.6%	366	27.1%	936	26.9%	314	28.6%
		企業債償還金	159	85.9%	173	57.3%	234	32.1%	388	28.8%	1,118	32.1%	464	42.3%
		その他	10	5.4%	60	19.9%	322	44.2%	595	44.1%	1,428	41.0%	319	29.1%
		合計	185	100%	302	100%	729	100%	1,349	100%	3,484	100%	1,097	100%
	収支差（赤字は▲）		▲ 170	—	▲ 236	—	▲ 555	—	▲ 998	—	▲ 2,567	—	▲ 692	—

添付資料 E－4　令元／都・県立病院経営実績分析表 I （地方独立行政法人）

区分																	
区分			経営形態	地方独立行政法人													
			都道府県名	栃木県						東京都		神奈川県					
			病院名	①栃木県立がんセンター		②栃木県立リハビリテーションセンター		合計		③東京都健康長寿医療センター		④神奈川県立足柄上病院		⑤神奈川県立精神医療センター		⑥神奈川県立がんセンター	
			病床数（床）	291		153		444		550		296		323		415	
経営実績分析	全体収入		入院収益	3,881	39.7%	1,359	38.9%	5,240	39.5%	9,563	51.3%	3,670	59.8%	2,693	52.7%	10,252	42.1%
			100床当たり入院収益	1,334	〃	888	〃	1,180	〃	1,739	〃	1,240	〃	834	〃	2,470	〃
			外来収益	3,503	35.8%	169	4.8%	3,672	27.7%	2,922	15.7%	1,238	20.2%	440	8.6%	9,452	38.8%
			100床当たり外来収益	1,204	〃	110	〃	827	〃	531	〃	418	〃	136	〃	2,278	〃
			入院・外来収益	7,384	75.5%	1,528	43.7%	8,912	67.1%	12,485	67.0%	4,908	80.0%	3,133	61.3%	19,704	80.9%
			100床当たり入院・外来収益	2,537	〃	999	〃	2,007	〃	2,270	〃	1,658	〃	970	〃	4,748	〃
			その他収益	2,399	24.5%	1,969	56.3%	4,368	32.9%	6,149	33.0%	1,225	20.0%	1,977	38.7%	4,656	19.1%
			100床当たりその他収益	824	〃	1,287	〃	984	〃	1,118	〃	414	〃	612	〃	1,122	〃
			収益合計	9,783	100%	3,497	100%	13,280	100%	18,634	100%	6,133	100%	5,110	100%	24,360	100%
			100床当たり収益合計	3,362	〃	2,286	〃	2,991	〃	3,388	〃	2,072	〃	1,582	〃	5,870	〃
	全体支出		職員給与費	3,858	38.2%	1,948	58.0%	5,806	43.2%	8,378	42.6%	3,888	56.0%	3,596	70.7%	8,187	34.3%
			100床当たり給与費	1,326	〃	1,273	〃	1,308	〃	1,523	〃	1,314	〃	1,113	〃	1,973	〃
			材料費	2,874	28.5%	124	3.7%	2,998	22.3%	4,051	20.6%	1,128	16.2%	273	5.4%	7,672	32.1%
			100床当たり材料費	988	〃	81	〃	675	〃	737	〃	381	〃	85	〃	1,849	〃
			経費	2,237	22.2%	856	25.5%	3,093	23.0%	3,136	15.9%	1,338	19.3%	666	13.1%	4,694	19.7%
			100床当たり経費	769	〃	559	〃	697	〃	570	〃	452	〃	206	〃	1,131	〃
			3費用合計	8,969	88.9%	2,928	87.1%	11,897	88.5%	15,565	79.1%	6,354	91.5%	4,535	89.2%	20,553	86.1%
			100床当たり3費用	3,082	〃	1,914	〃	2,680	〃	2,830	〃	2,147	〃	1,404	〃	4,953	〃
			その他費用	1,121	11.1%	432	12.9%	1,553	11.5%	4,108	20.9%	593	8.5%	551	10.8%	3,323	13.9%
			100床当たりその他費用	385	〃	282	〃	350	〃	747	〃	200	〃	171	〃	801	〃
			費用合計	10,090	100%	3,360	100%	13,450	100%	19,673	100%	6,947	100%	5,086	100%	23,876	100%
			100床当たり費用合計	3,467	〃	2,196	〃	3,029	〃	3,577	〃	2,347	〃	1,575	〃	5,753	〃
	自治体の年度負担額	会計収支	収益収支会計	▲ 306	10.7%	137	-8.2%	▲ 169	3.7%	▲ 1,039	15.6%	▲ 814	30.4%	23	-1.1%	484	-12.4%
			100床当たり	▲ 105	〃	90	〃	▲ 38	〃	▲ 189	〃	▲ 275	〃	7	〃	117	〃
			資本収支会計	▲ 477	16.6%	▲ 206	12.4%	▲ 683	15.1%	▲ 1,064	16.0%	▲ 694	25.9%	▲ 234	11.1%	▲ 942	24.2%
			100床当たり	▲ 164	〃	▲ 135	〃	▲ 154	〃	▲ 193	〃	▲ 234	〃	▲ 72	〃	▲ 227	〃
			合計　(a)	▲ 783	27.3%	▲ 69	4.1%	▲ 852	18.8%	▲ 2,103	31.6%	▲ 1,508	56.3%	▲ 211	10.0%	▲ 458	11.8%
			100床当たり	▲ 269	〃	▲ 45	〃	▲ 192	〃	▲ 382	〃	▲ 509	〃	▲ 65	〃	▲ 110	〃
		他会計からの繰入金（▲マイナス表示）	収益収支会計	▲ 1,480	51.6%	▲ 1,281	76.9%	▲ 2,761	60.9%	▲ 4,546	68.4%	▲ 1,002	37.4%	▲ 1,778	84.1%	▲ 3,166	81.3%
			資本収支会計	▲ 605	21.1%	▲ 316	19.0%	▲ 921	20.3%	0	—	▲ 169	6.3%	▲ 126	6.0%	▲ 271	7.0%

			合計 (b)	▲ 2,085	72.7%	▲ 1,596	95.9%	▲ 3,681	81.2%	▲ 4,546	68.4%	▲ 1,171	43.7%	▲ 1,904	90.0%	▲ 3,437	88.2%
			100床当たり	▲ 716	〃	▲ 1,043	〃	▲ 829	〃	▲ 827	〃	▲ 396	〃	▲ 589	〃	▲ 828	〃
		合計 (a) + (b)		▲ 2,868	100%	▲ 1,665	100%	▲ 4,533	100%	▲ 6,649	100%	▲ 2,679	100%	▲ 2,115	100%	▲ 3,895	100%
		100床当たり負担額		▲ 986	〃	▲ 1,088	〃	▲ 1,021	〃	▲ 1,209	〃	▲ 905	〃	▲ 655	〃	▲ 939	〃
	純粋医業収支	100床当たり入院・外来収益		2,537	—	999	—	2,007	—	2,270	—	1,658	—	970	—	4,748	—
		100床当たり3費用		3,082	—	1,914	—	2,680	—	2,830	—	2,147	—	1,404	—	4,953	—
		収支差		▲ 545	—	▲ 915	—	▲ 673	—	▲ 560	—	▲ 489	—	▲ 434	—	▲ 205	—
診療実績分析	診療収入 (千円)	患者1人1日当たり	入院	64	—	29	—	93	—	57	—	48	—	25	—	75	—
			外来	30	—	8	—	38	—	13	—	11	—	7	—	37	—
	職員1人1日当たり患者数 (人)	医師	入院	2.6	—	11.5	—	14.1	—	2.6	—	3.7	—	10.0	—	2.8	—
			外来	5.1	—	5.0	—	10.1	—	3.6	—	5.5	—	5.4	—	5.3	—
	100床当たり職員数 (人)		医師	20.3	13.6%	7.2	4.3%	27.5	8.7%	34.4	18.1%	13.9	11.7%	7.4	6.9%	27.0	16.0%
			看護部門	79.7	53.6%	56.2	33.3%	135.9	42.8%	95.0	49.9%	76.7	64.5%	74.6	70.0%	102.9	60.9%
			全職員	148.8	100%	168.6	100%	317.4	100%	190.3	100%	118.9	100%	106.5	100%	168.9	100%
	平均給与月額 (千円)		医師	1,299	—	1,232	—	2,531	—	1,137	—	1,159	—	1,215	—	1,086	—
			看護師	502	—	478	—	980	—	462	—	530	—	586	—	514	—
			全職員	591	—	465	—	1,056	—	557	—	634	—	651	—	652	—
	平均年齢 (歳)		医師	47.8	—	38.6	—	86.4	—	46.1	—	39.8	—	45.0	—	40.7	—
			看護師	36.5	—	40.0	—	76.5	—	33.1	—	39.6	—	44.1	—	36.1	—
			全職員	39.1	—	38.6	—	77.7	—	36.4	—	40.1	—	44.4	—	38.0	—

添付資料 E－4　令元／都・県立病院経営実績分析表Ⅱ（地方独立行政法人）

区分			⑦神奈川県立循環器呼吸器病センター		⑧神奈川県立こども医療センター		合計		⑨山梨県立中央病院		⑩山梨県立北病院		合計		⑪長野県立信州医療センター	
経営形態			地方独立行政法人													
都道府県名			神奈川県						山梨県						長野県	
病床数（床）			239		430		1,703		644		188		832		320	
経営実績分析	全体収入	入院収益	3,870	46.5%	9,006	53.4%	29,491	48.5%	13,351	52.7%	1,383	51.7%	14,734	52.6%	3,873	53.6%
		100床当たり入院収益	1,619	〃	2,094	〃	1,732	〃	2,073	〃	736	〃	1,771	〃	1,210	〃
		外来収益	2,673	32.1%	2,850	16.9%	16,653	27.4%	8,215	32.4%	607	22.7%	8,822	31.5%	1,798	24.9%
		100床当たり外来収益	1,118	〃	663	〃	978	〃	1,276	〃	323	〃	1,060	〃	562	〃
		入院・外来収益	6,543	78.6%	11,856	70.2%	46,144	75.9%	21,566	85.0%	1,990	74.4%	23,556	84.0%	5,671	78.4%
		100床当たり入院・外来収益	2,738	〃	2,757	〃	2,710	〃	3,349	〃	1,059	〃	2,831	〃	1,772	〃
		その他収益	1,785	21.4%	5,024	29.8%	14,667	24.1%	3,792	15.0%	683	25.6%	4,475	16.0%	1,561	21.6%
		100床当たりその他収益	747	〃	1,168	〃	861	〃	589	〃	363	〃	538	〃	488	〃
		収益合計	8,328	100%	16,880	100%	60,811	100%	25,358	100%	2,673	100%	28,031	100%	7,232	100%
		100床当たり収益合計	3,485	〃	3,926	〃	3,571	〃	3,938	〃	1,422	〃	3,369	〃	2,260	〃
	全体支出	職員給与費	3,399	41.6%	9,444	55.0%	28,514	46.6%	9,577	39.6%	1,589	61.5%	11,166	41.8%	3,687	50.2%
		100床当たり給与費	1,422	〃	2,196	〃	1,674	〃	1,487	〃	845	〃	1,342	〃	1,152	〃
		材料費	2,444	29.9%	3,632	21.1%	15,149	24.7%	8,358	34.6%	265	10.3%	8,623	32.2%	1,690	23.0%
		100床当たり材料費	1,023	〃	845	〃	890	〃	1,298	〃	141	〃	1,036	〃	528	〃
		経費	1,651	20.2%	2,537	14.8%	10,886	17.8%	2,988	12.4%	375	14.5%	3,363	12.6%	1,041	14.2%
		100床当たり経費	691	〃	590	〃	639	〃	464	〃	199	〃	404	〃	325	〃
		3費用合計	7,494	91.8%	15,613	90.9%	54,549	89.1%	20,923	86.6%	2,229	86.3%	23,152	86.6%	6,418	87.4%
		100床当たり3費用	3,136	〃	3,631	〃	3,203	〃	3,249	〃	1,186	〃	2,783	〃	2,006	〃
		その他費用	671	8.2%	1,564	9.1%	6,702	10.9%	3,235	13.4%	355	13.7%	3,590	13.4%	922	12.6%
		100床当たりその他費用	281	〃	364	〃	394	〃	502	〃	189	〃	431	〃	288	〃
		費用合計	8,165	100%	17,177	100%	61,251	100%	24,158	100%	2,584	100%	26,742	100%	7,340	100%
		100床当たり費用合計	3,416	〃	3,995	〃	3,597	〃	3,751	〃	1,374	〃	3,214	〃	2,294	〃
自治体の年度負担額	会計収支	収益収支会計	163	-8.8%	▲ 297	6.4%	▲ 441	2.9%	1,200	—	89	—	1,289	-25.3%	▲ 107	5.8%
		100床当たり	68	〃	▲ 69	〃	▲ 26	〃	186	—	47	—	155	〃	▲ 33	〃
		資本収支会計	▲ 442	23.7%	▲ 757	16.3%	▲ 3,069	20.2%					▲ 2,997	58.8%	▲ 608	32.7%
		100床当たり	▲ 185	〃	▲ 176	〃	▲ 180	〃					▲ 360	〃	▲ 190	〃
		合計　(a)	▲ 279	15.0%	▲ 1,054	22.7%	▲ 3,510	23.1%					▲ 1,708	33.5%	▲ 715	38.5%
		100床当たり	▲ 117	〃	▲ 245	〃	▲ 206	〃					▲ 205	〃	▲ 223	〃
	他会計からの繰入金（▲マイナス表示）	収益収支会計	▲ 1,501	80.6%	▲ 3,438	74.1%	▲ 10,885	71.6%	▲ 2,814	—	▲ 576	—	▲ 3,390	66.5%	▲ 1,142	61.5%
		資本収支会計	▲ 82	4.4%	▲ 149	3.2%	▲ 797	5.2%	0	—	0	—	0	—	0	—

			合計 (b)	▲ 1,583	85.0%	▲ 3,587	77.3%	▲ 11,682	76.9%	▲ 2,814	—	▲ 576	—	▲ 3,390	66.5%	▲ 1,142	61.5%
			100床当たり	▲ 662	〃	▲ 834	〃	▲ 686	〃	▲ 437	—	▲ 306	—	▲ 407	〃	▲ 357	〃
		合計 (a) + (b)		▲ 1,862	100%	▲ 4,641	100%	▲ 15,192	100%					▲ 5,098	100%	▲ 1,857	100%
		100床当たり負担額		▲ 779	〃	▲ 1,079	〃	▲ 892	〃					▲ 613	〃	▲ 580	〃
	純粋医業収支	100床当たり入院・外来収益		2,738	—	2,757	—	2,710	—	3,349	—	1,059	—	2,831	—	1,772	—
		100床当たり3費用		3,136	—	3,631	—	3,203	—	3,249	—	1,186	—	2,783	—	2,006	—
		収支差		▲ 398	—	▲ 874	—	▲ 493	—	100	—	▲ 127	—	48	—	▲ 234	—
診療実績分析	診療収入 (千円)	患者1人1日当たり	入院	61	—	75	—	284	—	75	—	27	—	102	—	44	—
			外来	27	—	16	—	98	—	28	—	10	—	38	—	15	—
	職員1人1日当たり患者数 (人)	医師	入院	3.7	—	2.2	—	22.4	—	2.5	—	8.2	—	10.7	—	0.6	—
			外来	5.8	—	3.3	—	25.3	—	4.1	—	9.5	—	13.6	—	0.8	—
	100床当たり職員数 (人)		医師	15.5	12.5%	24.9	12.4%	88.7	12.3%	18.9	11.5%	5.9	6.4%	24.8	9.6%	15.6	11.7%
			看護部門	75.7	60.9%	140.5	70.2%	470.4	65.4%	98.1	59.7%	55.3	59.7%	153.4	59.7%	75.0	56.1%
			全職員	124.3	100%	200.2	100%	718.8	100%	164.4	100%	92.6	100%	257.0	100%	133.8	100%
	平均給与月額 (千円)		医師	1,232	—	1,287	—	5,979	—	1,549	—	1,336	—	2,885	—	1,576	—
			看護師	548	—	500	—	2,678	—	482	—	589	—	1,071	—	504	—
			全職員	676	—	642	—	3,255	—	630	—	617	—	1,297	—	607	—
	平均年齢 (歳)		医師	44.2	—	46.2	—	215.9	—	51.4	—	44.6	—	96.0	—	50.6	—
			看護師	39.0	—	35.0	—	193.8	—	35.2	—	46.6	—	81.8	—	40.3	—
			全職員	40.5	—	37.7	—	200.7	—	38.0	—	45.9	—	83.9	—	41.6	—

(備考) 山梨県立病院の資本収支会計は、ホームページで2病院全体の数値は確認できたが、個別病院の数値が確認できないため斜線とした。

添付資料 E－4　令元／都・府県立病院経営実績分析表Ⅲ（地方独立行政法人）

区分		経営形態	地方独立行政法人											
		都道府県名	長野県											
		病院名	⑫長野県立こころの医療センター駒ヶ根		⑬長野県立阿南病院		⑭長野県立木曽病院		⑮長野県立こども病院		合計		病院平均	
		病床数（床）	129		85		199		200		933		297 (4,462/15)	
経営実績分析	全体収入	入院収益	1,026	50.6%	482	24.8%	1,616	37.7%	5,405	64.5%	12,402	52.0%	4,762	49.4%
		100床当たり入院収益	795	〃	567	〃	812	〃	2,703	〃	1,329	〃	1,603	〃
		外来収益	288	14.2%	331	17.1%	1,260	29.4%	847	10.1%	4,524	19.0%	2,440	25.3%
		100床当たり外来収益	223	〃	389	〃	633	〃	424	〃	485	〃	821	〃
		入院・外来収益	1,314	64.8%	813	41.9%	2,876	67.2%	6,252	74.6%	16,926	70.9%	7,202	74.7%
		100床当たり入院・外来収益	1,019	〃	956	〃	1,445	〃	3,126	〃	1,814	〃	2,425	〃
		その他収益	715	35.2%	1,128	58.1%	1,406	32.8%	2,127	25.4%	6,937	29.1%	2,440	25.3%
		100床当たりその他収益	554	〃	1,327	〃	707	〃	1,064	〃	744	〃	821	〃
		収益合計	2,029	100%	1,941	100%	4,282	100%	8,379	100%	23,863	100%	9,641	100%
		100床当たり収益合計	1,573	〃	2,284	〃	2,152	〃	4,190	〃	2,558	〃	3,246	〃
	全体支出	職員給与費	1,398	67.7%	1,091	58.1%	2,461	56.9%	4,738	56.4%	13,375	55.7%	4,483	46.3%
		100床当たり給与費	1,084	〃	1,284	〃	1,237	〃	2,369	〃	1,434	〃	1,509	〃
		材料費	117	5.7%	167	8.9%	687	15.9%	1,406	16.7%	4,067	16.9%	2,326	24.0%
		100床当たり材料費	91	〃	196	〃	345	〃	703	〃	436	〃	783	〃
		経費	281	13.6%	321	17.1%	640	14.8%	1,168	13.9%	3,451	14.4%	1,595	16.5%
		100床当たり経費	218	〃	378	〃	322	〃	584	〃	370	〃	537	〃
		3費用合計	1,796	87.0%	1,579	84.1%	3,788	87.6%	7,312	87.0%	20,893	87.0%	8,404	86.9%
		100床当たり3費用	1,392	〃	1,858	〃	1,904	〃	3,656	〃	2,239	〃	2,830	〃
		その他費用	269	13.0%	299	15.9%	534	12.4%	1,095	13.0%	3,119	13.0%	1,271	13.1%
		100床当たりその他費用	209	〃	352	〃	268	〃	548	〃	334	〃	428	〃
		費用合計	2,065	100%	1,878	100%	4,322	100%	8,407	100%	24,012	100%	9,675	100%
		100床当たり費用合計	1,601	〃	2,209	〃	2,172	〃	4,204	〃	2,574	〃	3,258	〃
	自治体の年度負担額 会計収支	収益収支会計	▲37	4.4%	63	-6.0%	▲39	2.4%	▲28	1.0%	▲148	1.8%	▲34	1.3%
		100床当たり	▲29	〃	74	〃	▲20	〃	▲14	〃	▲16	〃	▲11	〃
		資本収支会計	▲170	20.1%	▲236	22.6%	▲555	34.6%	▲998	35.1%	▲2,567	31.3%	▲692	26.2%
		100床当たり	▲132	〃	▲278	〃	▲279	〃	▲499	〃	▲275	〃	▲233	〃
		合計　(a)	▲207	24.5%	▲173	16.6%	▲594	37.0%	▲1,026	36.1%	▲2,715	33.1%	▲726	27.4%
		100床当たり	▲160	〃	▲204	〃	▲298	〃	▲513	〃	▲291	〃	▲244	〃
	他会計からの繰入金（▲マイナス表示）	収益収支会計	▲638	75.5%	▲872	83.4%	▲1,010	63.0%	▲1,817	63.9%	▲5,479	66.9%	▲1,804	68.2%
		資本収支会計	0	—	0	—	0	—	0	—	0	—	▲115	4.3%

			合計　(b)	▲638	75.5%	▲872	83.4%	▲1,010	63.0%	▲1,817	63.9%	▲5,479	66.9%	▲1,919	72.6%
			100床当たり	▲495	〃	▲1,026	〃	▲508	〃	▲909	〃	▲587	〃	▲645	〃
		合計 (a) + (b)		▲845	100%	▲1,045	100%	▲1,604	100%	▲2,843	100%	▲8,194	100%	▲2,644	100%
		100床当たり負担額		▲655	〃	▲1,229	〃	▲806	〃	▲1,422	〃	▲878	〃	▲889	〃
	純粋医業収支	100床当たり入院・外来収益		1,019	—	956	—	1,445	—	3,126	—	1,814	—	2,425	—
		100床当たり3費用		1,392	—	1,858	—	1,904	—	3,656	—	2,239	—	2,830	—
		収支差		▲373	—	▲902	—	▲459	—	▲530	—	▲425	—	▲405	—
診療実績分析	診療収入(千円)	患者1人1日当たり	入院	27	—	28	—	37	—	103	—	239	—	52	—
			外来	7	—	8	—	10	—	13	—	53	—	16	—
	職員1人1日当たり患者数(人)	医師	入院	7.5	—	4.6	—	4.8	—	1.9	—	19.4	—	4.6	—
			外来	8.3	—	11.1	—	13.9	—	2.3	—	36.4	—	5.9	—
	100床当たり職員数(人)		医師	10.1	8.4%	10.6	6.7%	13.1	9.0%	44.5	17.8%	93.9	11.6%	18.0	11.4%
			看護部門	73.6	60.9%	80.0	50.4%	75.4	51.9%	149.5	59.8%	453.5	56.1%	87.2	57.7%
			全職員	120.9	100%	158.8	100%	145.2	100%	250.0	100%	808.7	100%	152.8	100%
	平均給与月額(千円)		医師	1,350	—	1,442	—	1,522	—	1,611	—	7,501	—	1,336	—
			看護師	564	—	527	—	498	—	493	—	2,586	—	518	—
			全職員	608	—	576	—	564	—	645	—	3,000	—	608	—
	平均年齢(歳)		医師	47.2	—	46.6	—	48.8	—	46.0	—	239.2	—	45.6	—
			看護師	45.6	—	39.1	—	39.8	—	36.5	—	201.3	—	39.1	—
			全職員	45.4	—	43.6	—	40.5	—	39.4	—	210.5	—	40.6	—

(備考) 長野県立阿南病院は病床数85床であり、100床と想定した場合の推計値

添付資料 E－5　令元／都・県立病院項目別ランク表Ⅰ（全体）

1　病床数（床）（多い順）	
(独) 山梨県立中央病院	644
(独) 東京都健康長寿医療センター	550
(公) 埼玉県立がんセンター	503
(公) 茨城県立中央病院	500
(独) 神奈川県立こども医療センター	430
(独) 神奈川県立がんセンター	415
(公) 埼玉県立循環器・呼吸器病センター	343
(公) 千葉県立がんセンター	341
(独) 神奈川県立精神医療センター	323
(独) 長野県立信州医療センター	320
(公) 埼玉県立小児医療センター	316
(公) 群馬県立がんセンター	314
独法平均	297
(独) 神奈川県立足柄上病院	296
(独) 栃木県立がんセンター	291
(公) 茨城県立こころの医療センター	276
(公) 群馬県立精神医療センター	265
公企平均	264
(公) 千葉県立佐原病院	241
(独) 神奈川県立循環器呼吸器病センター	239
(公) 千葉県立こども病院	224
(公) 千葉県立循環器病センター	220
(独) 長野県立こども病院	200
(独) 長野県立木曽病院	199
(公) 群馬県立心臓血管センター	195
(独) 山梨県立北病院	188
(公) 埼玉県立精神医療センター	183
(独) 栃木県立リハビリテーションセンター	153
(公) 群馬県立小児医療センター	150
(独) 長野県立こころの医療センター駒ヶ根	129
(公) 千葉県立救急医療センター	100
(独) 長野県立阿南病院	85
(公) 千葉県立精神科医療センター	50
最多－最少	594

2　病床利用率（%）（高い順）	
(公) 千葉県立精神科医療センター	92.0
(独) 神奈川県立精神医療センター	91.6
(独) 神奈川県立がんセンター	90.3
(独) 東京都健康長寿医療センター	83.0
(公) 埼玉県立精神医療センター	82.9
(独) 栃木県立リハビリテーションセンター	82.5
(公) 埼玉県立小児医療センター	81.4
(独) 長野県立こころの医療センター駒ヶ根	79.2
(公) 茨城県立中央病院	79.0
(公) 茨城県立こころの医療センター	78.4
(独) 神奈川県立こども医療センター	77.0
(公) 埼玉県立がんセンター	76.6
(独) 山梨県立中央病院	76.3
(独) 長野県立信州医療センター	75.9
(公) 千葉県立救急医療センター	75.9
(公) 埼玉県立循環器・呼吸器病センター	75.2
(公) 千葉県立がんセンター	74.5
独法平均	73.7
(独) 山梨県立北病院	73.4
公企平均	72.6
(独) 神奈川県立循環器呼吸器病センター	72.1
(独) 長野県立こども病院	71.9
(公) 群馬県立小児医療センター	71.9
(公) 群馬県立心臓血管センター	71.8
(独) 神奈川県立足柄上病院	69.9
(公) 群馬県立精神医療センター	68.4
(公) 千葉県立こども病院	63.1
(公) 群馬県立がんセンター	63.0
(公) 千葉県立循環器病センター	58.7
(独) 栃木県立がんセンター	56.7
(独) 長野県立阿南病院	54.8
(独) 長野県立木曽病院	50.4
(公) 千葉県立佐原病院	49.1
最高－最低	42.9

3　平均在院日数（日）（少ない順）	
(独) 神奈川県立循環器呼吸器病センター	10.1
(公) 群馬県立心臓血管センター	10.4
(独) 神奈川県立がんセンター	10.6
(公) 群馬県立小児医療センター	11.0
(公) 千葉県立こども病院	11.2
(独) 東京都健康長寿医療センター	11.8
(独) 栃木県立がんセンター	11.9
(公) 埼玉県立小児医療センター	12.2
(公) 茨城県立中央病院	12.3
(公) 千葉県立がんセンター	12.3
(独) 神奈川県立こども医療センター	12.3
(公) 群馬県立がんセンター	12.8
(独) 山梨県立中央病院	12.8
(独) 長野県立こども病院	12.8
公企平均	12.9
(公) 埼玉県立がんセンター	13.3
独法平均（栃木リハ除く）	13.6
(独) 神奈川県立足柄上病院	14.1
(公) 埼玉県立循環器・呼吸器病センター	14.2
(公) 千葉県立救急医療センター	14.4
(独) 長野県立木曽病院	15.2
(公) 千葉県立循環器病センター	15.6
(公) 千葉県立佐原病院	15.6
(独) 長野県立信州医療センター	18.3
(独) 長野県立阿南病院	19.5
(独) 栃木県立リハビリテーションセンター	(60.8)
(公) 茨城県立こころの医療センター	—
(公) 群馬県立精神医療センター	—
(公) 埼玉県立精神医療センター	—
(公) 千葉県立精神科医療センター	—
(独) 神奈川県立精神医療センター	—
(独) 山梨県立北病院	—
(独) 長野県立こころの医療センター駒ヶ根	—
最短－最長	▲9.4

4　入院収益（百万円）（100床当たり多い順）	
(公) 群馬県立心臓血管センター	3,678
(公) 千葉県立救急医療センター	2,955
(公) 埼玉県立小児医療センター	2,858
(独) 長野県立こども病院	2,703
(独) 神奈川県立がんセンター	2,470
(公) 群馬県立小児医療センター	2,280
(公) 埼玉県立循環器・呼吸器病センター	2,278
(独) 神奈川県立こども医療センター	2,094
(独) 山梨県立中央病院	2,073
(公) 千葉県立こども病院	2,061
(公) 千葉県立循環器病センター	1,935
(公) 茨城県立中央病院	1,924
(公) 埼玉県立がんセンター	1,917
公企平均	1,820
(公) 千葉県立がんセンター	1,749
(独) 東京都健康長寿医療センター	1,739
(独) 神奈川県立循環器呼吸器病センター	1,619
独法平均	1,603
(公) 群馬県立がんセンター	1,355
(独) 栃木県立がんセンター	1,334
(独) 神奈川県立足柄上病院	1,240
(独) 長野県立信州医療センター	1,210
(公) 千葉県立精神科医療センター	1,158
(公) 埼玉県立精神医療センター	996
(独) 栃木県立リハビリテーションセンター	888
(独) 神奈川県立精神医療センター	834
(独) 長野県立木曽病院	812
(独) 長野県立こころの医療センター駒ヶ根	795
(公) 千葉県立佐原病院	779
(公) 茨城県立こころの医療センター	761
(独) 山梨県立北病院	736
(公) 群馬県立精神医療センター	659
(独) 長野県立阿南病院	567
最多－最少	3,111

5　外来収益（百万円）（100床当たり多い順）	
(独) 神奈川県立がんセンター	2,278
(公) 千葉県立がんセンター	1,699
(公) 埼玉県立がんセンター	1,541
(公) 群馬県立がんセンター	1,362
(公) 千葉県立こども病院	1,282
(独) 山梨県立中央病院	1,276
(独) 栃木県立がんセンター	1,204
(公) 茨城県立中央病院	1,138
(独) 神奈川県立循環器呼吸器病センター	1,118
(公) 埼玉県立小児医療センター	901
公企平均	863
独法平均	821
(公) 千葉県立精神科医療センター	734
(独) 神奈川県立こども医療センター	663
(公) 埼玉県立循環器・呼吸器病センター	643
(独) 長野県立木曽病院	633
(独) 長野県立信州医療センター	562
(公) 群馬県立小児医療センター	549
(独) 東京都健康長寿医療センター	531
(公) 群馬県立心臓血管センター	435
(公) 千葉県立循環器病センター	426
(独) 長野県立こども病院	424
(独) 神奈川県立足柄上病院	418
(独) 長野県立阿南病院	389
(公) 千葉県立佐原病院	380
(独) 山梨県立北病院	323
(独) 長野県立こころの医療センター駒ヶ根	223
(公) 茨城県立こころの医療センター	192
(公) 千葉県立救急医療センター	164
(独) 神奈川県立精神医療センター	136
(公) 埼玉県立精神医療センター	116
(独) 栃木県立リハビリテーションセンター	110
(公) 群馬県立精神医療センター	89
最多－最少	2,189

6　収益合計（百万円）（100床当たり多い順）	
(公) 埼玉県立小児医療センター	6,064
(独) 神奈川県立がんセンター	5,870
(公) 千葉県立救急医療センター	5,769
(公) 千葉県立こども病院	4,933
(公) 群馬県立心臓血管センター	4,830
(公) 千葉県立がんセンター	4,573
(公) 埼玉県立がんセンター	4,359
(公) 群馬県立小児医療センター	4,215
(独) 長野県立こども病院	4,190
(独) 山梨県立中央病院	3,938
(独) 神奈川県立こども医療センター	3,926
(公) 埼玉県立循環器・呼吸器病センター	3,891
(公) 茨城県立中央病院	3,760
公企平均	3,670
(公) 千葉県立循環器病センター	3,511
(独) 神奈川県立循環器呼吸器病センター	3,485
(独) 東京都健康長寿医療センター	3,388
(独) 栃木県立がんセンター	3,362
(公) 群馬県立がんセンター	3,280
独法平均	3,246
(公) 千葉県立精神科医療センター	3,182
(独) 栃木県立リハビリテーションセンター	2,286
(独) 長野県立阿南病院	2,284
(独) 長野県立信州医療センター	2,260
(独) 長野県立木曽病院	2,152
(独) 神奈川県立足柄上病院	2,072
(公) 埼玉県立精神医療センター	1,897
(独) 神奈川県立精神医療センター	1,582
(独) 長野県立こころの医療センター駒ヶ根	1,573
(公) 千葉県立佐原病院	1,549
(独) 山梨県立北病院	1,422
(公) 茨城県立こころの医療センター	1,407
(公) 群馬県立精神医療センター	1,112
最多－最少	4,952

7　職員給与費（百万円）（100床当たり多い順）	
(公) 千葉県立救急医療センター	3,266
(公) 埼玉県立小児医療センター	2,779
(公) 千葉県立こども病院	2,449
(独) 長野県立こども病院	2,369
(公) 群馬県立小児医療センター	2,227
(公) 千葉県立精神科医療センター	2,226
(独) 神奈川県立こども医療センター	2,196
(公) 千葉県立がんセンター	2,095
(公) 千葉県立循環器病センター	2,065
(独) 神奈川県立がんセンター	1,973
(公) 埼玉県立循環器・呼吸器病センター	1,811
公企平均	1,730
(公) 茨城県立中央病院	1,667
(公) 埼玉県立がんセンター	1,636
(公) 群馬県立心臓血管センター	1,580
(独) 東京都健康長寿医療センター	1,523
独法平均	1,509
(独) 山梨県立中央病院	1,487
(独) 神奈川県立循環器呼吸器病センター	1,422
(独) 栃木県立がんセンター	1,326
(独) 神奈川県立足柄上病院	1,314
(独) 長野県立阿南病院	1,284
(公) 埼玉県立精神医療センター	1,280
(独) 栃木県立リハビリテーションセンター	1,273
(公) 千葉県立佐原病院	1,273
(独) 長野県立木曽病院	1,237
(公) 群馬県立がんセンター	1,168
(独) 長野県立信州医療センター	1,152
(独) 神奈川県立精神医療センター	1,113
(独) 長野県立こころの医療センター駒ヶ根	1,084
(公) 茨城県立こころの医療センター	983
(独) 山梨県立北病院	845
(公) 群馬県立精神医療センター	668
最多－最少	2,598

8　材料費（百万円）（100床当たり多い順）	
(公) 群馬県立心臓血管センター	2,003
(独) 神奈川県立がんセンター	1,849
(公) 千葉県立がんセンター	1,512
(公) 埼玉県立がんセンター	1,398
(公) 千葉県立こども病院	1,334
(独) 山梨県立中央病院	1,298
(公) 埼玉県立小児医療センター	1,222
(公) 群馬県立がんセンター	1,170
(公) 埼玉県立循環器・呼吸器病センター	1,147
(公) 千葉県立救急医療センター	1,025
(公) 茨城県立中央病院	1,023
(独) 神奈川県立循環器呼吸器病センター	1,023
(独) 栃木県立がんセンター	988
公企平均	970
(公) 千葉県立循環器病センター	879
(独) 神奈川県立こども医療センター	845
独法平均	783
(公) 群馬県立小児医療センター	753
(独) 東京都健康長寿医療センター	737
(独) 長野県立こども病院	703
(独) 長野県立信州医療センター	528
(公) 千葉県立精神科医療センター	430
(独) 神奈川県立足柄上病院	381
(独) 長野県立木曽病院	345
(公) 千葉県立佐原病院	230
(独) 長野県立阿南病院	196
(独) 山梨県立北病院	141
(独) 長野県立こころの医療センター駒ヶ根	91
(独) 神奈川県立精神医療センター	85
(公) 埼玉県立精神医療センター	84
(独) 栃木県立リハビリテーションセンター	81
(公) 群馬県立精神医療センター	62
(公) 茨城県立こころの医療センター	55
最多－最少	1,948

添付資料 E－5　令元／都・県立病院項目別ランク表Ⅱ（全体）

9　経費（百万円）（100床当たり多い順）	
(独) 神奈川県立がんセンター	1,131
(公) 埼玉県立小児医療センター	956
(公) 群馬県立小児医療センター	949
(公) 群馬県立心臓血管センター	815
(独) 栃木県立がんセンター	769
(公) 千葉県立救急医療センター	735
(独) 神奈川県立循環器呼吸器病センター	691
(公) 千葉県立がんセンター	683
(公) 茨城県立中央病院	679
(公) 千葉県立こども病院	672
(公) 埼玉県立がんセンター	659
(公) 千葉県立循環器病センター	617
(公) 群馬県立がんセンター	617
公企平均	609
(公) 埼玉県立循環器・呼吸器病センター	606
(独) 神奈川県立こども医療センター	590
(独) 長野県立こども病院	584
(独) 東京都健康長寿医療センター	570
(独) 栃木県立リハビリテーションセンター	559
独法平均	537
(独) 山梨県立中央病院	464
(公) 千葉県立佐原病院	453
(独) 神奈川県立足柄上病院	452
(公) 千葉県立精神科医療センター	402
(独) 長野県立阿南病院	378
(公) 埼玉県立精神医療センター	328
(独) 長野県立信州医療センター	325
(独) 長野県立木曽病院	322
(公) 茨城県立こころの医療センター	236
(独) 長野県立こころの医療センター駒ヶ根	218
(独) 神奈川県立精神医療センター	206
(独) 山梨県立北病院	199
(公) 群馬県立精神医療センター	196
最多－最少	935

10　費用合計（百万円）（100床当たり多い順）	
(公) 埼玉県立小児医療センター	6,326
(独) 神奈川県立がんセンター	5,753
(公) 千葉県立救急医療センター	5,545
(公) 千葉県立こども病院	4,918
(公) 群馬県立心臓血管センター	4,901
(公) 千葉県立がんセンター	4,766
(公) 群馬県立小児医療センター	4,375
(公) 埼玉県立がんセンター	4,336
(独) 長野県立こども病院	4,204
(公) 埼玉県立循環器・呼吸器病センター	4,123
(公) 千葉県立循環器病センター	4,057
(独) 神奈川県立こども医療センター	3,995
公企平均	3,803
(公) 茨城県立中央病院	3,772
(独) 山梨県立中央病院	3,751
(独) 東京都健康長寿医療センター	3,577
(公) 群馬県立がんセンター	3,472
(独) 栃木県立がんセンター	3,467
(独) 神奈川県立循環器呼吸器病センター	3,416
独法平均	3,258
(公) 千葉県立精神科医療センター	3,256
(独) 神奈川県立足柄上病院	2,347
(独) 長野県立信州医療センター	2,294
(独) 長野県立阿南病院	2,209
(独) 栃木県立リハビリテーションセンター	2,196
(独) 長野県立木曽病院	2,172
(公) 千葉県立佐原病院	2,148
(公) 埼玉県立精神医療センター	1,907
(独) 長野県立こころの医療センター駒ヶ根	1,601
(独) 神奈川県立精神医療センター	1,575
(公) 茨城県立こころの医療センター	1,442
(独) 山梨県立北病院	1,374
(公) 群馬県立精神医療センター	1,060
最多－最少	5,266

11　収益収支（百万円）（100床当たり黒字順）	
(公) 千葉県立救急医療センター	225
(独) 山梨県立中央病院	186
(独) 神奈川県立がんセンター	117
(独) 栃木県立リハビリテーションセンター	90
(独) 長野県立阿南病院	74
(独) 神奈川県立循環器呼吸器病センター	68
(公) 群馬県立精神医療センター	51
(独) 山梨県立北病院	47
(公) 埼玉県立がんセンター	23
(公) 千葉県立こども病院	15
(独) 神奈川県立精神医療センター	7
(公) 埼玉県立精神医療センター	▲ 11
(公) 茨城県立中央病院	▲ 11
独法平均	▲ 11
(独) 長野県立こども病院	▲ 14
(独) 長野県立木曽病院	▲ 20
(独) 長野県立こころの医療センター駒ヶ根	▲ 29
(独) 長野県立信州医療センター	▲ 33
(公) 茨城県立こころの医療センター	▲ 35
(独) 神奈川県立こども医療センター	▲ 69
(公) 群馬県立心臓血管センター	▲ 70
(公) 千葉県立精神科医療センター	▲ 74
(独) 栃木県立がんセンター	▲ 105
公企平均	▲ 133
(公) 群馬県立小児医療センター	▲ 160
(独) 東京都健康長寿医療センター	▲ 189
(公) 群馬県立がんセンター	▲ 192
(公) 千葉県立がんセンター	▲ 192
(公) 埼玉県立循環器・呼吸器病センター	▲ 233
(公) 埼玉県立小児医療センター	▲ 262
(独) 神奈川県立足柄上病院	▲ 275
(公) 千葉県立循環器病センター	▲ 546
(公) 千葉県立佐原病院	▲ 599
最多－最少	824

12　資本収支（百万円）（100床当たり黒字順）	
(公) 千葉県立精神科医療センター	▲ 34
(公) 埼玉県立精神医療センター	▲ 42
(公) 茨城県立こころの医療センター	▲ 51
(公) 千葉県立佐原病院	▲ 56
(公) 群馬県立精神医療センター	▲ 67
(独) 神奈川県立精神医療センター	▲ 72
(公) 埼玉県立がんセンター	▲ 98
(公) 千葉県立がんセンター	▲ 129
(独) 長野県立こころの医療センター駒ヶ根	▲ 132
(公) 埼玉県立循環器・呼吸器病センター	▲ 133
(独) 栃木県立リハビリテーションセンター	▲ 135
公企平均	▲ 146
(公) 千葉県立こども病院	▲ 152
(公) 群馬県立小児医療センター	▲ 160
(公) 千葉県立救急医療センター	▲ 161
(独) 栃木県立がんセンター	▲ 164
(公) 群馬県立がんセンター	▲ 175
(独) 神奈川県立こども医療センター	▲ 176
(公) 茨城県立中央病院	▲ 183
(独) 神奈川県立循環器呼吸器病センター	▲ 185
(独) 長野県立信州医療センター	▲ 190
(独) 東京都健康長寿医療センター	▲ 193
(独) 神奈川県立がんセンター	▲ 227
独法平均	▲ 233
(独) 神奈川県立足柄上病院	▲ 234
(公) 千葉県立循環器病センター	▲ 237
(公) 群馬県立心臓血管センター	▲ 246
(独) 長野県立阿南病院	▲ 278
(独) 長野県立木曽病院	▲ 279
(公) 埼玉県立小児医療センター	▲ 320
(独) 長野県立こども病院	▲ 499
(独) 山梨県立中央病院	
(独) 山梨県立北病院	
最多－最少	465

13　収益収支・資本収支合計（100床当たり、黒字順）	
(公) 千葉県立救急医療センター	63
(公) 群馬県立精神医療センター	▲ 16
(独) 栃木県立リハビリテーションセンター	▲ 45
(公) 埼玉県立精神医療センター	▲ 53
(独) 神奈川県立精神医療センター	▲ 65
(公) 埼玉県立がんセンター	▲ 75
(公) 茨城県立こころの医療センター	▲ 86
(公) 千葉県立精神科医療センター	▲ 108
(独) 神奈川県立がんセンター	▲ 110
(独) 神奈川県立循環器呼吸器病センター	▲ 117
(公) 千葉県立こども病院	▲ 138
(独) 長野県立こころの医療センター駒ヶ根	▲ 160
(公) 茨城県立中央病院	▲ 194
(独) 長野県立阿南病院	▲ 204
(独) 長野県立信州医療センター	▲ 223
独法平均	▲ 244
(独) 神奈川県立こども医療センター	▲ 245
(独) 栃木県立がんセンター	▲ 269
公企平均	▲ 278
(独) 長野県立木曽病院	▲ 298
(公) 群馬県立心臓血管センター	▲ 316
(公) 群馬県立小児医療センター	▲ 320
(公) 千葉県立がんセンター	▲ 321
(公) 埼玉県立循環器・呼吸器病センター	▲ 366
(公) 群馬県立がんセンター	▲ 367
(独) 東京都健康長寿医療センター	▲ 382
(独) 神奈川県立足柄上病院	▲ 509
(独) 長野県立こども病院	▲ 513
(公) 埼玉県立小児医療センター	▲ 582
(公) 千葉県立佐原病院	▲ 655
(公) 千葉県立循環器病センター	▲ 783
(独) 山梨県立中央病院	
(独) 山梨県立北病院	
最多－最少	846

14　自治体からの全体繰入額（100床当たり、多い順）	
(公) 千葉県立救急医療センター	▲ 2,596
(公) 埼玉県立小児医療センター	▲ 2,214
(公) 千葉県立こども病院	▲ 1,535
(公) 千葉県立精神科医療センター	▲ 1,184
(公) 群馬県立小児医療センター	▲ 1,111
(公) 千葉県立循環器病センター	▲ 1,096
(独) 栃木県立リハビリテーションセンター	▲ 1,043
(独) 長野県立阿南病院	▲ 1,026
(公) 千葉県立がんセンター	▲ 1,007
(公) 埼玉県立循環器・呼吸器病センター	▲ 957
公企平均	▲ 941
(独) 長野県立こども病院	▲ 909
(独) 神奈川県立こども医療センター	▲ 834
(独) 神奈川県立がんセンター	▲ 828
(独) 東京都健康長寿医療センター	▲ 827
(独) 栃木県立がんセンター	▲ 716
(公) 埼玉県立精神医療センター	▲ 710
(独) 神奈川県立循環器呼吸器病センター	▲ 662
(公) 埼玉県立がんセンター	▲ 647
独法平均	▲ 645
(公) 群馬県立心臓血管センター	▲ 625
(独) 神奈川県立精神医療センター	▲ 589
(公) 茨城県立中央病院	▲ 578
(独) 長野県立木曽病院	▲ 508
(独) 長野県立こころの医療センター駒ヶ根	▲ 495
(独) 山梨県立中央病院	▲ 437
(公) 群馬県立がんセンター	▲ 425
(公) 茨城県立こころの医療センター	▲ 416
(独) 神奈川県立足柄上病院	▲ 396
(公) 群馬県立精神医療センター	▲ 370
(公) 千葉県立佐原病院	▲ 363
(独) 長野県立信州医療センター	▲ 357
(独) 山梨県立北病院	▲ 306
最多－最少	▲ 2,290

15　自治体の年度負担額（100床当たり、多い順）	
(公) 埼玉県立小児医療センター	▲ 2,796
(公) 千葉県立救急医療センター	▲ 2,533
(公) 千葉県立循環器病センター	▲ 1,880
(公) 千葉県立こども病院	▲ 1,672
(公) 群馬県立小児医療センター	▲ 1,431
(独) 長野県立こども病院	▲ 1,422
(公) 千葉県立がんセンター	▲ 1,328
(公) 埼玉県立循環器・呼吸器病センター	▲ 1,322
(公) 千葉県立精神科医療センター	▲ 1,292
(独) 長野県立阿南病院	▲ 1,229
公企平均	▲ 1,220
(独) 東京都健康長寿医療センター	▲ 1,209
(独) 栃木県立リハビリテーションセンター	▲ 1,088
(独) 神奈川県立こども医療センター	▲ 1,079
(公) 千葉県立佐原病院	▲ 1,019
(独) 栃木県立がんセンター	▲ 986
(公) 群馬県立心臓血管センター	▲ 941
(独) 神奈川県立がんセンター	▲ 939
(独) 神奈川県立足柄上病院	▲ 905
独法平均	▲ 889
(独) 長野県立木曽病院	▲ 806
(公) 群馬県立がんセンター	▲ 792
(独) 神奈川県立循環器呼吸器病センター	▲ 779
(公) 茨城県立中央病院	▲ 772
(公) 埼玉県立精神医療センター	▲ 763
(公) 埼玉県立がんセンター	▲ 721
(独) 長野県立こころの医療センター駒ヶ根	▲ 655
(独) 神奈川県立精神医療センター	▲ 655
(独) 長野県立信州医療センター	▲ 580
(公) 茨城県立こころの医療センター	▲ 503
(公) 群馬県立精神医療センター	▲ 386
(独) 山梨県立北病院	
(独) 山梨県立中央病院	
最多－最少	▲ 2,410

16　純粋医業収支（百万円）（100床当たり、黒字順）	
(独) 山梨県立中央病院	100
(独) 山梨県立北病院	▲ 127
(公) 群馬県立精神医療センター	▲ 178
(独) 神奈川県立がんセンター	▲ 205
(独) 長野県立信州医療センター	▲ 234
(公) 埼玉県立がんセンター	▲ 235
(公) 群馬県立がんセンター	▲ 237
(公) 群馬県立心臓血管センター	▲ 283
(公) 茨城県立中央病院	▲ 308
(公) 茨城県立こころの医療センター	▲ 321
(独) 長野県立こころの医療センター駒ヶ根	▲ 373
(独) 神奈川県立循環器呼吸器病センター	▲ 398
独法平均	▲ 405
(独) 神奈川県立精神医療センター	▲ 434
(独) 長野県立木曽病院	▲ 459
(独) 神奈川県立足柄上病院	▲ 489
(独) 長野県立こども病院	▲ 530
(独) 栃木県立がんセンター	▲ 545
(独) 東京都健康長寿医療センター	▲ 560
(公) 埼玉県立精神医療センター	▲ 580
公企平均	▲ 627
(公) 埼玉県立循環器・呼吸器病センター	▲ 644
(公) 千葉県立佐原病院	▲ 797
(公) 千葉県立がんセンター	▲ 842
(独) 神奈川県立こども医療センター	▲ 874
(独) 長野県立阿南病院	▲ 902
(独) 栃木県立リハビリテーションセンター	▲ 915
(公) 群馬県立小児医療センター	▲ 1,101
(公) 千葉県立こども病院	▲ 1,112
(公) 千葉県立精神科医療センター	▲ 1,166
(公) 埼玉県立小児医療センター	▲ 1,198
(公) 千葉県立循環器病センター	▲ 1,199
(公) 千葉県立救急医療センター	▲ 1,907
最多－最少	2,007

添付資料 E－5　令元／都・県立病院項目別ランク表Ⅲ（全体）

17　入院診療収入 (千円) (患者1人1日当たり、多い順)	
(公) 群馬県立心臓血管センター	140
(公) 千葉県立救急医療センター	106
(独) 長野県立こども病院	103
(公) 埼玉県立小児医療センター	96
(公) 千葉県立循環器病センター	90
(公) 千葉県立こども病院	89
(公) 群馬県立小児医療センター	87
(公) 埼玉県立循環器・呼吸器病センター	83
(独) 神奈川県立がんセンター	75
(独) 神奈川県立こども医療センター	75
(独) 山梨県立中央病院	75
公企平均	70
(公) 埼玉県立がんセンター	68
(公) 茨城県立中央病院	67
(公) 千葉県立がんセンター	64
(独) 栃木県立がんセンター	64
(独) 神奈川県立循環器呼吸器病センター	61
(公) 群馬県立がんセンター	59
(独) 東京都健康長寿医療センター	57
独法平均	52
(独) 神奈川県立足柄上病院	48
(独) 長野県立信州医療センター	44
(公) 千葉県立佐原病院	43
(独) 長野県立木曽病院	37
(公) 千葉県立精神科医療センター	34
(公) 埼玉県立精神医療センター	33
(独) 栃木県立リハビリテーションセンター	29
(独) 長野県立阿南病院	28
(公) 茨城県立こころの医療センター	27
(独) 山梨県立北病院	27
(独) 長野県立こころの医療センター駒ヶ根	27
(公) 群馬県立精神医療センター	26
(独) 神奈川県立精神医療センター	25
最多－最少	115

18　外来診療収入 (千円) (患者1人1日当たり、多い順)	
(公) 群馬県立がんセンター	45
(公) 千葉県立がんセンター	43
(独) 神奈川県立がんセンター	37
(公) 埼玉県立がんセンター	36
(公) 千葉県立こども病院	34
(独) 栃木県立がんセンター	30
(公) 埼玉県立循環器・呼吸器病センター	28
(独) 山梨県立中央病院	28
(独) 神奈川県立循環器呼吸器病センター	27
(公) 茨城県立中央病院	23
公企平均	21
(公) 埼玉県立小児医療センター	20
(公) 千葉県立救急医療センター	18
(公) 群馬県立小児医療センター	17
(独) 神奈川県立こども医療センター	16
独法平均	16
(独) 長野県立信州医療センター	15
(公) 千葉県立精神科医療センター	13
(独) 東京都健康長寿医療センター	13
(独) 長野県立こども病院	13
(公) 群馬県立心臓血管センター	12
(公) 千葉県立循環器病センター	12
(公) 千葉県立佐原病院	11
(独) 神奈川県立足柄上病院	11
(独) 山梨県立北病院	10
(独) 長野県立木曽病院	10
(公) 群馬県立精神医療センター	9
(独) 栃木県立リハビリテーションセンター	8
(独) 長野県立阿南病院	8
(公) 茨城県立こころの医療センター	7
(公) 埼玉県立精神医療センター	7
(独) 神奈川県立精神医療センター	7
(独) 長野県立こころの医療センター駒ヶ根	7
最多－最少	38

19　医師 (人数) (100床当たり、多い順)	
(公) 千葉県立救急医療センター	46.0
(独) 長野県立こども病院	44.5
(公) 千葉県立こども病院	41.1
(公) 群馬県立小児医療センター	40.0
(公) 埼玉県立小児医療センター	38.6
(独) 東京都健康長寿医療センター	34.4
(公) 千葉県立がんセンター	31.4
(公) 茨城県立中央病院	31.0
(公) 千葉県立精神科医療センター	28.0
(独) 神奈川県立がんセンター	27.0
(独) 神奈川県立こども医療センター	24.9
公企平均	24.3
(公) 群馬県立心臓血管センター	23.6
(公) 埼玉県立がんセンター	21.9
(独) 栃木県立がんセンター	20.3
(公) 千葉県立循環器病センター	19.5
(独) 山梨県立中央病院	18.9
独法平均	18.0
(公) 群馬県立がんセンター	16.6
(公) 埼玉県立循環器・呼吸器病センター	16.6
(独) 長野県立信州医療センター	15.6
(独) 神奈川県立循環器呼吸器病センター	15.5
(独) 神奈川県立足柄上病院	13.9
(独) 長野県立木曽病院	13.1
(独) 長野県立阿南病院	10.6
(公) 埼玉県立精神医療センター	10.4
(公) 千葉県立佐原病院	10.2
(独) 長野県立こころの医療センター駒ヶ根	10.1
(公) 茨城県立こころの医療センター	8.0
(独) 神奈川県立精神医療センター	7.4
(独) 栃木県立リハビリテーションセンター	7.2
(公) 群馬県立精神医療センター	6.2
(独) 山梨県立北病院	5.9
最多－最少	40.1

20　看護部門 (人数) (100床当たり、多い順)	
(公) 千葉県立救急医療センター	192.0
(公) 群馬県立小児医療センター	173.3
(公) 埼玉県立小児医療センター	166.1
(公) 千葉県立こども病院	161.3
(独) 長野県立こども病院	149.5
(独) 神奈川県立こども医療センター	140.5
(公) 茨城県立中央病院	132.4
(公) 千葉県立循環器病センター	124.1
(公) 千葉県立精神科医療センター	122.0
公企平均	115.6
(公) 埼玉県立循環器・呼吸器病センター	112.8
(公) 群馬県立心臓血管センター	112.3
(独) 神奈川県立がんセンター	102.9
(独) 山梨県立中央病院	98.1
(公) 埼玉県立がんセンター	97.2
(公) 千葉県立がんセンター	95.3
(独) 東京都健康長寿医療センター	95.0
独法平均	87.2
(公) 千葉県立佐原病院	82.9
(公) 埼玉県立精神医療センター	81.4
(公) 群馬県立がんセンター	80.2
(独) 長野県立阿南病院	80.0
(独) 栃木県立がんセンター	79.7
(独) 神奈川県立足柄上病院	76.7
(独) 神奈川県立循環器呼吸器病センター	75.7
(独) 長野県立木曽病院	75.4
(独) 長野県立信州医療センター	75.0
(独) 神奈川県立精神医療センター	74.6
(独) 長野県立こころの医療センター駒ヶ根	73.6
(公) 茨城県立こころの医療センター	65.2
(独) 栃木県立リハビリテーションセンター	56.2
(独) 山梨県立北病院	55.3
(公) 群馬県立精神医療センター	51.8
最多－最少	140.2

21　全職員（人数）（100床当たり、多い順）	
(公) 千葉県立救急医療センター	319.0
(公) 群馬県立小児医療センター	288.0
(公) 千葉県立こども病院	263.3
(公) 埼玉県立小児医療センター	252.5
(独) 長野県立こども病院	250.0
(公) 茨城県立中央病院	218.6
(公) 千葉県立精神科医療センター	208.0
(独) 神奈川県立こども医療センター	200.2
(公) 群馬県立心臓血管センター	195.9
(公) 千葉県立循環器病センター	194.1
(独) 東京都健康長寿医療センター	190.3
公企平均	188.0
(公) 千葉県立がんセンター	175.7
(公) 埼玉県立循環器・呼吸器病センター	170.3
(独) 神奈川県立がんセンター	168.9
(独) 栃木県立リハビリテーションセンター	168.6
(独) 山梨県立中央病院	164.4
(独) 長野県立阿南病院	158.8
独法平均	152.8
(公) 埼玉県立がんセンター	151.1
(独) 栃木県立がんセンター	148.8
(独) 長野県立木曽病院	145.2
(公) 千葉県立佐原病院	137.9
(独) 長野県立信州医療センター	133.8
(公) 群馬県立がんセンター	132.1
(独) 神奈川県立循環器呼吸器病センター	124.3
(独) こころの医療センター駒ヶ根	120.9
(公) 埼玉県立精神医療センター	120.2
(独) 神奈川県立足柄上病院	118.9
(独) 神奈川県立精神医療センター	106.5
(公) 茨城県立こころの医療センター	99.6
(独) 山梨県立北病院	92.6
(公) 群馬県立精神医療センター	80.9
最多－最少	238.1

22　医師／平均給与月額（千円）・平均年齢（歳）（給与多い順）		
(公) 千葉県立循環器病センター	1,669	46.7
(公) 千葉県立救急医療センター	1,642	46.9
(独) 長野県立こども病院	1,611	46.0
(公) 千葉県立佐原病院	1,596	49.0
(独) 長野県立信州医療センター	1,576	50.6
(公) 千葉県立がんセンター	1,572	48.3
(独) 山梨県立中央病院	1,549	51.4
(公) 埼玉県立循環器・呼吸器病センター	1,548	44.6
(公) 群馬県立心臓血管センター	1,528	47.8
(公) 千葉県立精神科医療センター	1,526	44.3
(独) 長野県立木曽病院	1,522	48.8
(公) 千葉県立こども病院	1,517	49.2
(公) 群馬県立小児医療センター	1,475	42.8
公企平均	1,467	46.3
(独) 長野県立阿南病院	1,442	46.6
(公) 群馬県立がんセンター	1,432	47.7
(公) 埼玉県立小児医療センター	1,409	44.9
(公) 埼玉県立がんセンター	1,402	46.8
(公) 群馬県立精神医療センター	1,358	39.3
(独) 長野県立こころの医療センター駒ヶ根	1,350	47.2
(独) 山梨県立北病院	1,336	44.6
独法平均	1,336	45.6
(独) 栃木県立がんセンター	1,299	47.8
(独) 神奈川県立こども医療センター	1,287	46.2
(公) 埼玉県立精神医療センター	1,275	52.4
(公) 茨城県立中央病院	1,274	46.8
(公) 茨城県立こころの医療センター	1,248	42.8
(独) 栃木県立リハビリテーションセンター	1,232	38.6
(独) 神奈川県立循環器呼吸器病センター	1,232	44.2
(独) 神奈川県立精神医療センター	1,215	45.0
(独) 神奈川県立足柄上病院	1,159	39.8
(独) 東京都健康長寿医療センター	1,137	46.1
(独) 神奈川県立がんセンター	1,086	40.7
最多－最少	583	

23　看護師／平均給与月額（千円）・平均年齢（歳）（給与多い順）		
(独) 山梨県立北病院	589	46.6
(独) 神奈川県立精神医療センター	586	44.1
(公) 千葉県立佐原病院	577	45.4
(公) 千葉県立精神科医療センター	571	42.9
(公) 埼玉県立循環器・呼吸器病センター	565	39.6
(独) 長野県立こころの医療センター駒ヶ根	564	45.6
(公) 茨城県立こころの医療センター	562	44.6
(公) 埼玉県立精神医療センター	553	43.8
(独) 神奈川県立循環器呼吸器病センター	548	39.0
(公) 群馬県立精神医療センター	541	41.4
(公) 群馬県立小児医療センター	541	39.7
(公) 千葉県立がんセンター	540	38.9
(公) 埼玉県立がんセンター	536	39.6
公企平均	536	40.0
(独) 神奈川県立足柄上病院	530	39.6
(公) 千葉県立循環器病センター	529	40.3
(公) 千葉県立救急医療センター	529	37.0
(独) 長野県立阿南病院	527	39.1
(公) 埼玉県立小児医療センター	522	34.2
(公) 茨城県立中央病院	520	37.9
独法平均	518	39.1
(独) 神奈川県立がんセンター	514	36.1
(公) 千葉県立こども病院	508	38.3
(独) 長野県立信州医療センター	504	40.3
(独) 栃木県立がんセンター	502	36.5
(独) 神奈川県立こども医療センター	500	35.0
(独) 長野県立木曽病院	498	39.8
(公) 群馬県立がんセンター	496	38.2
(独) 長野県立こども病院	493	36.5
(独) 山梨県立中央病院	482	35.2
(公) 群馬県立心臓血管センター	481	38.3
(独) 栃木県立リハビリテーションセンター	478	40.0
(独) 東京都健康長寿医療センター	462	33.1
最多－最少	127	

24　全職員／平均給与月額（千円）・平均年齢（歳）（給与多い順）		
(公) 千葉県立がんセンター	713	41.2
(独) 神奈川県立循環器呼吸器病センター	676	40.5
(公) 埼玉県立がんセンター	668	41.0
(公) 群馬県立小児医療センター	667	40.7
(公) 埼玉県立循環器・呼吸器病センター	664	40.2
(公) 埼玉県立小児医療センター	663	36.9
(公) 千葉県立救急医療センター	659	39.5
(独) 神奈川県立がんセンター	652	38.0
(独) 神奈川県立精神医療センター	651	44.4
(独) 長野県立こども病院	645	39.4
(独) 神奈川県立こども医療センター	642	37.7
公企平均	640	41.1
(公) 群馬県立がんセンター	637	41.0
(独) 神奈川県立足柄上病院	634	40.1
(公) 茨城県立中央病院	632	39.3
(公) 千葉県立循環器病センター	632	40.5
(独) 山梨県立中央病院	630	38.0
(公) 千葉県立精神科医療センター	628	42.1
(公) 茨城県立こころの医療センター	618	44.1
(公) 千葉県立佐原病院	617	44.3
(独) 山梨県立北病院	617	45.9
(公) 千葉県立こども病院	616	39.7
(公) 埼玉県立精神医療センター	615	44.8
(公) 群馬県立心臓血管センター	608	40.6
(独) 長野県立こころの医療センター駒ヶ根	608	45.4
独法平均	608	40.6
(独) 長野県立信州医療センター	607	41.6
(公) 群馬県立精神医療センター	600	42.0
(独) 栃木県立がんセンター	591	39.1
(独) 長野県立阿南病院	576	43.6
(独) 長野県立木曽病院	564	40.5
(独) 東京都健康長寿医療センター	557	36.4
(独) 栃木県立リハビリテーションセンター	465	38.6
最多－最少	248	

添付資料 E-6　令元／県立病院貸借対照表比較表（地方公営企業）

単位：百万円

区分	経営形態	地方公営企業									
	都道府県名	茨城県		群馬県		埼玉県		千葉県		平均	
	法人名										
	病院数	3		4		4		6		4	
	病床数	891		924		1,345		1,176		1,084 (4,336/4)	
貸借対照表（百万円）	資産合計	30,915	100%	33,508	100%	113,757	100%	48,911	100%	56,773	100%
	固定資産	22,160	71.7%	26,105	77.9%	92,292	81.1%	32,344	66.1%	43,225	76.1%
	流動資産	8,755	28.3%	7,404	22.1%	21,465	18.9%	16,567	33.9%	13,548	23.9%
	負債合計	21,594	69.8%	30,804	91.9%	98,479	86.6%	45,233	92.5%	49,028	86.4%
	固定負債	11,690	37.8%	19,578	58.4%	80,382	70.7%	31,315	64.0%	35,741	63.0%
	流動負債	5,367	17.4%	6,192	18.5%	12,678	11.1%	10,052	20.6%	8,572	15.1%
	繰延収益（長期前受金）	4,538	14.7%	5,035	15.0%	5,419	4.8%	3,866	7.9%	4,715	8.3%
	資本合計	9,321	30.2%	2,704	8.1%	15,278	13.4%	3,678	7.5%	7,745	13.6%
	資本金	12,997	42.0%	10,434	31.1%	29,886	26.3%	12,617	25.8%	16,484	29.0%
	剰余金	▲ 3,676	-11.9%	▲ 7,730	-23.1%	▲ 14,609	-12.8%	▲ 8,939	-18.3%	▲ 8,739	-15.4%
	資本剰余金	202	0.7%	612	1.8%	5,390	4.7%	14,901	30.5%	5,276	9.3%
	損益外減価償却累計額	0	—	0	—	0	—	0	—	0	—
	利益剰余金	▲ 3,878	-12.5%	▲ 8,342	-24.9%	▲ 19,998	-17.6%	▲ 23,840	-48.7%	▲ 14,015	-24.7%
備考（100床当たり）	資産合計	3,470	100%	3,626	100%	8,458	100%	4,159	100%	5,237	100%
	負債合計	2,424	69.8%	3,334	91.9%	7,322	86.6%	3,846	92.5%	4,523	86.4%
	資本合計	1,046	30.2%	293	8.1%	1,136	13.4%	313	7.5%	715	13.6%
	資本金	1,459	42.0%	1,129	31.1%	2,222	26.3%	1,073	25.8%	1,521	29.0%
	剰余金	▲ 413	-11.9%	▲ 837	-23.1%	▲ 1,086	-12.8%	▲ 760	-18.3%	▲ 806	-15.4%
	資本剰余金	23	0.7%	66	1.8%	401	4.7%	1,267	30.5%	487	9.3%
	損益外減価償却累計額	0	—	0	—	0	—	0	—	0	—
	利益剰余金	▲ 435	-12.5%	▲ 903	-24.9%	▲ 1,487	-17.6%	▲ 2,027	-48.7%	▲ 1,293	-24.7%
自己資本比率（資本／資産）		30.2%	—	8.1%	—	13.4%	—	7.5%	—	13.6%	—
流動比率（流動資産／流動負債）		163.1%	—	119.6%	—	169.3%	—	164.8%	—	158.0%	—

（備考）

・茨城県については経営実績の比較表や分析表では一部統計が不明の茨城県立こども病院を除いたが、貸借対照表では同病院を含めた全体3病院で比較した。

添付資料 E-7　令元／都・県立病院貸借対照表比較表（地方独立行政法人）

単位：百万円

区分															
区分	経営形態	地方独立行政法人													
	都道府県名	栃木県						東京都		神奈川県		山梨県		長野県		平均	
	法人名	栃木県立がんセンター		栃木県立リハビリテーションセンター		合計		東京都健康長寿医療センター		(独) 神奈川県立病院機構		(独) 山梨県立病院機構		(独) 長野県立病院機構			
	病院数	1		1		2		1		5		2		5		3	
	病床数	291		153		444		550		1,703		832		933		892 (4,462/5)	
貸借対照表（百万円）	資産合計	12,255	100%	7,130	100%	19,385	100%	40,822	100%	89,741	100%	47,401	100%	30,998	100%	45,669	100%
	固定資産	9,133	74.5%	6,119	85.8%	15,252	78.7%	33,228	81.4%	77,469	86.3%	31,363	66.2%	23,595	76.1%	36,181	79.2%
	流動資産	3,122	25.5%	1,010	14.2%	4,132	21.3%	7,594	18.6%	12,272	13.7%	16,037	33.8%	7,403	23.9%	9,487	20.8%
	負債合計	10,713	87.4%	6,007	84.2%	16,720	86.3%	20,744	50.8%	80,705	89.9%	35,215	74.3%	30,753	99.2%	36,827	80.6%
	固定負債	8,416	68.7%	5,168	72.5%	13,584	70.1%	17,164	42.0%	65,889	73.4%	30,024	63.3%	25,024	80.7%	30,337	66.4%
	流動負債	2,297	18.7%	839	11.8%	3,136	16.2%	3,580	8.8%	14,816	16.5%	5,191	11.0%	5,729	18.5%	6,490	14.2%
	繰延収益（長期前受金）	0	—	0	—	0	—	0	—	0	—	0	—	0	—	0	—
	資本合計	1,542	12.6%	1,122	15.7%	2,664	13.7%	20,078	49.2%	9,036	10.1%	12,185	25.7%	245	0.8%	8,842	19.4%
	資本金	1,992	16.3%	1,064	14.9%	3,056	15.8%	14,330	35.1%	13,557	15.1%	243	0.5%	306	1.0%	6,298	13.8%
	剰余金	▲ 450	-3.7%	58	0.8%	▲ 392	-2.0%	5,748	14.1%	▲ 4,521	-5.0%	11,942	25.2%	▲ 61	-0.2%	2,543	5.6%
	資本剰余金	43	0.4%	44	0.6%	87	0.4%	8,435	20.7%	5,387	6.0%	2,636	5.6%	20	0.1%	3,313	7.3%
	損益外減価償却累計額	0	—	▲ 125	-1.8%	▲ 125	-0.6%	0	—	0	—	0	—	0	—	▲ 25	-0.1%
	利益剰余金	▲ 493	-4.0%	140	2.0%	▲ 353	-1.8%	▲ 2,687	-6.6%	▲ 9,908	-11.0%	9,306	19.6%	▲ 81	-0.3%	▲ 745	-1.6%
備考（100床当たり）	資産合計	4,211	100%	4,660	100%	4,366	100%	7,422	100%	5,270	100%	5,697	100%	3,322	100%	5,120	100%
	負債合計	3,681	87.4%	3,926	84.2%	3,766	86.3%	3,772	50.8%	4,739	89.9%	4,233	74.3%	3,296	99.2%	4,129	80.6%
	資本合計	530	12.6%	733	15.7%	600	13.7%	3,651	49.2%	531	10.1%	1,465	25.7%	26	0.8%	991	19.4%
	資本金	685	16.3%	695	14.9%	688	15.8%	2,605	35.1%	796	15.1%	29	0.5%	33	1.0%	706	13.8%
	剰余金	▲ 155	-3.7%	38	0.8%	▲ 88	-2.0%	1,045	14.1%	▲ 265	-5.0%	1,435	25.2%	▲ 7	-0.2%	285	5.6%
	資本剰余金	15	0.4%	29	0.6%	20	0.4%	1,534	20.7%	316	6.0%	317	5.6%	2	0.1%	371	7.3%
	損益外減価償却累計額	0	—	▲ 82	-1.8%	▲ 28	-0.6%	0	—	0	—	0	—	0	—	▲ 3	-0.1%
	利益剰余金	▲ 169	-4.0%	92	2.0%	▲ 80	-1.8%	▲ 489	-6.6%	▲ 582	-11.0%	1,119	19.6%	▲ 9	-0.3%	▲ 83	-1.6%
自己資本比率（資本／資産）		12.6%	—	15.7%	—	13.7%	—	49.2%	—	10.1%	—	25.7%	—	0.8%	—	19.4%	—
流動比率（流動資産／流動負債）		135.9%	—	120.4%	—	131.8%	—	212.1%	—	82.8%	—	308.9%	—	129.2%	—	146.2%	—

添付資料 E－8　　H26・令元／県立病院貸借対照表比較表（地方公営企業）

単位：百万円

区分	経営形態	地方公営企業																			
	都道府県名	茨城県				群馬県				埼玉県				千葉県				平均			
	法人名																	4県			
	年度	H26		令元		H26		令元		H26		令元		H26		令元		H26		令元	
	病床数／病院数	1，152床／3		891床／3		1，012床／4		924床／4		1，305床／4		1，345床／4		1，176床／6		1，176床／6		1，161床／4		1，084床／4	
貸借対照表（百万円）	資産合計	32,096	100%	30,915	100%	40,196	100%	33,508	100%	101,971	100%	113,757	100%	49,796	100%	48,911	100%	56,015	100%	56,773	100%
	固定資産	22,636	70.5%	22,160	71.7%	30,265	75.3%	26,105	77.9%	76,822	75.3%	92,292	81.1%	31,947	64.2%	32,344	66.1%	40,418	72.2%	43,225	76.1%
	流動資産	9,460	29.5%	8,755	28.3%	9,931	24.7%	7,404	22.1%	25,148	24.7%	21,465	18.9%	17,848	35.8%	16,567	33.9%	15,597	27.8%	13,548	23.9%
	繰延資産	0	－	0	－	0	－	0	－	0	－	0	－	1	0.0%	0	－	0	－	0	－
	負債合計	22,913	71.4%	21,594	69.8%	35,610	88.6%	30,804	91.9%	64,608	63.4%	98,479	86.6%	33,903	68.1%	45,233	92.5%	39,259	70.1%	49,028	86.4%
	固定負債	11,578	36.1%	11,690	37.8%	24,949	62.1%	19,578	58.4%	48,436	47.5%	80,382	70.7%	21,568	43.3%	31,315	64.0%	26,633	47.5%	35,741	63.0%
	流動負債	4,483	14.0%	5,367	17.4%	5,530	13.5%	6,192	18.5%	11,511	11.3%	12,678	11.1%	9,354	18.8%	10,052	20.6%	7,720	13.8%	8,572	15.1%
	繰延収益（長期前受金）	6,852	21.3%	4,538	14.7%	5,131	12.8%	5,035	15.0%	4,661	4.6%	5,419	4.8%	2,981	6.0%	3,866	7.9%	4,906	8.8%	4,715	8.3%
	資本合計	9,183	28.6%	9,321	30.2%	4,586	11.4%	2,704	8.1%	37,363	36.6%	15,278	13.4%	15,893	31.9%	3,678	7.5%	16,756	29.9%	7,745	13.6%
	資本金	12,568	39.2%	12,997	42.0%	10,434	26.0%	10,434	31.1%	29,886	29.3%	29,886	26.3%	12,070	24.2%	12,617	25.8%	16,240	29.0%	16,484	29.0%
	剰余金	▲3,384	-10.5%	▲3,676	-11.9%	▲5,848	-14.5%	▲7,730	-23.1%	7,476	7.3%	▲14,609	-12.8%	3,823	7.7%	▲8,939	-18.3%	517	0.9%	▲8,739	-15.4%
	資本剰余金	202	0.6%	202	0.7%	612	1.5%	612	1.8%	4,967	4.9%	5,390	4.7%	14,901	29.9%	14,901	30.5%	5,171	9.2%	5,276	9.3%
	損益外減価償却累計額（▲）	0	－	0	－	0	－	0	－	0	－	0	－	0	－	0	－	0	－	0	－
	利益剰余金	▲3,586	-11.2%	▲3,878	-12.5%	▲6,460	-16.1%	▲8,342	-24.9%	2,509	2.5%	▲19,998	-17.6%	▲11,078	-22.2%	▲23,840	-48.7%	▲4,654	-8.3%	▲14,015	-24.7%
備考（100床当たり）	資産合計	2,786	100%	3,470	100%	3,972	100%	3,626	100%	7,814	100%	8,458	100%	4,234	100%	4,159	100%	4,825	100%	5,237	100%
	負債合計	1,989	71.4%	2,424	69.8%	3,519	88.6%	3,334	91.9%	4,951	63.4%	7,322	86.6%	2,883	68.1%	3,846	92.5%	3,381	70.1%	4,523	86.4%
	資本合計	797	28.6%	1,046	30.2%	453	11.4%	293	8.1%	2,863	36.6%	1,136	13.4%	1,351	31.9%	313	7.5%	1,433	29.9%	715	13.6%
	資本金	1,091	39.2%	1,459	42.0%	1,031	26.0%	1,129	31.1%	2,290	29.3%	2,222	26.3%	1,026	24.2%	1,073	25.8%	1,399	29.0%	1,521	29.0%
	剰余金	▲294	-10.5%	▲413	-11.9%	▲578	-14.5%	▲837	-23.1%	573	7.3%	▲1,086	-12.8%	325	7.7%	▲760	-18.3%	45	0.9%	▲806	-15.4%
	資本剰余金	18	0.6%	23	0.7%	60	1.5%	66	1.8%	381	4.9%	401	4.7%	1,267	29.9%	1,267	30.5%	445	9.2%	487	9.3%
	利益剰余金	▲311	-11.2%	▲435	-12.5%	▲638	-16.1%	▲903	-24.9%	192	2.5%	▲1,487	-17.6%	▲942	-22.2%	▲2,027	-48.7%	▲401	-8.3%	▲1,293	-24.7%
自己資本比率（資本／資産）		28.6%	－	30.2%	－	11.4%	－	8.1%	－	36.6%	－	13.4%	－	31.9%	－	7.5%	－	29.9%	－	13.6%	－
流動比率（流動資産／流動負債）		211.0%	－	163.1%	－	179.6%	－	119.6%	－	218.5%	－	169.3%	－	190.8%	－	164.8%	－	202.0%	－	158.0%	－

添付資料 E-9　H26・令元／都・県立病院貸借対照表比較表（地方独立行政法人）

単位：百万円

区分	経営形態	地方独立行政法人																			
	都道府県名	東京都				神奈川県				山梨県				長野県				平均			
	法人名	東京都健康長寿医療センター				(独) 神奈川県立病院機構				(独) 山梨県立病院機構				(独) 長野県立病院機構				4都県			
	年度	H26		令元		H26		令元		H26		令元		H26		令元		H26		令元	
	病床数／病院数	550床／1		550床／1		1，692床／5		1，703床／5		843床／2		832床／2		1，011床／5		933床／5		1，024床／3		1，005床／3	
貸借対照表（百万円）	資産合計	38,801	100%	40,822	100%	105,088	100%	89,741	100%	50,159	100%	47,401	100%	37,093	100%	30,998	100%	57,785	100%	41,792	100%
	固定資産	32,294	83.2%	33,228	81.4%	89,158	84.8%	77,469	86.3%	36,578	72.9%	31,363	66.2%	29,963	80.8%	23,595	76.1%	46,998	81.3%	33,131	79.3%
	流動資産	6,507	16.8%	7,594	18.6%	15,929	15.2%	12,272	13.7%	13,581	27.1%	16,037	33.8%	7,129	19.2%	7,403	23.9%	10,787	18.7%	8,661	20.7%
	負債合計	21,121	54.4%	20,744	50.8%	91,332	86.9%	80,705	89.9%	45,622	91.0%	35,215	74.3%	36,755	99.1%	30,753	99.2%	48,708	84.3%	33,483	80.1%
	固定負債	17,434	44.9%	17,164	42.0%	76,500	72.8%	65,889	73.4%	40,219	80.2%	30,024	63.3%	31,533	85.0%	25,024	80.7%	41,422	71.7%	27,620	66.1%
	流動負債	3,687	9.5%	3,580	8.8%	14,832	14.1%	14,816	16.5%	5,403	10.8%	5,191	11.0%	5,222	14.1%	5,729	18.5%	7,286	12.6%	5,863	14.0%
	繰延収益（長期前受金）	0	—	0	—	0	—	0	—	0	—	0	—	0	—	0	—	0	—	0	—
	資本合計	17,680	45.6%	20,078	49.2%	13,756	13.1%	9,036	10.1%	4,537	9.0%	12,185	25.7%	338	0.9%	245	0.8%	9,078	15.7%	8,309	19.9%
	資本金	9,410	24.3%	14,330	35.1%	13,557	12.9%	13,557	15.1%	243	0.5%	243	0.5%	306	0.8%	306	1.0%	5,879	10.2%	5,687	13.6%
	剰余金	8,270	21.3%	5,748	14.1%	199	0.2%	▲4,521	-5.0%	4,294	8.6%	11,942	25.2%	32	0.1%	▲61	-0.2%	3,199	5.5%	2,622	6.3%
	資本剰余金	8,268	21.3%	8,435	20.7%	2,003	1.9%	5,387	6.0%	30	0.1%	2,636	5.6%	20	0.1%	20	0.1%	2,580	4.5%	3,296	7.9%
	損益外減価償却累計額	0	—	0	—	0	—	0	—	0	—	0	—	0	—	0	—	0	—	0	—
	利益剰余金	2	0.0%	▲2,687	-6.6%	▲1,804	-1.7%	▲9,908	-11.0%	4,264	8.5%	9,306	19.6%	12	0.0%	▲81	-0.3%	619	1.1%	▲674	-1.6%
備考（100床当たり）	資産合計	7,055	100%	7,422	100%	6,211	100%	5,270	100%	5,950	100%	5,697	100%	3,669	100%	3,322	100%	5,643	100%	4,158	100%
	負債合計	3,840	54.4%	3,772	50.8%	5,398	86.9%	4,739	89.9%	5,412	91.0%	4,233	74.3%	3,636	99.1%	3,296	99.2%	4,757	84.3%	3,332	80.1%
	資本合計	3,215	45.6%	3,651	49.2%	813	13.1%	531	10.1%	538	9.0%	1,465	25.7%	33	0.9%	26	0.8%	886	15.7%	827	19.9%
	資本金	1,711	24.3%	2,605	35.1%	801	12.9%	796	15.1%	29	0.5%	29	0.5%	30	0.8%	33	1.0%	574	10.2%	566	13.6%
	剰余金	1,504	21.3%	1,045	14.1%	12	0.2%	▲265	-5.0%	509	8.6%	1,435	25.2%	3	0.1%	▲7	-0.2%	312	5.5%	261	6.3%
	資本剰余金	1,503	21.3%	1,534	20.7%	118	1.9%	316	6.0%	4	0.1%	317	5.6%	2	0.1%	2	0.1%	252	4.5%	328	7.9%
	損益外減価償却累計額	0	—	0	—	0	—	0	—	0	—	0	—	0	—	0	—	0	—	0	—
	利益剰余金	0	—	▲489	-6.6%	▲107	-1.7%	▲582	-11.0%	506	8.5%	1,119	19.6%	1	0.0%	▲9	-0.3%	60	1.1%	▲67	-1.6%
自己資本比率（資本／資産）		45.6%	—	49.2%	—	13.1%	—	10.1%	—	9.0%	—	25.7%	—	0.9%	—	0.8%	—	15.7%	—	19.9%	—
流動比率（流動資産／流動負債）		176.5%	—	212.1%	—	107.4%	—	82.8%	—	251.4%	—	308.9%	—	136.5%	—	129.2%	—	148.1%	—	147.7%	—

添付資料 F－1　　令元／ 市町村立病院経営実績比較表Ⅰ（地方公営企業と地方独立行政法人別）

区分			経営形態	地方公営企業（群馬県内300床以上）												地方独立行政法人	
			都道府県名	伊勢崎市		桐生地域医療組合		多野藤岡医療事務市町村組合		富岡地域医療企業団		邑楽館林医療事務組合		平均		秋田県／秋田市	
			病院名	①伊勢崎市民病院		②桐生厚生総合病院		③公立藤岡総合病院		④富岡総合病院		⑤館林厚生病院				①市立秋田総合病院	
			独法化年月													平成26年4月	
			病床数（床）	494		471		399		338		329		406（2,031/5）		456	
診療実績			病床利用率（%）	81.5	—	62.9	—	84.8	—	79.2	—	83.0	—	78.3	—	75.3	—
			平均在院日数（日）	11.1	—	14.1	—	13.2	—	11.8	—	14.0	—	12.8	—	11.9	—
	1日平均患者数		入院患者数（人）	403	31.4%	296	29.0%	338	30.9%	268	27.6%	273	39.5%	316	31.2%	343	21.8%
			外来患者数（人）	880	68.6%	725	71.0%	757	69.1%	704	72.4%	418	60.5%	697	68.9%	1,228	78.2%
			合計	1,283	100%	1,021	100%	1,095	100%	972	100%	691	100%	1,012	100%	1,571	100%
収益収支会計（百万円）	収入	医業収益	入院	9,964	65.0%	5,717	54.2%	6,721	59.5%	5,278	56.3%	4,644	60.8%	6,465	59.7%	6,391	55.9%
			外来	4,377	28.6%	2,518	23.9%	3,251	28.8%	3,225	34.4%	1,812	23.7%	3,037	28.0%	3,371	29.5%
			その他医業収益	663	4.3%	441	4.2%	529	4.7%	489	5.2%	555	7.3%	535	4.9%	1,556	13.6%
			（うち他会計負担金）	158	1.0%	190	1.8%	96	0.9%	10	0.1%	264	3.5%	144	1.3%	896	7.8%
			小計	15,004	97.9%	8,675	82.3%	10,501	93.0%	8,991	95.8%	7,010	91.7%	10,036	92.6%	11,318	99.1%
		医業外収益	他会計補助・負担金	165	1.1%	596	5.7%	156	1.4%	119	1.3%	500	6.5%	307	2.8%	10	0.1%
			長期前受金戻入	3	0.0%	291	2.8%	313	2.8%	168	1.8%	73	1.0%	170	1.6%	0	—
			その他医業外収益	150	1.0%	981	9.3%	317	2.8%	103	1.1%	57	0.7%	322	3.0%	95	0.8%
			小計	318	2.1%	1,868	17.7%	786	7.0%	390	4.2%	630	8.2%	799	7.4%	105	0.9%
		合計		15,322	100%	10,543	100%	11,288	100%	9,381	100%	7,641	100%	10,835	100%	11,423	100%
	支出	医業費用	職員給与費｛構成比率、対医業収益比率｝	7,659	48.7% 51.0%	5,562	54.0% 64.1%	5,393	46.6% 51.4%	5,337	56.2% 59.4%	3,994	49.8% 57.0%	5,589	50.7% 56.6%	6,088	53.8% 53.8%
			材料費｛構成比率、対医業収益比率｝	4,467	28.4% 29.8%	1,956	19.0% 22.5%	2,729	23.6% 26.0%	2,271	23.9% 25.3%	1,555	19.4% 22.2%	2,596	23.5% 25.2%	2,436	21.5% 21.5%
			（うち医薬品費）	2,248	14.3%	1,175	11.4%	1,505	13.0%	1,346	14.2%	938	11.7%	1,442	13.1%	1,412	12.5%
			減価償却費	832	5.3%	581	5.6%	1,193	10.3%	484	5.1%	763	9.5%	771	7.0%	643	5.7%
			経費｛構成比率、対医業収益比率｝	1,896	12.1% 12.6%	1,850	17.9% 21.3%	1,654	14.3% 15.8%	1,015	10.7% 11.3%	1,388	17.3% 19.8%	1,561	14.2% 16.2%	1,647	14.6% 14.6%
			（うち委託料）	1,156	7.4%	1,029	10.0%	1,026	8.9%	499	5.3%	570	7.1%	856	7.8%	1,036	9.2%
			その他医業費用	52	0.3%	30	0.3%	36	0.3%	40	0.4%	17	0.2%	35	0.3%	37	0.3%
			小計	14,906	94.8%	9,979	96.8%	11,006	95.1%	9,146	96.3%	7,718	96.2%	10,551	95.7%	10,851	95.9%
		医業外費用	支払利息	170	1.1%	10	0.1%	162	1.4%	52	0.5%	82	1.0%	95	0.9%	14	0.1%
			その他	645	4.1%	319	3.1%	406	3.5%	303	3.2%	223	2.8%	379	3.4%	436	3.9%

		小計	815	5.2%	329	3.2%	568	4.9%	355	3.7%	305	3.8%	474	4.3%	450	4.0%
		特別損失	0	—	0	—	1	0.0%	0	—	0	—	0	—	17	0.2%
		合計	15,721	100%	10,308	100%	11,575	100%	9,501	100%	8,023	100%	11,026	100%	11,318	100%
	収支差（赤字は▲）		▲ 398	—	235	—	▲ 287	—	▲ 120	—	▲ 382	—	▲ 190	—	104	—
資本収支会計（百万円）	収入	企業債	200	26.7%	208	31.4%	198	24.8%	314	57.0%	29	7.6%	190	30.2%	994	164.0%
		他会計補助・負担金	548	73.3%	446	67.3%	598	75.0%	235	42.6%	352	92.4%	436	69.4%	385	63.5%
		その他	0	—	9	1.4%	2	0.3%	2	0.4%	0	—	3	0.4%	▲ 773	-127.6%
		合計	748	100%	663	100%	797	100%	551	100%	381	100%	628	100%	606	100%
	支出	建設改良費	774	47.9%	241	23.6%	243	16.1%	455	53.2%	60	9.8%	355	31.5%	1,658	73.1%
		企業債償還金	842	52.1%	781	76.4%	1,269	83.9%	392	45.8%	555	90.2%	768	68.3%	476	21.0%
		その他	0	—	0	—	0	—	10	1.2%	0	—	2	0.2%	135	5.9%
		合計	1,616	100%	1,022	100%	1,512	100%	856	100%	615	100%	1,124	100%	2,269	100%
	収支差（赤字は▲）		▲ 867	—	▲ 359	—	▲ 715	—	▲ 305	—	▲ 234	—	▲ 496	—	▲ 1,663	—

添付資料 F－1　令元／ 市町村立病院経営実績比較表Ⅱ（地方公営企業と地方独立行政法人別）

区分				地方独立行政法人													
	経営形態			地方独立行政法人													
	都道府県名			栃木県／小山市		千葉県／山武市		千葉県／東金市（東金九十九里地域医療センター）		千葉県／旭市		長野県／長野市		静岡県／静岡市		平均	
	病院名			②新小山市民病院		③さんむ医療センター		④東千葉メディカルセンター		⑤総合病院国保旭中央病院		⑥長野市民病院		⑦静岡市立静岡病院			
	独法化年月			平成25年4月		平成22年4月		平成22年10月		平成28年4月		平成28年4月		平成28年4月			
	病床数（床）			300		312		314		989		400		506		468 (3,277/7)	
診療実績	病床利用率（%）			96.8	—	55.2	—	87.6	—	78.0	—	96.1	—	89.0	—	82.6	—
	平均在院日数（日）			12.1	—	9.6	—	8.9	—	13.6	—	11.4	—	12.1	—	11.4	—
	1日平均患者数	入院患者数（人）		290	29.7%	172	25.0%	237	35.6%	772	22.8%	384	29.3%	450	27.9%	378	27.5%
		外来患者数（人）		685	70.3%	516	75.0%	428	64.4%	2,613	77.2%	928	70.7%	1,162	72.1%	1,080	72.5%
		合計		975	100%	688	100%	665	100%	3,385	100%	1,312	100%	1,612	100%	1,458	100%
収益収支会計（百万円）	収入	医業収益	入院	6,285	64.4%	2,833	61.5%	5,704	67.1%	19,781	51.2%	9,301	59.5%	12,957	63.0%	9,036	58.0%
			外来	2,221	22.8%	1,088	23.6%	1,291	15.2%	13,314	34.5%	4,137	26.5%	5,176	25.2%	4,371	28.0%
			その他医業収益	818	8.4%	634	13.8%	875	10.3%	3,923	10.2%	1,975	12.6%	2,235	10.9%	1,716	11.0%
			（うち他会計負担金）	257	2.6%	267	5.8%	622	7.3%	1,870	4.8%	1,095	7.0%	1,788	8.7%	971	6.2%
			小計	9,324	95.6%	4,555	98.8%	7,870	92.6%	37,018	95.8%	15,412	98.6%	20,368	99.0%	15,124	97.0%
		医業外収益	他会計補助・負担金	346	3.5%	20	0.4%	274	3.2%	325	0.8%	139	0.9%	62	0.3%	168	1.1%
			長期前受金戻入	0	—	0	—	0	—	0	—	0	—	0	—	0	—
			その他医業外収益	88	0.9%	33	0.7%	353	4.2%	1,301	3.4%	83	0.5%	139	0.7%	299	1.9%
			小計	434	4.4%	53	1.2%	627	7.4%	1,626	4.2%	222	1.4%	200	1.0%	467	3.0%
		合計		9,758	100%	4,608	100%	8,497	100%	38,644	100%	15,634	100%	20,569	100%	15,590	100%
	支出	医業費用	職員給与費｛構成比率、対医業収益比率｝	4,426	47.8%	2,754	58.7%	4,580	48.5%	16,606	43.4%	7,838	51.2%	9,279	45.2%	7,367	47.4%
					47.5%		60.5%		58.2%		44.9%		50.9%		45.6%		48.7%
			材料費｛構成比率、対医業収益比率｝	1,931	20.8%	746	15.9%	1,713	18.1%	10,773	28.2%	3,884	25.4%	5,872	28.6%	3,908	25.1%
					20.7%		16.4%		21.8%		29.1%		25.2%		28.8%		25.8%
			（うち医薬品費）	722	7.8%	271	5.8%	627	6.6%	6,157	16.1%	2,071	13.5%	2,376	11.6%	1,948	12.5%
			減価償却費	820	8.9%	165	3.5%	649	6.9%	3,112	8.1%	940	6.1%	1,254	6.1%	1,083	7.0%
			経費｛構成比率、対医業収益比率｝	1,733	18.7%	971	20.7%	1,964	20.8%	6,061	15.8%	2,278	14.9%	3,100	15.1%	2,536	16.3%
					18.6%		21.3%		24.9%		16.4%		14.8%		15.2%		16.8%
			（うち委託料）	795	8.6%	478	10.2%	1,163	12.3%	2,822	7.4%	829	5.4%	1,688	8.2%	1,259	8.1%
			その他医業費用	17	0.2%	14	0.3%	3	0.0%	156	0.4%	75	0.5%	72	0.4%	53	0.3%
			小計	8,926	96.4%	4,650	99.1%	8,908	94.3%	36,708	96.0%	15,016	98.1%	19,577	95.3%	14,948	96.2%
		医業外費用	支払利息	49	0.5%	1	0.0%	124	1.3%	390	1.0%	235	1.5%	125	0.6%	134	0.9%
			その他	288	3.1%	41	0.9%	411	4.4%	1,150	3.0%	57	0.4%	843	4.1%	461	3.0%

		小計	337	3.6%	42	0.9%	535	5.7%	1,540	4.0%	292	1.9%	968	4.7%	595	3.8%
		特別損失	0	—	2	0.0%	1	0.0%	3	0.0%	0	—	0	—	3	0.0%
		合計	9,264	100%	4,694	100%	9,444	100%	38,251	100%	15,308	100%	20,546	100%	15,546	100%
	収支差（赤字は▲）		494	—	▲ 86	—	▲ 947	—	393	—	326	—	23	—	44	—
資本収支会計（百万円）	収入	企業債	150	85.2%	50	35.7%	112	41.5%	2,337	98.2%	0	—	300	81.7%	563	100.2%
		他会計補助・負担金	0	—	69	49.3%	158	58.5%	0	—	0	—	0	—	87	15.5%
		その他	26	14.8%	21	15.0%	0	—	43	1.8%	0	—	67	18.3%	▲ 88	-15.7%
		合計	176	100%	140	100%	270	100%	2,380	100%	0	—	367	100%	563	100%
	支出	建設改良費	187	21.2%	131	64.2%	0	—	6,136	79.2%	192	20.4%	1,201	65.3%	1,358	65.8%
		企業債償還金	667	75.5%	73	35.8%	530	93.6%	171	2.2%	0	—	180	9.8%	299	14.5%
		その他	29	3.3%	0	—	36	6.4%	1,438	18.6%	748	79.6%	459	25.0%	406	19.7%
		合計	883	100%	204	100%	566	100%	7,745	100%	940	100%	1,839	100%	2,064	100%
	収支差（赤字は▲）		▲ 706	—	▲ 64	—	▲ 296	—	▲ 5,365	—	▲ 940	—	▲ 1,473	—	▲ 1,501	—

添付資料 F－2　　令元／市町村立病院経営実績分析表 I（地方公営企業と地方独立行政法人別）

区分		経営形態	地方公営企業（群馬県内300床以上）												地方独立行政法人			
		都道府県名	伊勢崎市		桐生地域医療組合		多野藤岡医療事務市町村組合		富岡地域医療企業団		邑楽館林医療事務組合		平均		秋田県／秋田市		栃木県／小山市	
		病院名	①伊勢崎市民病院		②桐生厚生総合病院		③公立藤岡総合病院		④富岡総合病院		⑤館林厚生病院				①市立秋田総合病院		②新小山市民病院	
		病床数（床）	494		471		399		338		329		406 (2,031/5)		456		300	
経営実績分析	全体収入	入院収益	9,964	65.0%	5,717	54.2%	6,721	59.5%	5,278	56.3%	4,644	60.8%	6,465	59.7%	6,391	55.9%	6,285	64.4%
		100床当たり入院収益	2,017	〃	1,214	〃	1,684	〃	1,562	〃	1,412	〃	1,592	〃	1,402	〃	2,095	〃
		外来収益	4,377	28.6%	2,518	23.9%	3,251	28.8%	3,225	34.4%	1,812	23.7%	3,037	28.0%	3,371	29.5%	2,221	22.8%
		100床当たり外来収益	886	〃	535	〃	815	〃	954	〃	551	〃	748	〃	739	〃	740	〃
		入院・外来収益	14,341	93.6%	8,235	78.1%	9,972	88.3%	8,503	90.6%	6,456	84.5%	9,501	87.7%	9,762	85.5%	8,506	87.2%
		100床当たり入院・外来収益	2,903	〃	1,748	〃	2,499	〃	2,516	〃	1,962	〃	2,340	〃	2,141	〃	2,835	〃
		その他収益	981	6.4%	2,308	21.9%	1,316	11.7%	878	9.4%	1,185	15.5%	1,334	12.3%	1,661	14.5%	1,252	12.8%
		100床当たりその他収益	199	〃	490	〃	330	〃	260	〃	360	〃	328	〃	364	〃	417	〃
		収益合計	15,322	100%	10,543	100%	11,288	100%	9,381	100%	7,641	100%	10,835	100%	11,423	100%	9,758	100%
		100床当たり収益合計	3,102	〃	2,238	〃	2,829	〃	2,775	〃	2,322	〃	2,669	〃	2,505	〃	3,253	〃
	全体支出	職員給与費	7,659	48.7%	5,562	54.0%	5,393	46.6%	5,337	56.2%	3,994	49.8%	5,589	50.7%	6,088	53.8%	4,426	47.8%
		100床当たり給与費	1,550	〃	1,181	〃	1,352	〃	1,579	〃	1,214	〃	1,377	〃	1,335	〃	1,475	〃
		材料費	4,467	28.4%	1,956	19.0%	2,729	23.6%	2,271	23.9%	1,555	19.4%	2,596	23.5%	2,436	21.5%	1,931	20.8%
		100床当たり材料費	904	〃	415	〃	684	〃	672	〃	473	〃	639	〃	534	〃	644	〃
		経費	1,896	12.1%	1,850	17.9%	1,654	14.3%	1,015	10.7%	1,388	17.3%	1,561	14.2%	1,647	14.6%	1,733	18.7%
		100床当たり経費	384	〃	393	〃	415	〃	300	〃	422	〃	384	〃	361	〃	578	〃
		3費用合計	14,022	89.2%	9,368	90.9%	9,776	84.5%	8,623	90.8%	6,937	86.5%	9,745	88.4%	10,171	89.9%	8,090	87.3%
		100床当たり3費用	2,838	〃	1,989	〃	2,450	〃	2,551	〃	2,109	〃	2,400	〃	2,230	〃	2,697	〃
		その他費用	1,699	10.8%	940	9.1%	1,799	15.5%	878	9.2%	1,086	13.5%	1,280	11.6%	1,147	10.1%	1,174	12.7%
		100床当たりその他費用	344	〃	200	〃	451	〃	260	〃	330	〃	315	〃	252	〃	391	〃
		費用合計	15,721	100%	10,308	100%	11,575	100%	9,501	100%	8,023	100%	11,026	100%	11,318	100%	9,264	100%
		100床当たり費用合計	3,182	〃	2,189	〃	2,901	〃	2,811	〃	2,439	〃	2,716	〃	2,482	〃	3,088	〃
	自治体の年度負担額 会計収支	収益収支会計	▲ 398	18.6%	235	-17.3%	▲ 287	15.5%	▲ 120	15.2%	▲ 382	22.1%	▲ 190	12.1%	104	-3.6%	494	-60.6%
		100床当たり	▲ 81	〃	50	〃	▲ 72	〃	▲ 36	〃	▲ 116	〃	▲ 47	〃	23	〃	165	〃
		資本収支会計	▲ 867	40.6%	▲ 359	26.4%	▲ 715	38.6%	▲ 305	38.7%	▲ 234	13.5%	▲ 496	31.5%	▲ 1,663	58.4%	▲ 706	86.6%
		100床当たり	▲ 176	〃	▲ 76	〃	▲ 179	〃	▲ 90	〃	▲ 71	〃	▲ 122	〃	▲ 365	〃	▲ 235	〃
		合計　(a)	▲ 1,265	59.2%	▲ 124	9.1%	▲ 1,002	54.1%	▲ 425	53.9%	▲ 616	35.6%	▲ 686	43.6%	▲ 1,559	54.7%	▲ 212	26.0%
		100床当たり	▲ 256	〃	▲ 26	〃	▲ 251	〃	▲ 126	〃	▲ 187	〃	▲ 169	〃	▲ 342	〃	▲ 71	〃
	自治体の年度負担額 他会計からの繰入金（▲マイナス表示）	収益収支会計	▲ 322	15.1%	▲ 786	57.8%	▲ 252	13.6%	▲ 129	16.3%	▲ 764	44.1%	▲ 451	28.6%	▲ 906	31.8%	▲ 603	74.0%
		資本収支会計	▲ 548	25.7%	▲ 451	33.1%	▲ 598	32.3%	▲ 235	29.8%	▲ 352	20.3%	▲ 437	27.8%	▲ 385	13.5%	0	—

			合計　(b)	▲ 871	40.8%	▲ 1,237	90.9%	▲ 850	45.9%	▲ 364	46.1%	▲ 1,116	64.4%	▲ 888	56.4%	▲ 1,291	45.3%	▲ 603	74.0%
			100床当たり	▲ 176	〃	▲ 263	〃	▲ 213	〃	▲ 108	〃	▲ 339	〃	▲ 219	〃	▲ 283	〃	▲ 201	〃
		合計 (a) + (b)		▲ 2,136	100%	▲ 1,361	100%	▲ 1,852	100%	▲ 789	100%	▲ 1,732	100%	▲ 1,574	100%	▲ 2,850	100%	▲ 815	100%
		100床当たり負担額		▲ 432	〃	▲ 289	〃	▲ 464	〃	▲ 233	〃	▲ 526	〃	▲ 388	〃	▲ 625	〃	▲ 272	〃
	純粋医業収支	100床当たり入院・外来収益		2,903	—	1,748	—	2,499	—	2,516	—	1,962	—	2,340	—	2,141	—	2,835	—
		100床当たり3費用		2,838	—	1,989	—	2,450	—	2,551	—	2,109	—	2,400	—	2,230	—	2,697	—
		収支差		65	—	▲ 241	—	49	—	▲ 35	—	▲ 147	—	▲ 60	—	▲ 89	—	138	—
診療実績分析	診療収入(千円)	患者1人1日当たり	入院	68	—	53	—	54	—	54	—	46	—	55	—	51	—	59	—
			外来	21	—	14	—	18	—	19	—	18	—	18	—	11	—	13	—
	職員1人1日当たり患者数(人)	医師	入院	3.2	—	4.9	—	3.6	—	3.7	—	5.6	—	4.2	—	3.5	—	4.4	—
			外来	4.6	—	8.0	—	5.3	—	6.4	—	5.6	—	6.0	—	8.1	—	6.9	—
	100床当たり職員数(人)		医師	27.8	14.4%	12.7	9.6%	23.3	14.5%	20.6	11.1%	15.8	9.1%	20.0	11.8%	21.7	12.4%	20.0	10.1%
			看護師	110.3	57.0%	82.0	61.7%	86.7	53.9%	107.5	57.8%	98.4	56.6%	97.0	57.3%	97.2	55.7%	113.0	56.8%
			全職員	193.5	100%	132.9	100%	160.8	100%	186.0	100%	173.7	100%	169.4	100%	174.5	100%	199.0	100%
	平均給与月額(千円)		医師	1,248	—	1,244	—	1,329	—	1,338	—	1,667	—	1,365	—	1,467	—	1,348	—
			看護師	448	—	408	—	470	—	492	—	451	—	454	—	504	—	420	—
			全職員	558	—	486	—	572	—	580	—	554	—	550	—	603	—	505	—
	平均年齢(歳)		医師	43.6	—	47.4	—	44.1	—	46.9	—	48.4	—	46.1	—	47.2	—	43.7	—
			看護師	36.9	—	40.6	—	41.3	—	38.5	—	37.9	—	39.0	—	40.6	—	35.8	—
			全職員	38.6	—	40.3	—	41.5	—	39.9	—	39.0	—	39.9	—	41.3	—	38.1	—

添付資料 F－2　令元／市町村立病院経営実績分析表Ⅱ（地方公営企業と地方独立行政法人別）

区分			経営形態	地方独立行政法人													
			都道府県名	千葉県／山武市		千葉県／東金市（東金九十九里地域医療センター）		千葉県／旭市		長野県／長野市		静岡県／静岡市		平均		参考：5病院平均（東千葉と旭中央を除く）	
			病院名	③さんむ医療センター		④東千葉メディカルセンター		⑤総合病院国保旭中央病院		⑥長野市民病院		⑦静岡市立静岡病院					
			病床数（床）	312		314		989		400		506		468（3,277/7）		395（1,974/5）	
経営実績分析	全体収入		入院収益	2,833	61.5%	5,704	67.1%	19,781	51.2%	9,301	59.5%	12,957	63.0%	9,036	58.0%	7,553	60.9%
			100床当たり入院収益	908	〃	1,817	〃	2,000	〃	2,325	〃	2,561	〃	1,931	〃	1,912	〃
			外来収益	1,088	23.6%	1,291	15.2%	13,314	34.5%	4,137	26.5%	5,176	25.2%	4,371	28.0%	3,199	25.8%
			100床当たり外来収益	349	〃	411	〃	1,346	〃	1,034	〃	1,023	〃	934	〃	810	〃
			入院・外来収益	3,921	85.1%	6,995	82.3%	33,095	85.6%	13,438	86.0%	18,133	88.2%	13,407	86.0%	10,752	86.7%
			100床当たり入院・外来収益	1,257	〃	2,228	〃	3,346	〃	3,360	〃	3,584	〃	2,865	〃	2,722	〃
			その他収益	687	14.9%	1,502	17.7%	5,549	14.4%	2,196	14.0%	2,436	11.8%	2,183	14.0%	1,646	13.3%
			100床当たりその他収益	220	〃	478	〃	561	〃	549	〃	481	〃	467	〃	417	〃
			収益合計	4,608	100%	8,497	100%	38,644	100%	15,634	100%	20,569	100%	15,590	100%	12,398	100%
			100床当たり収益合計	1,477	〃	2,706	〃	3,907	〃	3,909	〃	4,065	〃	3,331	〃	3,139	〃
	全体支出		職員給与費	2,754	58.7%	4,580	48.5%	16,606	43.4%	7,838	51.2%	9,279	45.2%	7,367	47.4%	6,077	49.7%
			100床当たり給与費	883	〃	1,459	〃	1,679	〃	1,960	〃	1,834	〃	1,574	〃	1,538	〃
			材料費	746	15.9%	1,713	18.1%	10,773	28.2%	3,884	25.4%	5,872	28.6%	3,908	25.1%	2,974	24.3%
			100床当たり材料費	239	〃	546	〃	1,089	〃	971	〃	1,161	〃	835	〃	753	〃
			経費	971	20.7%	1,964	20.8%	6,061	15.8%	2,278	14.9%	3,100	15.1%	2,536	16.3%	1,946	15.9%
			100床当たり経費	311	〃	625	〃	613	〃	570	〃	613	〃	542	〃	493	〃
			3費用合計	4,471	95.2%	8,257	87.4%	33,440	87.4%	14,000	91.5%	18,252	88.8%	13,812	88.8%	10,997	89.9%
			100床当たり3費用	1,433	〃	2,630	〃	3,381	〃	3,500	〃	3,607	〃	2,951	〃	2,784	〃
			その他費用	223	4.8%	1,187	12.6%	4,811	12.6%	1,308	8.5%	2,294	11.2%	1,735	11.2%	1,229	10.1%
			100床当たりその他費用	71	〃	378	〃	486	〃	327	〃	453	〃	371	〃	311	〃
			費用合計	4,694	100%	9,444	100%	38,251	100%	15,308	100%	20,546	100%	15,546	100%	12,226	100%
			100床当たり費用合計	1,504	〃	3,008	〃	3,868	〃	3,827	〃	4,060	〃	3,322	〃	3,095	〃
	自治体の年度負担額	会計収支	収益収支会計	▲ 86	17.0%	▲ 947	41.2%	393	-5.5%	326	-17.6%	23	-0.7%	44	-1.6%	172	-9.2%
			100床当たり	▲ 28	〃	▲ 302	〃	40	〃	82	〃	5	〃	9	〃	44	〃
			資本収支会計	▲ 64	12.6%	▲ 296	12.9%	▲ 5,365	74.9%	▲ 940	50.9%	▲ 1,473	44.6%	▲ 1,501	55.9%	▲ 969	52.0%
			100床当たり	▲ 21	〃	▲ 94	〃	▲ 542	〃	▲ 235	〃	▲ 291	〃	▲ 321	〃	▲ 245	〃
			合計　(a)	▲ 150	29.6%	▲ 1,243	54.1%	▲ 4,972	69.4%	▲ 614	33.2%	▲ 1,450	43.9%	▲ 1,457	54.3%	▲ 797	42.8%
			100床当たり	▲ 48	〃	▲ 396	〃	▲ 503	〃	▲ 154	〃	▲ 287	〃	▲ 311	〃	▲ 202	〃
		他会計からの繰入金（▲マイナス表示）	収益収支会計	▲ 287	56.7%	▲ 896	39.0%	▲ 2,194	30.6%	▲ 1,234	66.8%	▲ 1,850	56.1%	▲ 1,139	42.4%	▲ 976	52.4%
			資本収支会計	▲ 69	13.6%	▲ 158	6.9%	0	—	0	—	0	—	▲ 87	3.3%	▲ 91	4.9%

		合計 (b)	▲ 356	70.4%	▲ 1,054	45.9%	▲ 2,194	30.6%	▲ 1,234	66.8%	▲ 1,850	56.1%	▲ 1,226	45.7%	▲ 1,067	57.2%
		100床当たり	▲ 114	〃	▲ 336	〃	▲ 222	〃	▲ 309	〃	▲ 366	〃	▲ 262	〃	▲ 270	〃
	合計 (a) + (b)		▲ 506	100%	▲ 2,297	100%	▲ 7,166	100%	▲ 1,848	100%	▲ 3,300	100%	▲ 2,683	100%	▲ 1,864	100%
	100床当たり負担額		▲ 162	〃	▲ 732	〃	▲ 725	〃	▲ 462	〃	▲ 652	〃	▲ 573	〃	▲ 472	〃
純粋医業収支	100床当たり入院・外来収益		1,257	—	2,228	—	3,346	—	3,360	—	3,584	—	2,865	—	2,722	—
	100床当たり3費用		1,433	—	2,630	—	3,381	—	3,500	—	3,607	—	2,951	—	2,784	—
	収支差		▲ 176	—	▲ 402	—	▲ 35	—	▲ 140	—	▲ 23	—	▲ 86	—	▲ 62	—
診療実績分析 診療収入(千円)	患者1人1日当たり	入院	45	—	66	—	70	—	66	—	79	—	62	—		—
		外来	9	—	12	—	21	—	18	—	19	—	15	—		—
職員1人1日当たり患者数(人)	医師	入院	5.1	—	4.2	—	2.6	—	3.4	—	2.9	—	3.7	—		—
		外来	10.1	—	5.1	—	5.8	—	5.5	—	4.9	—	6.6	—		—
100床当たり職員数(人)		医師	10.9	9.6%	17.8	11.3%	30.3	14.2%	28.0	11.9%	29.8	16.8%	22.6	12.5%		—
		看護師	61.9	54.4%	96.8	61.5%	108.2	50.8%	136.5	58.0%	101.2	57.1%	102.1	56.3%		—
		全職員	113.8	100%	157.3	100%	213.2	100%	235.3	100%	177.3	100%	181.5	100%		—
平均給与月額(千円)		医師	1,142	—	1,373	—	1,367	—	1,486	—	1,557	—	1,391	—		—
		看護師	429	—	470	—	433	—	450	—	509	—	459	—		—
		全職員	506	—	538	—	541	—	603	—	657	—	565	—		—
平均年齢(歳)		医師	46.9	—	42.4	—	41.2	—	44.8	—	41.7	—	44.0	—		—
		看護師	38.9	—	35.8	—	35.1	—	35.3	—	34.2	—	36.5	—		—
		全職員	42.4	—	36.7	—	39.3	—	37.8	—	35.8	—	38.8	—		—

添付資料 F－3　令元／市町村立病院項目別ランク表Ⅰ（全体）

1　病床数（床）（多い順）	
(独) 総合病院国保旭中央病院	989
(独) 静岡市立静岡病院	506
(公) 伊勢崎市民病院	494
(公) 桐生厚生総合病院	471
(独法) 平均	468
(独) 市立秋田総合病院	456
(群馬公企) 平均	406
(独) 長野市民病院	400
(公) 公立藤岡総合病院	399
(公) 富岡総合病院	338
(公) 館林厚生病院	329
(独) 東千葉メディカルセンター	314
(独) さんむ医療センター	312
(独) 新小山市民病院	300
最多－最少	689

2　病床利用率（%）（高い順）	
(独) 新小山市民病院	96.8
(独) 長野市民病院	96.1
(独) 静岡市立静岡病院	89.0
(独) 東千葉メディカルセンター	87.6
(公) 公立藤岡総合病院	84.8
(公) 館林厚生病院	83.0
(独法) 平均	82.6
(公) 伊勢崎市民病院	81.5
(公) 富岡総合病院	79.2
(群馬公企) 平均	78.3
(独) 総合病院国保旭中央病院	78.0
(独) 市立秋田総合病院	75.3
(公) 桐生厚生総合病院	62.9
(独) さんむ医療センター	55.2
最高－最低	41.6

3　平均在院日数（日）（少ない順）	
(独) 東千葉メディカルセンター	8.9
(独) さんむ医療センター	9.6
(公) 伊勢崎市民病院	11.1
(独法) 平均	11.4
(独) 長野市民病院	11.4
(公) 富岡総合病院	11.8
(独) 市立秋田総合病院	11.9
(独) 静岡市立静岡病院	12.1
(独) 新小山市民病院	12.1
(群馬公企) 平均	12.8
(公) 公立藤岡総合病院	13.2
(独) 総合病院国保旭中央病院	13.6
(公) 館林厚生病院	14.0
(公) 桐生厚生総合病院	14.1
最短－最長	▲ 5.2

4　入院収益（百万円）（100床当たり多い順）	
(独) 静岡市立静岡病院	2,561
(独) 長野市民病院	2,325
(独) 新小山市民病院	2,095
(公) 伊勢崎市民病院	2,017
(独) 総合病院国保旭中央病院	2,000
(独法) 平均	1,931
(独) 東千葉メディカルセンター	1,817
(公) 公立藤岡総合病院	1,684
(群馬公企) 平均	1,592
(公) 富岡総合病院	1,562
(公) 館林厚生病院	1,412
(独) 市立秋田総合病院	1,402
(公) 桐生厚生総合病院	1,214
(独) さんむ医療センター	908
最多－最少	1,653

5　外来収益（百万円）（100床当たり多い順）	
(独) 総合病院国保旭中央病院	1,346
(独) 長野市民病院	1,034
(独) 静岡市立静岡病院	1,023
(公) 富岡総合病院	954
(独法) 平均	934
(公) 伊勢崎市民病院	886
(公) 公立藤岡総合病院	815
(群馬公企) 平均	748
(独) 新小山市民病院	740
(独) 市立秋田総合病院	739
(公) 館林厚生病院	551
(公) 桐生厚生総合病院	535
(独) 東千葉メディカルセンター	411
(独) さんむ医療センター	349
最多－最少	997

6　収益合計（百万円）（100床当たり多い順）	
(独) 静岡市立静岡病院	4,065
(独) 長野市民病院	3,909
(独) 総合病院国保旭中央病院	3,907
(独法) 平均	3,331
(独) 新小山市民病院	3,253
(公) 伊勢崎市民病院	3,102
(公) 公立藤岡総合病院	2,829
(公) 富岡総合病院	2,775
(独) 東千葉メディカルセンター	2,706
(群馬公企) 平均	2,669
(独) 市立秋田総合病院	2,505
(公) 館林厚生病院	2,322
(公) 桐生厚生総合病院	2,238
(独) さんむ医療センター	1,477
最多－最少	2,588

7　職員給与費（百万円）（100床当たり多い順）	
(独) 長野市民病院	1,960
(独) 静岡市立静岡病院	1,834
(独) 総合病院国保旭中央病院	1,679
(公) 富岡総合病院	1,579
(独法) 平均	1,574
(公) 伊勢崎市民病院	1,550
(独) 新小山市民病院	1,475
(独) 東千葉メディカルセンター	1,459
(群馬公企) 平均	1,377
(公) 公立藤岡総合病院	1,352
(独) 市立秋田総合病院	1,335
(公) 館林厚生病院	1,214
(公) 桐生厚生総合病院	1,181
(独) さんむ医療センター	883
最多－最少	1,077

8　材料費（百万円）（100床当たり多い順）	
(独) 静岡市立静岡病院	1,161
(独) 総合病院国保旭中央病院	1,089
(独) 長野市民病院	971
(公) 伊勢崎市民病院	904
(独法) 平均	835
(公) 公立藤岡総合病院	684
(公) 富岡総合病院	672
(独) 新小山市民病院	644
(群馬公企) 平均	639
(独) 東千葉メディカルセンター	546
(独) 市立秋田総合病院	534
(公) 館林厚生病院	473
(公) 桐生厚生総合病院	415
(独) さんむ医療センター	239
最多－最少	922

9　経費（百万円）（100床当たり多い順）	
(独) 東千葉メディカルセンター	625
(独) 総合病院国保旭中央病院	613
(独) 静岡市立静岡病院	613
(独) 新小山市民病院	578
(独) 長野市民病院	570
(独法) 平均	542
(公) 館林厚生病院	422
(公) 公立藤岡総合病院	415
(公) 桐生厚生総合病院	393
(群馬公企) 平均	384
(公) 伊勢崎市民病院	384
(独) 市立秋田総合病院	361
(独) さんむ医療センター	311
(公) 富岡総合病院	300
最多－最少	325

10　費用合計（百万円）（100床当たり多い順）	
(独) 静岡市立静岡病院	4,060
(独) 総合病院国保旭中央病院	3,868
(独) 長野市民病院	3,827
(独法) 平均	3,322
(公) 伊勢崎市民病院	3,182
(独) 新小山市民病院	3,088
(独) 東千葉メディカルセンター	3,008
(公) 公立藤岡総合病院	2,901
(公) 富岡総合病院	2,811
(群馬公企) 平均	2,716
(独) 市立秋田総合病院	2,482
(公) 館林厚生病院	2,439
(公) 桐生厚生総合病院	2,189
(独) さんむ医療センター	1,504
最多－最少	2,556

11　収益収支（百万円）（100床当たり黒字順）	
(独) 新小山市民病院	165
(独) 長野市民病院	82
(公) 桐生厚生総合病院	50
(独) 総合病院国保旭中央病院	40
(独) 市立秋田総合病院	23
(独法) 平均	9
(独) 静岡市立静岡病院	5
(独) さんむ医療センター	▲ 28
(公) 富岡総合病院	▲ 36
(群馬公企) 平均	▲ 47
(公) 公立藤岡総合病院	▲ 72
(公) 伊勢崎市民病院	▲ 81
(公) 館林厚生病院	▲ 116
(独) 東千葉メディカルセンター	▲ 302
最多－最少	467

12　資本収支（百万円）（100床当たり黒字順）	
(独) さんむ医療センター	▲ 21
(公) 館林厚生病院	▲ 71
(公) 桐生厚生総合病院	▲ 76
(公) 富岡総合病院	▲ 90
(独) 東千葉メディカルセンター	▲ 94
(群馬公企) 平均	▲ 122
(公) 伊勢崎市民病院	▲ 176
(公) 公立藤岡総合病院	▲ 179
(独) 長野市民病院	▲ 235
(独) 新小山市民病院	▲ 235
(独) 静岡市立静岡病院	▲ 291
(独法) 平均	▲ 321
(独) 市立秋田総合病院	▲ 365
(独) 総合病院国保旭中央病院	▲ 542
最多－最少	521

13　収益収支・資本収支合計（100床当たり、黒字順）	
(公) 桐生厚生総合病院	▲ 26
(独) さんむ医療センター	▲ 48
(独) 新小山市民病院	▲ 71
(公) 富岡総合病院	▲ 126
(独) 長野市民病院	▲ 154
(群馬公企) 平均	▲ 169
(公) 館林厚生病院	▲ 187
(公) 公立藤岡総合病院	▲ 251
(公) 伊勢崎市民病院	▲ 256
(独) 静岡市立静岡病院	▲ 287
(独法) 平均	▲ 311
(独) 市立秋田総合病院	▲ 342
(独) 東千葉メディカルセンター	▲ 396
(独) 総合病院国保旭中央病院	▲ 503
最多－最少	477

14　自治体からの全体繰入額（100床当たり、多い順）	
(独) 静岡市立静岡病院	▲ 366
(公) 館林厚生病院	▲ 339
(独) 東千葉メディカルセンター	▲ 336
(独) 長野市民病院	▲ 309
(独) 市立秋田総合病院	▲ 283
(公) 桐生厚生総合病院	▲ 263
(独法) 平均	▲ 262
(独) 総合病院国保旭中央病院	▲ 222
(群馬公企) 平均	▲ 219
(公) 公立藤岡総合病院	▲ 213
(独) 新小山市民病院	▲ 201
(公) 伊勢崎市民病院	▲ 176
(独) さんむ医療センター	▲ 114
(公) 富岡総合病院	▲ 108
最多－最少	▲ 258

15　自治体の年度負担額（100床当たり、多い順）	
(独) 東千葉メディカルセンター	▲ 732
(独) 総合病院国保旭中央病院	▲ 725
(独) 静岡市立静岡病院	▲ 652
(独) 市立秋田総合病院	▲ 625
(独法) 平均	▲ 573
(公) 館林厚生病院	▲ 526
(公) 公立藤岡総合病院	▲ 464
(独) 長野市民病院	▲ 462
(公) 伊勢崎市民病院	▲ 432
(群馬公企) 平均	▲ 388
(公) 桐生厚生総合病院	▲ 289
(独) 新小山市民病院	▲ 272
(公) 富岡総合病院	▲ 233
(独) さんむ医療センター	▲ 162
最多－最少	▲ 570

16　純粋医業収支（百万円）（100床当たり、黒字順）	
(独) 新小山市民病院	138
(公) 伊勢崎市民病院	65
(公) 公立藤岡総合病院	49
(独) 静岡市立静岡病院	▲ 23
(独) 総合病院国保旭中央病院	▲ 35
(公) 富岡総合病院	▲ 35
(群馬公企) 平均	▲ 60
(独法) 平均	▲ 86
(独) 市立秋田総合病院	▲ 89
(独) 長野市民病院	▲ 140
(公) 館林厚生病院	▲ 147
(独) さんむ医療センター	▲ 176
(公) 桐生厚生総合病院	▲ 241
(独) 東千葉メディカルセンター	▲ 402
最多－最少	540

添付資料 F－3　令元／市町村立病院項目別ランク表Ⅱ（全体）

17 入院診療収入（千円）（患者1人1日当たり、多い順）	
(独) 静岡市立静岡病院	79
(独) 総合病院国保旭中央病院	70
(公) 伊勢崎市民病院	68
(独) 長野市民病院	66
(独) 東千葉メディカルセンター	66
(独法) 平均	62
(独) 新小山市民病院	59
(群馬公企) 平均	55
(公) 富岡総合病院	54
(公) 公立藤岡総合病院	54
(公) 桐生厚生総合病院	53
(独) 市立秋田総合病院	51
(公) 館林厚生病院	46
(独) さんむ医療センター	45
最多－最少	34

18 外来診療収入（千円）（患者1人1日当たり、多い順）	
(独) 総合病院国保旭中央病院	21
(公) 伊勢崎市民病院	21
(独) 静岡市立静岡病院	19
(公) 富岡総合病院	19
(独) 長野市民病院	18
(公) 公立藤岡総合病院	18
(群馬公企) 平均	18
(公) 館林厚生病院	18
(独法) 平均	15
(公) 桐生厚生総合病院	14
(独) 新小山市民病院	13
(独) 東千葉メディカルセンター	12
(独) 市立秋田総合病院	11
(独) さんむ医療センター	9
最多－最少	12

19 医師（人数）（100床当たり、多い順）	
(独) 総合病院国保旭中央病院	30.3
(独) 静岡市立静岡病院	29.8
(独) 長野市民病院	28.0
(公) 伊勢崎市民病院	27.8
(公) 公立藤岡総合病院	23.3
(独法) 平均	22.6
(独) 市立秋田総合病院	21.7
(公) 富岡総合病院	20.6
(群馬公企) 平均	20.0
(独) 新小山市民病院	20.0
(独) 東千葉メディカルセンター	17.8
(公) 館林厚生病院	15.8
(公) 桐生厚生総合病院	12.7
(独) さんむ医療センター	10.9
最多－最少	19.4

20 看護部門（人数）（100床当たり、多い順）	
(独) 長野市民病院	136.5
(独) 新小山市民病院	113.0
(公) 伊勢崎市民病院	110.3
(独) 総合病院国保旭中央病院	108.2
(公) 富岡総合病院	107.5
(独法) 平均	102.1
(独) 静岡市立静岡病院	101.2
(公) 館林厚生病院	98.4
(独) 市立秋田総合病院	97.2
(群馬公企) 平均	97.0
(独) 東千葉メディカルセンター	96.8
(公) 公立藤岡総合病院	86.7
(公) 桐生厚生総合病院	82.0
(独) さんむ医療センター	61.9
最多－最少	74.6

21 全職員（人数）（100床当たり、多い順）	
(独) 長野市民病院	235.3
(独) 総合病院国保旭中央病院	213.2
(独) 新小山市民病院	199.0
(公) 伊勢崎市民病院	193.5
(公) 富岡総合病院	186.0
(独法) 平均	181.5
(独) 静岡市立静岡病院	177.3
(独) 市立秋田総合病院	174.5
(公) 館林厚生病院	173.7
(群馬公企) 平均	169.4
(公) 公立藤岡総合病院	160.8
(独) 東千葉メディカルセンター	157.3
(公) 桐生厚生総合病院	132.9
(独) さんむ医療センター	113.8
最多－最少	121.5

22 医師／平均給与月額（千円）・平均年齢（歳）（給与多い順）		
(公) 館林厚生病院	1,667	48.4
(独) 静岡市立静岡病院	1,557	41.7
(独) 長野市民病院	1,486	44.8
(独) 市立秋田総合病院	1,467	47.2
(独法) 平均	1,391	44.0
(独) 東千葉メディカルセンター	1,373	42.4
(独) 総合病院国保旭中央病院	1,367	41.2
(群馬公企) 平均	1,365	46.1
(独) 新小山市民病院	1,348	43.7
(公) 富岡総合病院	1,338	46.9
(公) 公立藤岡総合病院	1,329	44.1
(公) 伊勢崎市民病院	1,248	43.6
(公) 桐生厚生総合病院	1,244	47.4
(独) さんむ医療センター	1,142	46.9
最多－最少	525	

23 看護師／平均給与月額（千円）・平均年齢（歳）（給与多い順）		
(独) 静岡市立静岡病院	509	34.2
(独) 市立秋田総合病院	504	40.6
(公) 富岡総合病院	492	38.5
(公) 公立藤岡総合病院	470	41.3
(独) 東千葉メディカルセンター	470	35.8
(独法) 平均	459	36.5
(群馬公企) 平均	454	39.0
(公) 館林厚生病院	451	37.9
(独) 長野市民病院	450	35.3
(公) 伊勢崎市民病院	448	36.9
(独) 総合病院国保旭中央病院	433	35.1
(独) さんむ医療センター	429	38.9
(独) 新小山市民病院	420	35.8
(公) 桐生厚生総合病院	408	40.6
最多－最少	101	

24 全職員／平均給与月額（千円）・平均年齢（歳）（給与多い順）		
(独) 静岡市立静岡病院	657	35.8
(独) 市立秋田総合病院	603	41.3
(独) 長野市民病院	603	37.8
(公) 富岡総合病院	580	39.9
(公) 公立藤岡総合病院	572	41.5
(独法) 平均	565	38.8
(公) 伊勢崎市民病院	558	38.6
(公) 館林厚生病院	554	39.0
(群馬公企) 平均	550	39.9
(独) 総合病院国保旭中央病院	541	39.3
(独) 東千葉メディカルセンター	538	36.7
(独) さんむ医療センター	506	42.4
(独) 新小山市民病院	505	38.1
(公) 桐生厚生総合病院	486	40.3
最多－最少	171	

添付資料 F－4　　令元／市町村立病院貸借対照表比較表（地方公営企業）

区分		地方公営企業（群馬県内）											
		伊勢崎市		桐生地域医療組合		多野藤岡医療事務市町村組合		富岡地域医療企業団		邑楽館林医療事務組合		平均	
		①伊勢崎市民病院		②桐生厚生総合病院		③公立藤岡総合病院		④富岡総合病院七日市病院		⑤館林厚生病院			
		494		471		399		507（富338七169）		329		440（2,200/5）	
貸借対照表（百万円）	資産合計	21,597	100%	7,925	100%	24,828	100%	16,854	100%	10,772	100%	16,395	100%
	固定資産	12,627	58.5%	5,505	69.5%	18,920	76.2%	11,990	71.1%	8,997	83.5%	11,608	70.8%
	流動資産	8,970	41.5%	2,420	30.5%	5,908	23.8%	4,864	28.9%	1,775	16.5%	4,787	29.2%
	負債合計	11,566	53.6%	4,556	57.5%	21,284	85.7%	8,963	53.2%	11,254	104.5%	11,525	70.3%
	固定負債	8,698	40.3%	1,373	17.3%	18,065	72.8%	6,862	40.7%	8,610	79.9%	8,722	53.2%
	流動負債	2,856	13.2%	1,611	20.3%	2,331	9.4%	1,359	8.1%	1,158	10.8%	1,863	11.4%
	繰延収益（長期前受金）	12	0.1%	1,572	19.8%	888	3.6%	741	4.4%	1,486	13.8%	940	5.7%
	資本合計	10,031	46.4%	3,368	42.5%	3,544	14.3%	7,891	46.8%	▲ 483	-4.5%	4,870	29.7%
	資本金	13,522	62.6%	7,196	90.8%	960	3.9%	7,316	43.4%	2,146	19.9%	6,228	38.0%
	剰余金	▲ 3,491	-16.2%	▲ 3,828	-48.3%	2,584	10.4%	575	3.4%	▲ 2,629	-24.4%	▲ 1,358	-8.3%
	資本剰余金	0	—	3	0.0%	1,932	7.8%	12	0.1%	0	—	389	2.4%
	損益外減価償却累計額（▲）	0	—	0	—	0	—	0	—	0	—	0	—
	利益剰余金	▲ 3,491	-16.2%	▲ 3,831	-48.3%	652	2.6%	563	3.3%	▲ 2,629	-24.4%	▲ 1,747	-10.7%
備考（100床当たり）	資産合計	4,372	100%	1,683	100%	6,223	100%	3,324	100%	3,274	100%	3,726	100%
	負債合計	2,341	53.6%	967	57.5%	5,334	85.7%	1,768	53.2%	3,421	104.5%	2,619	70.3%
	資本合計	2,031	46.4%	715	42.5%	888	14.3%	1,556	46.8%	▲ 147	-4.5%	1,107	29.7%
	資本金	2,737	62.6%	1,528	90.8%	241	3.9%	1,443	43.4%	652	19.9%	1,415	38.0%
	剰余金	▲ 707	-16.2%	▲ 813	-48.3%	648	10.4%	113	3.4%	▲ 799	-24.4%	▲ 309	-8.3%
	資本剰余金	0	—	1	0.0%	484	7.8%	2	0.1%	0	—	89	2.4%
	損益外減価償却累計額（▲）	0	—	0	—	0	—	0	—	0	—	0	—
	利益剰余金	▲ 707	-16.2%	▲ 813	-48.3%	163	2.6%	111	3.3%	▲ 799	-24.4%	▲ 397	-10.7%
自己資本比率（資本／資産）		46.4%	—	42.5%	—	14.3%	—	46.8%	—	-4.5%	—	29.7%	—
流動比率（流動資産／流動負債）		314.1%	—	150.2%	—	253.5%	—	357.9%	—	153.3%	—	257.0%	—

備　考
富岡総合病院だけの貸借対照表は統計資料では確認できないため、同じ企業団の七日市病院を加えた2病院合計の賃借対照表を掲載。

添付資料 F－5　令元／市町村立病院貸借対照表比較表（地方独立行政法人）

区分		地方独立行政法人（東日本）														平均	
		秋田県／秋田市		栃木県／小山市		千葉県／山武市		千葉県／東金市（東金九十九里地域医療センター）		千葉県／旭市		長野県／長野市		静岡県／静岡市			
		①市立秋田総合病院		②新小山市民病院		③さんむ医療センター		④東千葉メディカルセンター		⑤総合病院国保旭中央病院		⑥長野市民病院		⑦静岡市立静岡病院			
		456		300		312		314		989		400		506		468（3,277/7）	
貸借対照表（百万円）	資産合計	13,148	100%	11,791	100%	4,923	100%	10,575	100%	55,241	100%	18,099	100%	18,612	100%	18,913	100%
	固定資産	7,789	59.2%	7,849	66.6%	1,369	27.8%	7,809	73.8%	39,080	70.7%	7,703	42.6%	11,127	59.8%	11,818	62.5%
	流動資産	5,359	40.8%	3,942	33.4%	3,555	72.2%	2,766	26.2%	16,161	29.3%	10,395	57.4%	7,485	40.2%	7,095	37.5%
	負債合計	7,144	54.3%	9,132	77.4%	1,303	26.5%	12,630	119.4%	39,005	70.6%	14,299	79.0%	13,351	71.7%	13,838	73.2%
	固定負債	5,705	43.4%	7,401	62.8%	629	12.8%	11,381	107.6%	32,998	59.7%	11,512	63.6%	10,549	56.7%	11,454	60.6%
	流動負債	1,439	10.9%	1,731	14.7%	674	13.7%	1,250	11.8%	6,007	10.9%	2,787	15.4%	2,802	15.1%	2,384	12.6%
	繰延収益（長期前受金）	0	—	0	—	0	—	0	—	0	—	0	—	0	—	0	—
	資本合計	6,004	45.7%	2,659	22.6%	3,620	73.5%	▲ 2,055	-19.4%	16,236	29.4%	3,800	21.0%	5,262	28.3%	5,075	26.8%
	資本金	3,980	30.3%	658	5.6%	1,403	28.5%	95	0.9%	10,726	19.4%	2,654	14.7%	4,919	26.4%	3,491	18.5%
	剰余金	2,025	15.4%	2,001	17.0%	2,217	45.0%	▲ 2,151	-20.3%	5,510	10.0%	1,146	6.3%	342	1.8%	1,584	8.4%
	資本剰余金	0	—	161	1.4%	429	8.7%	3,744	35.4%	1,896	3.4%	0	—	0	—	890	4.7%
	損益外減価償却累計額（▲）	0	—	0	—	0	—	▲ 1,016	-9.6%	0	—	0	—	0	—	▲145	-0.8%
	利益剰余金	2,025	15.4%	1,840	15.6%	1,788	36.3%	▲ 4,878	-46.1%	3,614	6.5%	1,146	6.3%	342	1.8%	840	4.4%
備考（100床当たり）	資産合計	2,883	100%	3,930	100%	1,578	100%	3,368	100%	5,586	100%	4,525	100%	3,678	100%	4,041	100%
	負債合計	1,567	54.3%	3,044	77.4%	418	26.5%	4,022	119.4%	3,944	70.6%	3,575	79.0%	2,639	71.7%	2,957	73.2%
	資本合計	1,317	45.7%	886	22.6%	1,160	73.5%	▲ 654	-19.4%	1,642	29.4%	950	21.0%	1,040	28.3%	1,084	26.8%
	資本金	873	30.3%	219	5.6%	450	28.5%	30	0.9%	1,085	19.4%	664	14.7%	972	26.4%	746	18.5%
	剰余金	444	15.4%	667	17.0%	711	45.0%	▲ 685	-20.3%	557	10.0%	287	6.3%	68	1.8%	339	8.4%
	資本剰余金	0	—	54	1.4%	138	8.7%	1,192	35.4%	192	3.4%	0	—	0	—	190	4.7%
	損益外減価償却累計額（▲）	0	—	0	—	0	—	▲ 324	-9.6%	0	—	0	—	0	—	▲31	-0.8%
	利益剰余金	444	15.4%	613	15.6%	573	36.3%	▲ 1,554	-46.1%	365	6.5%	287	6.3%	68	1.8%	179	4.4%
自己資本比率（資本／資産）		45.7%	—	22.6%	—	73.5%	—	-19.4%	—	29.4%	—	21.0%	—	28.3%	—	26.8%	—
流動比率（流動資産／流動負債）		372.4%	—	227.7%	—	527.4%	—	221.3%	—	269.0%	—	373.0%	—	267.1%	—	297.6%	—

添付資料 F－6　H26・令元／市町村立病院貸借対照表比較表（地方公営企業）

単位：百万円

区分		地方公営企業（群馬県内）															
		伊勢崎市				桐生地域医療組合				多野藤岡医療事務市町村組合				富岡地域医療事務組合（参考）			
		①伊勢崎市民病院				②桐生厚生総合病院				③公立藤岡総合病院				④富岡総合病院（七日市病院含む）			
年度		H26		令元		H26		令元		H26		令元		H26		令元	
病床数		504床		494床		506床		471床		395床		399床		富341+七169 =510床		富338+七169 =507床	
貸借対照表（百万円）	資産合計	23,031	100%	21,597	100%	10,844	100%	7,925	100%	16,146	100%	24,828	100%	17,565	100%	16,854	100%
	固定資産	14,266	61.9%	12,627	58.5%	6,957	64.2%	5,505	69.5%	9,538	59.1%	18,920	76.2%	13,504	76.9%	11,990	71.1%
	流動資産	8,764	38.1%	8,970	41.5%	3,887	35.8%	2,420	30.5%	6,608	40.9%	5,908	23.8%	4,061	23.1%	4,864	28.9%
	負債合計	14,743	64.0%	11,566	53.6%	7,225	66.6%	4,556	57.5%	12,078	74.8%	21,284	85.7%	11,054	62.9%	8,963	53.2%
	固定負債	12,264	53.2%	8,698	40.3%	3,543	32.7%	1,373	17.3%	9,555	59.2%	18,065	72.8%	8,941	50.9%	6,862	40.7%
	流動負債	2,434	10.6%	2,856	13.2%	2,915	26.9%	1,611	20.3%	1,757	10.9%	2,331	9.4%	1,850	10.5%	1,359	8.1%
	繰延収益（長期前受金）	45	0.2%	12	0.1%	767	7.1%	1,572	19.8%	766	4.7%	888	3.6%	263	1.5%	741	4.4%
	資本合計	8,288	36.0%	10,031	46.4%	3,619	33.4%	3,368	42.5%	4,069	25.2%	3,544	14.3%	6,511	37.1%	7,891	46.8%
	資本金	10,584	46.0%	13,522	62.6%	7,196	66.4%	7,196	90.8%	960	5.9%	960	3.9%	8,114	46.2%	7,316	43.4%
	剰余金	▲ 2,296	-10.0%	▲ 3,491	-16.2%	▲ 3,577	-33.0%	▲ 3,828	-48.3%	3,109	19.3%	2,584	10.4%	▲ 1,603	-9.1%	575	3.4%
	資本剰余金	0	—	0	—	3	0.0%	3	0.0%	1,814	11.2%	1,932	7.8%	12	0.1%	12	0.1%
	損益外減価償却累計額（▲）	0	—	0	—	0	—	0	—	0	—	0	—	0	—	0	—
	利益剰余金	▲ 2,296	-10.0%	▲ 3,491	-16.2%	▲ 3,581	-33.0%	▲ 3,831	-48.3%	1,296	8.0%	652	2.6%	▲ 1,615	-9.2%	563	3.3%
備考（100床当たり）	資産合計	4,570	100%	4,372	100%	2,143	100%	1,683	100%	4,088	100%	6,223	100%	3,444	100%	3,324	100%
	負債合計	2,925	64.0%	2,341	53.6%	1,428	66.6%	967	57.5%	3,058	74.8%	5,334	85.7%	2,167	62.9%	1,768	53.2%
	資本合計	1,644	36.0%	2,031	46.4%	715	33.4%	715	42.5%	1,030	25.2%	888	14.3%	1,277	37.1%	1,556	46.8%
	資本金	2,100	46.0%	2,737	62.6%	1,422	66.4%	1,528	90.8%	243	5.9%	241	3.9%	1,591	46.2%	1,443	43.4%
	剰余金	▲ 456	-10.0%	▲ 707	-16.2%	▲ 707	-33.0%	▲ 813	-48.3%	787	19.3%	648	10.4%	▲ 314	-9.1%	113	3.4%
	資本剰余金	0	—	0	—	1	0.0%	1	0.0%	459	11.2%	484	7.8%	2	0.1%	2	0.1%
	損益外減価償却累計額（▲）	0	—	0	—	0	—	0	—	0	—	0	—	0	—	0	—
	利益剰余金	▲ 456	-10.0%	▲ 707	-16.2%	▲ 708	-33.0%	▲ 813	-48.3%	328	8.0%	163	2.6%	▲ 317	-9.2%	111	3.3%
自己資本比率（資本／資産）		36.0%	—	46.4%	—	33.4%	—	42.5%	—	25.2%	—	14.3%	—	37.1%	—	46.8%	—
流動比率（流動資産／流動負債）		360.1%	—	314.1%	—	133.3%	—	150.2%	—	376.1%	—	253.5%	—	219.5%	—	357.9%	—

（備考）富岡総合病院については、組合経営と病院合計の数値であり、参考として掲載。

区分		地方公営企業（群馬県内）							
		邑楽館林医療事務組合 ⑤館林厚生病院				平均			
年度		H26		令元		H26		令元	
病床数		359床		329床		455（2,274／5）床		440（2,200／5）床	
貸借対照表（百万円）	資産合計	14,620	100%	10,772	100%	16,441	100%	16,395	100%
	固定資産	11,773	80.5%	8,997	83.5%	11,208	68.2%	11,608	70.8%
	流動資産	2,846	19.5%	1,775	16.5%	5,233	31.8%	4,787	29.2%
	負債合計	13,297	91.0%	11,254	104.5%	11,679	71.0%	11,525	70.3%
	固定負債	10,422	71.3%	8,610	79.9%	8,944	54.4%	8,722	53.2%
	流動負債	1,069	7.3%	1,158	10.8%	2,005	12.2%	1,863	11.4%
	繰延収益（長期前受金）	1,807	12.4%	1,486	13.8%	730	4.4%	940	5.7%
	資本合計	1,322	9.0%	▲ 483	-4.5%	4,762	29.0%	4,870	29.7%
	資本金	8,171	55.9%	2,146	19.9%	7,005	42.6%	6,228	38.0%
	剰余金	▲ 6,849	-46.8%	▲ 2,629	-24.4%	▲ 2,243	-13.6%	▲ 1,358	-8.3%
	資本剰余金	94	0.6%	0	—	385	2.3%	390	2.4%
	損益外減価償却累計額（▲）	0	—	0	—	0	—	0	—
	利益剰余金	▲ 6,943	-47.5%	▲ 2,629	-24.4%	▲ 2,628	-16.0%	▲ 1,747	-10.7%
備考（100床当たり）	資産合計	4,072	100%	3,274	100%	3,613	100%	3,726	100%
	負債合計	3,704	91.0%	3,421	104.5%	2,567	71.0%	2,619	70.3%
	資本合計	368	9.0%	▲ 147	-4.5%	1,047	29.0%	1,107	29.7%
	資本金	2,276	55.9%	652	19.9%	1,540	42.6%	1,415	38.0%
	剰余金	▲ 1,908	-46.8%	▲ 799	-24.4%	▲ 493	-13.6%	▲ 309	-8.3%
	資本剰余金	26	0.6%	0	—	85	2.3%	89	2.4%
	損益外減価償却累計額（▲）	0	—	0	—	0	—	0	—
	利益剰余金	▲ 1,934	-47.5%	▲ 799	-24.4%	▲ 578	-16.0%	▲ 397	-10.7%
自己資本比率（資本／資産）		9.0%	—	-4.5%	—	29.0%	—	29.7%	—
流動比率（流動資産／流動負債）		266.2%	—	153.3%	—	261.0%	—	257.0%	—

添付資料 F－7　H26・令元／市町村立病院貸借対照表比較表（地方独立行政法人）

単位：百万円

区分		地方独立行政法人																			
		秋田県／秋田市				栃木県／小山市				千葉県／山武市				千葉県／東金市				千葉県／旭市			
		①市立秋田総合病院				②新小山市民病院				③さんむ医療センター				④東千葉メディカルセンター				⑤総合病院国保旭中央病院			
独法化年度		平成26年度				平成25年度				平成22年度				平成22年度				平成28年度			
年度		H26		令元		H26		令元		H26		令元		H26		令元		H26		令元	
病床数		458床		456床		342床		300床		312床		312床		314床		314床		989床		989床	
貸借対照表	資産合計	12,748	100%	13,148	100%	7,825	100%	11,791	100%	4,033	100%	4,923	100%	12,694	100%	10,575	100%	59,898	100%	55,241	100%
	固定資産	8,808	69.1%	7,789	59.2%	4,133	52.8%	7,849	66.6%	1,588	39.4%	1,369	27.8%	12,156	95.8%	7,809	73.8%	43,157	72.1%	39,080	70.7%
	流動資産	3,940	30.9%	5,359	40.8%	3,692	47.2%	3,942	33.4%	2,446	60.6%	3,555	72.2%	537	4.2%	2,766	26.2%	15,207	25.4%	16,161	29.3%
	繰延資産	0	－	0	－	0	－	0	－	0	－	0	－	0	－	0	－	1,533	2.6%	0	－
	負債合計	8,167	64.1%	7,144	54.3%	6,738	86.1%	9,132	77.4%	1,218	30.2%	1,303	26.5%	11,995	94.5%	12,630	119.4%	36,284	60.6%	39,005	70.6%
	固定負債	6,106	47.9%	5,705	43.4%	3,814	48.7%	7,401	62.8%	605	15.0%	629	12.8%	10,584	83.4%	11,381	107.6%	25,699	42.9%	32,998	59.7%
	流動負債	2,061	16.2%	1,439	10.9%	2,924	37.4%	1,731	14.7%	613	15.2%	674	13.7%	1,411	11.1%	1,250	11.8%	4,714	7.9%	6,007	10.9%
	繰延収益	0	－	0	－	0	－	0	－	0	－	0	－	0	－	0	－	5,871	9.8%	0	－
	資本合計	4,581	35.9%	6,004	45.7%	1,087	13.9%	2,659	22.6%	2,816	69.8%	3,620	73.5%	699	5.5%	▲2,055	-19.4%	23,613	39.4%	16,236	29.4%
	資本金	3,907	30.6%	3,980	30.3%	735	9.4%	658	5.6%	1,403	34.8%	1,403	28.5%	95	0.7%	95	0.9%	10,774	18.0%	10,726	19.4%
	剰余金	674	5.3%	2,025	15.4%	351	4.5%	2,001	17.0%	1,412	35.0%	2,217	45.0%	603	4.8%	▲2,151	-20.3%	12,839	21.4%	5,510	10.0%
	資本剰余金	0	－	0	－	0	－	161	1.4%	141	3.5%	429	8.7%	2,320	18.3%	3,744	35.4%	604	1.0%	1,896	3.4%
	損益外減価償却累計額（▲）	0	－	0	－	0	－	0	－	0	－	0	－	▲177	-1.4%	▲1,016	-9.6%	0	－	0	－
	利益剰余金	674	5.3%	2,025	15.4%	351	4.5%	1,840	15.6%	1,272	31.5%	1,788	36.3%	▲1,540	-12.1%	▲4,878	-46.1%	12,235	20.4%	3,614	6.5%
備考（100床当たり）	資産合計	2,783	100%	2,883	100%	2,288	100%	3,930	100%	1,293	100%	1,578	100%	4,043	100%	3,368	100%	6,056	100%	5,586	100%
	負債合計	1,783	64.1%	1,567	54.3%	1,970	86.1%	3,044	77.4%	390	30.2%	418	26.5%	3,820	94.5%	4,022	119.4%	3,669	60.6%	3,944	70.6%
	資本合計	1,000	35.9%	1,317	45.7%	318	13.9%	886	22.6%	903	69.8%	1,160	73.5%	223	5.5%	▲654	-19.4%	2,388	39.4%	1,642	29.4%
	資本金	853	30.6%	873	30.3%	215	9.4%	219	5.6%	450	34.8%	450	28.5%	30	0.7%	30	0.9%	1,089	18.0%	1,085	19.4%
	剰余金	147	5.3%	444	15.4%	103	4.5%	667	17.0%	453	35.0%	711	45.0%	192	4.8%	▲685	-20.3%	1,298	21.4%	557	10.0%
	資本剰余金	0	－	0	－	0	－	54	1.4%	45	3.5%	138	8.7%	739	18.3%	1,192	35.4%	61	1.0%	192	3.4%
	損益外減価償却累計額（▲）	0	－	0	－	0	－	0	－	0	－	0	－	▲56	-1.4%	▲324	-9.6%	0	－	0	－
	利益剰余金	147	5.3%	444	15.4%	103	4.5%	613	15.6%	408	31.5%	573	36.3%	▲490	-12.1%	▲1,554	-46.1%	1,237	20.4%	365	6.5%
自己資本比率（資本／資産）		35.9%	－	45.7%	－	13.9%	－	22.6%	－	69.8%	－	73.5%	－	5.5%	－	-19.4%	－	39.4%	－	29.4%	－
流動比率（流動資産／流動負債）		191.2%	－	372.4%	－	126.3%	－	227.7%	－	399.0%	－	527.4%	－	38.1%	－	221.3%	－	322.6%	－	269.0%	－

区分		地方独立行政法人											
		長野県／長野市				静岡県／静岡市				平均			
		⑥長野市民病院				⑦静岡市立静岡病院							
独法化年度		平成28年度				平成28年度							
年度		H26		令元		H26		令元		H26		令元	
病床数		400床		400床		506床		506床		474 (3,321/7)床		468 (3,277/7)床	
貸借対照表	資産合計	19,227	100%	18,099	100%	34,939	100%	18,612	100%	21,623	100%	18,913	100%
	固定資産	14,045	73.0%	7,703	42.6%	25,238	72.2%	11,127	59.8%	15,589	72.1%	11,818	62.5%
	流動資産	5,182	27.0%	10,395	57.4%	9,702	27.8%	7,485	40.2%	5,815	26.9%	7,095	37.5%
	繰延資産	0	—	0	—	0	—	0	—	219	1.0%	0	—
	負債合計	12,364	64.3%	14,299	79.0%	20,345	58.2%	13,351	71.7%	13,873	64.2%	13,838	73.2%
	固定負債	9,752	50.7%	11,512	63.6%	14,511	41.5%	10,549	56.7%	10,153	47.0%	11,454	60.6%
	流動負債	850	4.4%	2,787	15.4%	5,189	14.9%	2,802	15.1%	2,537	11.7%	2,384	12.6%
	繰延収益	1,761	9.2%	0	—	645	1.8%	0	—	1,182	5.5%	0	—
	資本合計	6,863	35.7%	3,800	21.0%	14,595	41.8%	5,262	28.3%	7,751	35.8%	5,075	26.8%
	資本金	8,264	43.0%	2,654	14.7%	13,555	38.8%	4,919	26.4%	5,533	25.6%	3,491	18.5%
	剰余金	▲1,401	-7.3%	1,146	6.3%	1,040	3.0%	342	1.8%	2,217	10.3%	1,584	8.4%
	資本剰余金	0	—	0	—	639	1.8%	0	—	529	2.4%	890	4.7%
	損益外減価償却累計額(▲)	0	—	0	—	0	—	0	—	▲25	-0.1%	▲145	-0.8%
	利益剰余金	▲1,401	-7.3%	1,146	6.3%	401	1.1%	342	1.8%	1,713	7.9%	840	4.4%
備考(100床当たり)	資産合計	4,807	100%	4,525	100%	6,905	100%	3,678	100%	4,562	100%	4,041	100%
	負債合計	3,091	64.3%	3,575	79.0%	4,021	58.2%	2,639	71.7%	2,927	64.2%	2,957	73.2%
	資本合計	1,716	35.7%	950	21.0%	2,884	41.8%	1,040	28.3%	1,635	35.8%	1,084	26.8%
	資本金	2,066	43.0%	664	14.7%	2,679	38.8%	972	26.4%	1,167	25.6%	746	18.5%
	剰余金	▲350	-7.3%	287	6.3%	206	3.0%	68	1.8%	468	10.3%	339	8.4%
	資本剰余金	0	—	0	—	126	1.8%	0	—	112	2.4%	190	4.7%
	損益外減価償却累計額(▲)	0	—	0	—	0	—	0	—	▲5	-0.1%	▲31	-0.8%
	利益剰余金	▲350	-7.3%	287	6.3%	79	1.1%	68	1.8%	361	7.9%	179	4.4%
自己資本比率(資本／資産)		35.7%	—	21.0%	—	41.8%	—	28.3%	—	35.8%	—	26.8%	—
流動比率(流動資産／流動負債)		609.6%	—	373.0%	—	187.0%	—	267.1%	—	229.2%	—	297.6%	—

添付資料 G－1　令元／東京都立病院（公企）と大阪府立病院（独法）の経営実績比較表Ⅰ

区分				①広尾病院		②大塚病院		③駒込病院		④墨東病院		⑤多摩総合医療センター		⑥神経病院		⑦松沢病院		⑧東京都立小児総合医療センター	
経営形態				地方公営企業															
都道府県名				東京都															
病床数（床）				426		508		815		765		789		304		898		561	
診療実績	病床利用率（%）			70.8	—	63.8	—	72.7	—	79.6	—	82.6	—	76.7	—	73.3	—	72.0	—
	平均在院日数（日）			10.8	—	11.0	—	13.2	—	12.4	—	11.1	—	(20.5)	—	(24.0)	—	10.8	—
	1日平均患者数	入院患者数（人）		302	32.3%	324	30.7%	592	32.2%	609	34.7%	652	28.2%	233	95.1%	658	59.5%	404	37.3%
		外来患者数（人）		633	67.7%	730	69.3%	1,246	67.8%	1,146	65.3%	1,657	71.8%	12	4.9%	448	40.5%	678	62.7%
		合計		935	100%	1,054	100%	1,838	100%	1,755	100%	2,309	100%	245	100%	1,106	100%	1,082	100%
収益収支会計（百万円）	収入	医業収益	入院	7,549	60.4%	7,024	56.1%	15,183	42.7%	16,373	55.4%	17,647	52.2%	3,634	48.2%	5,474	36.9%	10,110	51.3%
			外来	1,866	14.9%	2,505	20.0%	12,322	34.7%	6,017	20.4%	9,216	27.3%	59	0.8%	1,131	7.6%	2,125	10.8%
			その他医業収益	1,237	9.9%	542	4.3%	1,233	3.5%	2,929	9.9%	2,082	6.2%	208	2.8%	366	2.5%	778	3.9%
			（うち他会計負担金）	1,136	9.1%	422	3.4%	738	2.1%	2,634	8.9%	1,631	4.8%	2	0.0%	188	1.3%	645	3.3%
			小計	10,652	85.2%	10,072	80.4%	28,738	80.8%	25,320	85.6%	28,946	85.7%	3,901	51.7%	6,971	47.0%	13,013	66.0%
		医業外収益	他会計補助・負担金	1,353	10.8%	2,094	16.7%	5,165	14.5%	3,255	11.0%	3,159	9.4%	3,490	46.3%	6,383	43.1%	6,194	31.4%
			長期前受金戻入	22	0.2%	11	0.1%	33	0.1%	73	0.2%	5	0.0%	4	0.1%	54	0.4%	2	0.0%
			その他医業外収益	477	3.8%	347	2.8%	1,622	4.6%	917	3.1%	1,666	4.9%	144	1.9%	1,410	9.5%	506	2.6%
			小計	1,852	14.8%	2,452	19.6%	6,820	19.2%	4,245	14.4%	4,830	14.3%	3,638	48.3%	7,847	53.0%	6,702	34.0%
		合計		12,504	100%	12,524	100%	35,558	100%	29,564	100%	33,776	100%	7,539	100%	14,817	100%	19,716	100%
	支出	医業費用	職員給与費｛構成比率、対医業収益比率｝	7,123	46.4%	7,057	49.9%	11,755	32.8%	12,811	42.6%	11,844	36.2%	4,027	53.3%	7,115	51.1%	9,724	49.3%
					66.9%		70.1%		40.9%		50.6%		40.9%		103.2%		102.1%		74.7%
			材料費｛構成比率、対医業収益比率｝	2,855	18.6%	2,102	14.9%	787	2.2%	6,763	22.5%	328	1.0%	996	13.2%	19	0.1%	112	0.6%
					26.8%		20.9%		2.7%		26.7%		1.1%		25.5%		0.3%		0.9%
			（うち医薬品費）	639	4.2%	978	6.9%	52	0.1%	3,264	10.8%	8	0.0%	529	7.0%	1	0.0%	2	0.0%
			減価償却費	1,316	8.6%	1,091	7.7%	2,402	6.7%	2,752	9.1%	2,504	7.6%	545	7.2%	1,619	11.6%	1,726	8.8%
			経費｛構成比率、対医業収益比率｝	3,386	22.1%	3,313	23.4%	18,125	50.5%	6,070	20.2%	16,204	49.5%	1,676	22.2%	4,367	31.4%	7,311	37.1%
					31.8%		32.9%		63.1%		24.0%		56.0%		43.0%		62.6%		56.2%
			（うち委託料）	1,634	10.6%	1,571	11.1%	15,839	44.2%	2,659	8.8%	13,437	41.0%	789	10.4%	3,399	24.4%	5,425	27.5%
			その他医業費用	110	0.7%	94	0.7%	477	1.3%	200	0.7%	212	0.6%	58	0.8%	74	0.5%	156	0.8%
			小計	14,790	96.4%	13,657	96.6%	33,546	93.5%	28,596	95.1%	31,092	94.9%	7,302	96.6%	13,194	94.7%	19,029	96.5%
		医業外費用	支払利息	8	0.1%	0	—	212	0.6%	328	1.1%	98	0.3%	0	—	266	1.9%	63	0.3%
			その他	550	3.6%	476	3.4%	2,117	5.9%	1,160	3.9%	1,428	4.4%	237	3.1%	448	3.2%	621	3.2%
			小計	558	3.6%	476	3.4%	2,329	6.5%	1,488	4.9%	1,526	4.7%	237	3.1%	714	5.1%	684	3.5%
		特別損失		0	—	0	—	0	—	0	—	128	0.4%	22	0.3%	21	0.2%	0	—

		合計	15,349	100%	14,133	100%	35,875	100%	30,085	100%	32,746	100%	7,562	100%	13,928	100%	19,713	100%
	収支差（赤字は▲）		▲2,845	—	▲1,609	—	▲318	—	▲521	—	1,030	—	▲22	—	889	—	3	—
資本収支会計（百万円）	収入	企業債	0	—	0	—	237	95.6%	0	—	332	99.7%	115	100.0%	0	—	0	—
		他会計補助・負担金	0	—	0	—	0	—	0	—	0	—	0	—	0	—	0	—
		その他	0	—	0	—	11	4.4%	11	100.0%	1	0.3%	0	—	0	—	3	100.0%
		合計	0	—	0	—	248	100%	11	100%	333	100%	115	100%	0	—	3	100%
	支出	建設改良費	843	89.6%	2,264	100.0%	1,171	29.1%	1,927	50.8%	2,424	32.8%	648	100.0%	461	9.7%	1,171	21.5%
		企業債償還金	98	10.4%	0	—	2,860	71.0%	1,869	49.2%	4,962	67.2%	0	—	4,310	90.3%	4,283	78.5%
		その他	0	—	0	—	0	—	0	—	0	—	0	—	0	—	0	—
		合計	941	100%	2,264	100%	4,030	100%	3,796	100%	7,386	100%	648	100%	4,771	100%	5,454	100%
	収支差（赤字は▲）		▲941	—	▲2,264	—	▲3,782	—	▲3,785	—	▲7,053	—	▲533	—	▲4,770	—	▲5,451	—

添付資料 G－1　令元／東京都立病院（公企）と大阪府立病院（独法）の経営実績比較表Ⅱ

区分				東京都 平均		①大阪急性期・総合医療センター		②大阪はびきの医療センター		③大阪精神医療センター		④大阪国際がんセンター		⑤大阪母子医療センター		大阪府 平均	
区分	経営形態			地方公営企業		地方独立行政法人											
	都道府県名			東京都		大阪府											
	病院名			平均		①大阪急性期・総合医療センター		②大阪はびきの医療センター		③大阪精神医療センター		④大阪国際がんセンター		⑤大阪母子医療センター		平均	
	病床数（床）			633 (5,066/8)		865		426		473		500		375		528 (2,639/5)	
診療実績	病床利用率（%）			73.9	—	86.4	—	78.7	—	86.9	—	87.9	—	83.3	—	84.6	—
	平均在院日数（日）			11.6	—	9.2	—	10.6	—	—	—	10.0	—	9.5	—	9.8	—
	1日平均患者数	入院患者数（人）		472	43.8%	748	35.1%	335	32.5%	411	58.0%	440	26.1%	312	29.7%	449	37.9%
		外来患者数（人）		819	56.2%	1,385	64.9%	695	67.5%	298	42.0%	1,247	73.9%	737	70.3%	872	62.1%
		合計		1,291	100%	2,133	100%	1,030	100%	709	100%	1,687	100%	1,049	100%	1,321	100%
収益収支会計（百万円）	収入	医業収益	入院	10,374	50.0%	21,846	66.1%	6,058	57.8%	3,393	57.1%	13,508	48.1%	10,474	65.6%	11,056	59.1%
			外来	4,405	21.2%	8,002	24.2%	2,777	26.5%	571	9.6%	10,215	36.4%	3,047	19.1%	4,922	26.3%
			その他医業収益	1,172	5.6%	2,924	8.8%	1,515	14.5%	1,919	32.3%	4,030	14.3%	2,358	14.8%	2,549	13.6%
			（うち他会計負担金）	925	4.5%	1,609	4.9%	1,099	10.5%	1,763	29.7%	2,031	7.2%	1,694	10.6%	1,639	8.8%
			小計	15,952	76.9%	32,772	99.2%	10,350	98.8%	5,883	99.0%	27,753	98.8%	15,879	99.5%	18,527	99.1%
		医業外収益	他会計補助・負担金	3,887	18.7%	64	0.2%	10	0.1%	29	0.5%	27	0.1%	14	0.1%	29	0.2%
			長期前受金戻入	26	0.1%	0	—	0	—	0	—	0	—	0	—	0	—
			その他医業外収益	886	4.3%	210	0.6%	119	1.1%	30	0.5%	306	1.1%	70	0.4%	147	0.8%
			小計	4,798	23.1%	274	0.8%	129	1.2%	59	1.0%	333	1.2%	84	0.5%	176	0.9%
		合計		20,750	100%	33,046	100%	10,478	100%	5,942	100%	28,086	100%	15,963	100%	18,703	100%
	支出	医業費用	職員給与費｛構成比率、対医業収益比率｝	8,932	42.2%	14,565	43.3%	5,348	49.5%	3,689	64.6%	9,641	34.1%	8,248	51.4%	8,298	43.9%
					68.7%		44.4%		51.7%		62.7%		34.7%		51.9%		48.4%
			材料費｛構成比率、対医業収益比率｝	1,745	8.2%	9,922	29.5%	2,299	21.3%	269	4.7%	10,031	35.5%	3,283	20.4%	5,161	27.3%
					13.1%		30.3%		22.2%		4.6%		36.1%		20.7%		23.3%
			（うち医薬品費）	684	3.2%	4,089	12.1%	1,555	14.4%	223	3.9%	7,240	25.6%	2,034	12.7%	3,028	16.0%
			減価償却費	1,744	8.2%	2,670	7.9%	864	8.0%	682	11.9%	3,111	11.0%	1,514	9.4%	1,768	9.4%
			経費｛構成比率、対医業収益比率｝	7,557	35.7%	4,605	13.7%	1,508	14.0%	853	14.9%	3,523	12.5%	2,232	13.9%	2,544	13.5%
					46.2%		14.1%		14.6%		14.5%		12.7%		14.1%		14.0%
			（うち委託料）	5,594	26.4%	3,254	9.7%	984	9.1%	660	11.6%	2,629	9.3%	1,201	7.5%	1,746	9.2%
			その他医業費用	173	0.8%	212	0.6%	55	0.5%	15	0.3%	489	1.7%	123	0.8%	179	0.9%
			小計	20,151	95.2%	31,974	95.0%	10,074	93.3%	5,508	96.4%	26,795	94.8%	15,400	95.9%	17,950	95.0%
		医業外費用	支払利息	122	0.6%	103	0.3%	22	0.2%	58	1.0%	55	0.2%	42	0.3%	56	0.3%
			その他	880	4.2%	1,460	4.3%	396	3.7%	145	2.5%	1,396	4.9%	590	3.7%	797	4.2%
			小計	1,002	4.7%	1,563	4.6%	418	3.9%	203	3.6%	1,451	5.1%	632	3.9%	853	4.5%
		特別損失		21	0.1%	131	0.4%	312	2.9%	3	0.1%	15	0.1%	22	0.1%	97	0.5%

		合計	21,174	100%	33,668	100%	10,803	100%	5,714	100%	28,262	100%	16,054	100%	18,900	100%
	収支差（赤字は▲）		▲ 424	—	▲ 622	—	▲ 325	—	228	—	▲ 176	—	▲ 91	—	▲ 197	—
資本収支会計（百万円）	収入	企業債	86	96.6%	1,508	93.0%	171	63.8%	56	100.0%	179	83.6%	336	89.1%	450	88.8%
		他会計補助・負担金	0	—	0	—	0	—	0	—	0	—	0	—	0	—
		その他	3	3.4%	112	6.9%	98	36.6%	0	—	35	16.4%	41	10.9%	57	11.2%
		合計	89	100%	1,621	100%	268	100%	56	100%	214	100%	377	100%	507	100%
	支出	建設改良費	1,364	37.2%	1,702	55.2%	289	42.3%	56	12.4%	355	14.6%	378	37.9%	556	36.4%
		企業債償還金	2,298	62.8%	975	31.6%	393	57.5%	397	87.6%	2,065	85.2%	562	56.4%	878	57.5%
		その他	0	—	406	13.2%	0	—	0	—	4	0.2%	57	5.7%	93	6.1%
		合計	3,661	100%	3,083	100%	683	100%	453	100%	2,424	100%	997	100%	1,528	100%
	収支差（赤字は▲）		▲ 3,572	—	▲ 1,462	—	▲ 414	—	▲ 397	—	▲ 2,211	—	▲ 620	—	▲ 1,021	—

添付資料 G－2　令元／東京都立病院（公企）と大阪府立病院（独法）の経営実績分析表 I

区分			経営形態	地方公営企業															
			都道府県名	東京都															
			病院名	①広尾病院		②大塚病院		③駒込病院		④墨東病院		⑤多摩総合医療センター		⑥神経病院		⑦松沢病院		⑧東京都立小児総合医療センター	
			病床数（床）	426		508		815		765		789		304		898		561	
経営実績分析	全体収入		入院収益	7,549	60.4%	7,024	56.1%	15,183	42.7%	16,373	55.4%	17,647	52.2%	3,634	48.2%	5,474	36.9%	10,110	51.3%
			100床当たり入院収益	1,772	〃	1,383	〃	1,863	〃	2,140	〃	2,237	〃	1,195	〃	610	〃	1,802	〃
			外来収益	1,866	14.9%	2,505	20.0%	12,322	34.7%	6,017	20.4%	9,216	27.3%	59	0.8%	1,131	7.6%	2,125	10.8%
			100床当たり外来収益	438	〃	493	〃	1,512	〃	787	〃	1,168	〃	19	〃	126	〃	379	〃
			入院・外来収益	9,415	75.3%	9,529	76.1%	27,505	77.4%	22,390	75.7%	26,863	79.5%	3,693	49.0%	6,605	44.6%	12,235	62.1%
			100床当たり入院・外来収益	2,210	〃	1,876	〃	3,375	〃	2,927	〃	3,405	〃	1,215	〃	736	〃	2,181	〃
			その他収益	3,089	24.7%	2,995	23.9%	8,053	22.6%	7,174	24.3%	6,913	20.5%	3,846	51.0%	8,212	55.4%	7,481	37.9%
			100床当たりその他収益	725	〃	590	〃	988	〃	938	〃	876	〃	1,265	〃	914	〃	1,334	〃
			収益合計	12,504	100%	12,524	100%	35,558	100%	29,564	100%	33,776	100%	7,539	100%	14,817	100%	19,716	100%
			100床当たり収益合計	2,935	〃	2,465	〃	4,363	〃	3,865	〃	4,281	〃	2,480	〃	1,650	〃	3,514	〃
	全体支出		職員給与費	7,123	46.4%	7,057	49.9%	11,755	32.8%	12,811	42.6%	11,844	36.2%	4,027	53.3%	7,115	51.1%	9,724	49.3%
			100床当たり給与費	1,672	〃	1,389	〃	1,442	〃	1,675	〃	1,501	〃	1,325	〃	792	〃	1,733	〃
			材料費	2,855	18.6%	2,102	14.9%	787	2.2%	6,763	22.5%	328	1.0%	996	13.2%	19	0.1%	112	0.6%
			100床当たり材料費	670	〃	414	〃	97	〃	884	〃	42	〃	328	〃	2	〃	20	〃
			経費	3,386	22.1%	3,313	23.4%	18,125	50.5%	6,070	20.2%	16,204	49.5%	1,676	22.2%	4,367	31.4%	7,311	37.1%
			100床当たり経費	795	〃	652	〃	2,224	〃	793	〃	2,054	〃	551	〃	486	〃	1,303	〃
			3費用合計	13,364	87.1%	12,472	88.2%	30,667	85.5%	25,644	85.2%	28,376	86.7%	6,699	88.6%	11,501	82.6%	17,147	87.0%
			100床当たり3費用	3,137	〃	2,455	〃	3,763	〃	3,352	〃	3,596	〃	2,204	〃	1,281	〃	3,057	〃
			その他費用	1,985	12.9%	1,661	11.8%	5,208	14.5%	4,441	14.8%	4,370	13.3%	863	11.4%	2,427	17.4%	2,566	13.0%
			100床当たりその他費用	466	〃	327	〃	639	〃	581	〃	554	〃	284	〃	270	〃	457	〃
			費用合計	15,349	100%	14,133	100%	35,875	100%	30,085	100%	32,746	100%	7,562	100%	13,928	100%	19,713	100%
			100床当たり費用合計	3,603	〃	2,782	〃	4,402	〃	3,933	〃	4,150	〃	2,488	〃	1,551	〃	3,514	〃
	自治体の年度負担額	会計収支	収益収支会計	▲ 2,845	45.3%	▲ 1,609	25.2%	▲ 318	3.2%	▲ 521	5.1%	1,030	-9.5%	▲ 22	0.5%	889	-8.5%	3	0.0%
			100床当たり	▲ 668	〃	▲ 317	〃	▲ 39	〃	▲ 68	〃	131	〃	▲ 7	〃	99	〃	1	〃
			資本収支会計	▲ 941	15.0%	▲ 2,264	35.4%	▲ 3,782	37.8%	▲ 3,785	37.1%	▲ 7,053	65.2%	▲ 533	13.2%	▲ 4,770	45.6%	▲ 5,451	44.4%
			100床当たり	▲ 221	〃	▲ 446	〃	▲ 464	〃	▲ 495	〃	▲ 894	〃	▲ 175	〃	▲ 531	〃	▲ 972	〃
			合計　(a)	▲ 3,786	60.3%	▲ 3,873	60.6%	▲ 4,100	41.0%	▲ 4,306	42.2%	▲ 6,023	55.7%	▲ 555	13.7%	▲ 3,881	37.1%	▲ 5,448	44.3%
			100床当たり	▲ 889	〃	▲ 762	〃	▲ 503	〃	▲ 563	〃	▲ 763	〃	▲ 183	〃	▲ 432	〃	▲ 971	〃
		他会計からの繰入金（▲マイナス表示）	収益収支会計	▲ 2,489	39.7%	▲ 2,516	39.4%	▲ 5,903	59.0%	▲ 5,889	57.8%	▲ 4,790	44.3%	▲ 3,492	86.3%	▲ 6,570	62.9%	▲ 6,839	55.7%
			資本収支会計	0	—	0	—	0	—	0	—	0	—	0	—	0	—	0	—

			合計　(b)	▲ 2,489	39.7%	▲ 2,516	39.4%	▲ 5,903	59.0%	▲ 5,889	57.8%	▲ 4,790	44.3%	▲ 3,492	86.3%	▲ 6,570	62.9%	▲ 6,839	55.7%
			100床当たり	▲ 584	〃	▲ 495	〃	▲ 724	〃	▲ 770	〃	▲ 607	〃	▲ 1,149	〃	▲ 732	〃	▲ 1,219	〃
		合計 (a) + (b)		▲ 6,275	100%	▲ 6,389	100%	▲ 10,003	100%	▲ 10,195	100%	▲ 10,813	100%	▲ 4,047	100%	▲ 10,451	100%	▲ 12,287	100%
		100床当たり負担額		▲ 1,473	〃	▲ 1,258	〃	▲ 1,227	〃	▲ 1,333	〃	▲ 1,370	〃	▲ 1,331	〃	▲ 1,164	〃	▲ 2,190	〃
	純粋医業収支	100床当たり入院・外来収益		2,210	—	1,876	—	3,375	—	2,927	—	3,405	—	1,215	—	736	—	2,181	—
		100床当たり3費用		3,137	—	2,455	—	3,763	—	3,352	—	3,596	—	2,204	—	1,281	—	3,057	—
		収支差		▲ 927	—	▲ 579	—	▲ 388	—	▲ 425	—	▲ 191	—	▲ 989	—	▲ 545	—	▲ 876	—
診療実績分析	診療収入（千円）	患者1人1日当たり	入院	68	—	59	—	70	—	73	—	74	—	43	—	23	—	68	—
			外来	10	—	12	—	34	—	18	—	19	—	18	—	9	—	11	—
	職員1人1日当たり患者数（人）	医師	入院	2.1	—	2.4	—	2.6	—	2.3	—	2.5	—	4.2	—	7.4	—	2.0	—
			外来	3.5	—	4.3	—	4.3	—	3.4	—	5.0	—	0.2	—	4.0	—	2.7	—
	100床当たり職員数（人）		医師	24.2	15.6%	17.9	14.0%	19.9	14.9%	23.8	15.0%	20.4	14.2%	14.5	11.9%	5.9	7.9%	24.2	14.5%
			看護部門	97.2	62.6%	82.1	64.0%	86.1	64.3%	104.2	65.9%	95.3	66.1%	81.6	66.9%	53.8	71.8%	113.5	68.0%
			全職員	155.2	100%	128.3	100%	133.9	100%	158.2	100%	144.1	100%	122.0	100%	74.9	100%	166.8	100%
	平均給与月額（千円）		医師	1,305	—	1,294	—	1,227	—	1,331	—	1,289	—	1,203	—	1,147	—	1,222	—
			看護師	576	—	575	—	597	—	579	—	569	—	597	—	577	—	536	—
			全職員	698	—	689	—	692	—	698	—	678	—	677	—	629	—	659	—
	平均年齢（歳）		医師	43.2	—	46.0	—	44.7	—	43.9	—	43.4	—	46.6	—	46.6	—	43.2	—
			看護師	39.2	—	40.4	—	41.9	—	36.0	—	38.6	—	41.0	—	42.1	—	38.0	—
			全職員	40.5	—	42.1	—	41.9	—	37.7	—	39.4	—	43.3	—	43.3	—	39.4	—

添付資料 G－2　令元／東京都立病院（公企）と大阪府立病院（独法）の経営実績分析表Ⅱ

区分			経営形態	地方公営企業		地方独立行政法人												
			都道府県名	東京都		大阪府												
			病院名	平均		①大阪急性期・総合医療センター		②大阪はびきの医療センター		③大阪精神医療センター		④大阪国際がんセンター		⑤大阪母子医療センター		平均		
			病床数（床）	633 (5,066/8)		865		426		473		500		375		528 (2,639/5)		
経営実績分析	全体収入		入院収益	10,374	50.0%	21,846	66.1%	6,058	57.8%	3,393	57.1%	13,508	48.1%	10,474	65.6%	11,056	59.1%	
			100床当たり入院収益	1,639	〃	2,526	〃	1,422	〃	717	〃	2,702	〃	2,793	〃	2,094	〃	
			外来収益	4,405	21.2%	8,002	24.2%	2,777	26.5%	571	9.6%	10,215	36.4%	3,047	19.1%	4,922	26.3%	
			100床当たり外来収益	696	〃	925	〃	652	〃	121	〃	2,043	〃	813	〃	932	〃	
			入院・外来収益	14,779	71.2%	29,848	90.3%	8,835	84.3%	3,964	66.7%	23,723	84.5%	13,521	84.7%	15,978	85.4%	
			100床当たり入院・外来収益	2,335	〃	3,451	〃	2,074	〃	838	〃	4,745	〃	3,606	〃	3,026	〃	
			その他収益	5,970	28.8%	3,198	9.7%	1,643	15.7%	1,978	33.3%	4,363	15.5%	2,442	15.3%	2,725	14.6%	
			100床当たりその他収益	943	〃	370	〃	386	〃	418	〃	873	〃	651	〃	516	〃	
			収益合計	20,750	100%	33,046	100%	10,478	100%	5,942	100%	28,086	100%	15,963	100%	18,703	100%	
			100床当たり収益合計	3,278	〃	3,820	〃	2,460	〃	1,256	〃	5,617	〃	4,257	〃	3,542	〃	
	全体支出		職員給与費	8,932	42.2%	14,565	43.3%	5,348	49.5%	3,689	64.6%	9,641	34.1%	8,248	51.4%	8,298	43.9%	
			100床当たり給与費	1,411	〃	1,684	〃	1,255	〃	780	〃	1,928	〃	2,199	〃	1,572	〃	
			材料費	1,745	8.2%	9,922	29.5%	2,299	21.3%	269	4.7%	10,031	35.5%	3,283	20.4%	5,161	27.3%	
			100床当たり材料費	276	〃	1,147	〃	540	〃	57	〃	2,006	〃	875	〃	977	〃	
			経費	7,557	35.7%	4,605	13.7%	1,508	14.0%	853	14.9%	3,523	12.5%	2,232	13.9%	2,544	13.5%	
			100床当たり経費	1,194	〃	532	〃	354	〃	180	〃	705	〃	595	〃	482	〃	
			3費用合計	18,234	86.1%	29,092	86.4%	9,155	84.7%	4,811	84.2%	23,195	82.1%	13,763	85.7%	16,003	84.7%	
			100床当たり3費用	2,881	〃	3,363	〃	2,149	〃	1,017	〃	4,639	〃	3,670	〃	3,031	〃	
			その他費用	2,940	13.9%	4,576	13.6%	1,648	15.3%	903	15.8%	5,067	17.9%	2,291	14.3%	2,897	15.3%	
			100床当たりその他費用	464	〃	529	〃	387	〃	191	〃	1,013	〃	611	〃	549	〃	
			費用合計	21,174	100%	33,668	100%	10,803	100%	5,714	100%	28,262	100%	16,054	100%	18,900	100%	
			100床当たり費用合計	3,345	〃	3,892	〃	2,536	〃	1,208	〃	5,652	〃	4,281	〃	3,580	〃	
	自治体の年度負担額	会計収支	収益収支会計	▲424	4.8%	▲622	16.6%	▲325	17.6%	228	-11.6%	▲176	4.0%	▲91	3.8%	▲197	6.8%	
			100床当たり	▲67	〃	▲72	〃	▲76	〃	48	〃	▲35	〃	▲24	〃	▲37	〃	
			資本収支会計	▲3,572	40.6%	▲1,462	38.9%	▲414	22.4%	▲397	20.2%	▲2,211	49.7%	▲620	25.6%	▲1,021	35.4%	
			100床当たり	▲564	〃	▲169	〃	▲97	〃	▲84	〃	▲442	〃	▲165	〃	▲193	〃	
			合計　(a)	▲3,997	45.4%	▲2,084	55.5%	▲739	40.0%	▲169	8.6%	▲2,387	53.7%	▲711	29.4%	▲1,218	42.2%	
			100床当たり	▲631	〃	▲241	〃	▲173	〃	▲36	〃	▲477	〃	▲190	〃	▲231	〃	
		他会計からの繰入金（▲マイナス表示）	収益収支会計	▲4,811	54.6%	▲1,674	44.5%	▲1,109	60.0%	▲1,792	91.4%	▲2,058	46.3%	▲1,708	70.6%	▲1,668	57.8%	
			資本収支会計	0	—	0	—	0	—	0	—	0	—	0	—	0	—	

			合計　(b)	▲ 4,811	54.6%	▲ 1,674	44.5%	▲ 1,109	60.0%	▲ 1,792	91.4%	▲ 2,058	46.3%	▲ 1,708	70.6%	▲ 1,668	57.8%
			100床当たり	▲ 760	〃	▲ 194	〃	▲ 260	〃	▲ 379	〃	▲ 412	〃	▲ 455	〃	▲ 316	〃
		合計 (a)＋(b)		▲ 8,808	100%	▲ 3,758	100%	▲ 1,848	100%	▲ 1,961	100%	▲ 4,445	100%	▲ 2,419	100%	▲ 2,886	100%
		100床当たり負担額		▲ 1,391	〃	▲ 434	〃	▲ 434	〃	▲ 415	〃	▲ 889	〃	▲ 645	〃	▲ 547	〃
	純粋医業収支	100床当たり入院・外来収益		2,335	—	3,451	—	2,074	—	838	—	4,745	—	3,606	—	3,026	—
		100床当たり3費用		2,881	—	3,363	—	2,149	—	1,017	—	4,639	—	3,670	—	3,031	—
		収支差		▲ 546	—	88	—	▲ 75	—	▲ 179	—	106	—	▲ 64	—	▲ 5	—
診療実績分析	診療収入(千円)	患者1人1日当たり	入院	60	—	80	—	49	—	23	—	84	—	92	—	66	—
			外来	16	—	24	—	17	—	8	—	34	—	17	—	20	—
	職員1人1日当たり患者数(人)	医師	入院	3.2	—	2.5	—	4.2	—	11.1	—	1.9	—	1.7	—	4.3	—
			外来	3.4	—	3.0	—	5.7	—	5.3	—	3.5	—	2.7	—	4.0	—
	100床当たり職員数(人)		医師	19.0	13.9%	34.8	19.2%	16.7	13.5%	7.6	8.8%	41.4	20.2%	45.6	20.4%	29.3	17.8%
			看護部門	89.8	65.9%	104.9	57.8%	84.5	68.4%	61.7	71.7%	109.6	53.5%	141.6	63.4%	101.0	61.3%
			全職員	136.3	100%	181.4	100%	123.5	100%	86.0	100%	204.8	100%	223.5	100%	164.6	100%
	平均給与月額(千円)		医師	1,252	—	1,305	—	1,281	—	1,223	—	1,303	—	1,285	—	1,279	—
			看護師	576	—	521	—	539	—	556	—	487	—	490	—	519	—
			全職員	678	—	612	—	627	—	582	—	616	—	614	—	610	—
	平均年齢(歳)		医師	44.7	—	43.8	—	45.7	—	44.2	—	46.3	—	44.8	—	45.0	—
			看護師	39.7	—	35.1	—	39.5	—	43.9	—	37.2	—	35.6	—	38.3	—
			全職員	41.0	—	36.6	—	40.6	—	43.6	—	38.9	—	37.8	—	39.5	—

添付資料 G−3　令元／東京都立病院と大阪府立病院の項目別ランク表 I

1　病床数（床）（多い順）	
（公）松沢病院	898
（独）大阪急性期・総合医療センター	865
（公）駒込病院	815
（公）多摩総合医療センター	789
（公）墨東病院	765
（公）東京都平均	633
（公）東京都立小児総合医療センター	561
（独）大阪府平均	528
（公）大塚病院	508
（独）大阪国際がんセンター	500
（独）大阪精神医療センター	473
（公）広尾病院	426
（独）大阪はびきの医療センター	426
（独）大阪母子医療センター	375
（公）神経病院	304
最多－最少	594

2　病床利用率（%）（高い順）	
（独）大阪国際がんセンター	87.9
（独）大阪精神医療センター	86.9
（独）大阪急性期・総合医療センター	86.4
（独）大阪府平均	84.6
（独）大阪母子医療センター	83.3
（公）多摩総合医療センター	82.6
（公）墨東病院	79.6
（独）大阪はびきの医療センター	78.7
（公）神経病院	76.7
（公）東京都平均	73.9
（公）松沢病院	73.3
（公）駒込病院	72.7
（公）東京都立小児総合医療センター	72.0
（公）広尾病院	70.8
（公）大塚病院	63.8
最高－最低	24.1

3　平均在院日数（日）（少ない順）	
（独）大阪急性期・総合医療センター	9.2
（独）大阪母子医療センター	9.5
（独）大阪府平均	9.8
（独）大阪国際がんセンター	10.0
（独）大阪はびきの医療センター	10.6
（公）広尾病院	10.8
（公）東京都立小児総合医療センター	10.8
（公）大塚病院	11.0
（公）多摩総合医療センター	11.1
（公）東京都平均	11.6
（公）墨東病院	12.4
（公）駒込病院	13.2
（公）神経病院	(20.5)
（公）松沢病院	(24.0)
（独）大阪精神医療センター	－
最短－最長	▲ 4.0

4　入院収益（百万円）（100床当たり多い順）	
（独）大阪母子医療センター	2,793
（独）大阪国際がんセンター	2,702
（独）大阪急性期・総合医療センター	2,526
（公）多摩総合医療センター	2,237
（公）墨東病院	2,140
（独）大阪府平均	2,094
（公）駒込病院	1,863
（公）東京都立小児総合医療センター	1,802
（公）広尾病院	1,772
（公）東京都平均	1,639
（独）大阪はびきの医療センター	1,422
（公）大塚病院	1,383
（公）神経病院	1,195
（独）大阪精神医療センター	717
（公）松沢病院	610
最多－最少	2,183

5　外来収益（百万円）（100床当たり多い順）	
（独）大阪国際がんセンター	2,043
（公）駒込病院	1,512
（公）多摩総合医療センター	1,168
（独）大阪府平均	932
（独）大阪急性期・総合医療センター	925
（独）大阪母子医療センター	813
（公）墨東病院	787
（公）東京都平均	696
（独）大阪はびきの医療センター	652
（公）大塚病院	493
（公）広尾病院	438
（公）東京都立小児総合医療センター	379
（公）松沢病院	126
（独）大阪精神医療センター	121
（公）神経病院	19
最多－最少	2,024

6　収益合計（百万円）（100床当たり多い順）	
（独）大阪国際がんセンター	5,617
（公）駒込病院	4,363
（公）多摩総合医療センター	4,281
（独）大阪母子医療センター	4,257
（公）墨東病院	3,865
（独）大阪急性期・総合医療センター	3,820
（独）大阪府平均	3,542
（公）東京都立小児総合医療センター	3,514
（公）東京都平均	3,278
（公）広尾病院	2,935
（公）神経病院	2,480
（公）大塚病院	2,465
（独）大阪はびきの医療センター	2,460
（公）松沢病院	1,650
（独）大阪精神医療センター	1,256
最多－最少	4,361

7　職員給与費（百万円）（100床当たり多い順）	
（独）大阪母子医療センター	2,199
（独）大阪国際がんセンター	1,928
（公）東京都立小児総合医療センター	1,733
（独）大阪急性期・総合医療センター	1,684
（公）墨東病院	1,675
（公）広尾病院	1,672
（独）大阪府平均	1,572
（公）多摩総合医療センター	1,501
（公）駒込病院	1,442
（公）東京都平均	1,411
（公）大塚病院	1,389
（公）神経病院	1,325
（独）大阪はびきの医療センター	1,255
（公）松沢病院	792
（独）大阪精神医療センター	780
最多－最少	1,419

8　材料費（百万円）（100床当たり多い順）	
（独）大阪国際がんセンター	2,006
（独）大阪急性期・総合医療センター	1,147
（独）大阪府平均	977
（公）墨東病院	884
（独）大阪母子医療センター	875
（公）広尾病院	670
（独）大阪はびきの医療センター	540
（公）大塚病院	414
（公）神経病院	328
（公）東京都平均	276
（公）駒込病院	97
（独）大阪精神医療センター	57
（公）多摩総合医療センター	42
（公）東京都立小児総合医療センター	20
（公）松沢病院	2
最多－最少	2,004

9 経費（百万円）（100床当たり多い順）	
（公）駒込病院	2,224
（公）多摩総合医療センター	2,054
（公）東京都立小児総合医療センター	1,303
（公）東京都平均	1,194
（公）広尾病院	795
（公）墨東病院	793
（独）大阪国際がんセンター	705
（公）大塚病院	652
（独）大阪母子医療センター	595
（公）神経病院	551
（独）大阪急性期・総合医療センター	532
（公）松沢病院	486
（独）大阪府平均	482
（独）大阪はびきの医療センター	354
（独）大阪精神医療センター	180
最多－最少	2,044

10 費用合計（百万円）（100床当たり多い順）	
（独）大阪国際がんセンター	5,652
（公）駒込病院	4,402
（独）大阪母子医療センター	4,281
（公）多摩総合医療センター	4,150
（公）墨東病院	3,933
（独）大阪急性期・総合医療センター	3,892
（公）広尾病院	3,603
（独）大阪府平均	3,580
（公）東京都立小児総合医療センター	3,514
（公）東京都平均	3,345
（公）大塚病院	2,782
（独）大阪はびきの医療センター	2,536
（公）神経病院	2,488
（公）松沢病院	1,551
（独）大阪精神医療センター	1,208
最多－最少	4,444

11 収益収支（百万円）（100床当たり黒字順）	
（公）多摩総合医療センター	131
（公）松沢病院	99
（独）大阪精神医療センター	48
（公）東京都立小児総合医療センター	1
（公）神経病院	▲7
（独）大阪母子医療センター	▲24
（独）大阪国際がんセンター	▲35
（独）大阪府平均	▲37
（公）駒込病院	▲39
（公）東京都平均	▲67
（公）墨東病院	▲68
（独）大阪急性期・総合医療センター	▲72
（独）大阪はびきの医療センター	▲76
（公）大塚病院	▲317
（公）広尾病院	▲668
最多－最少	799

12 資本収支（百万円）（100床当たり黒字順）	
（独）大阪精神医療センター	▲84
（独）大阪はびきの医療センター	▲97
（独）大阪母子医療センター	▲165
（独）大阪急性期・総合医療センター	▲169
（公）神経病院	▲175
（独）大阪府平均	▲193
（公）広尾病院	▲221
（独）大阪国際がんセンター	▲442
（公）大塚病院	▲446
（公）駒込病院	▲464
（公）墨東病院	▲495
（公）松沢病院	▲531
（公）東京都平均	▲564
（公）多摩総合医療センター	▲894
（公）東京都立小児総合医療センター	▲972
最多－最少	888

13 収益収支・資本収支合計（100床当たり、黒字順）	
（独）大阪精神医療センター	▲36
（独）大阪はびきの医療センター	▲173
（公）神経病院	▲183
（独）大阪母子医療センター	▲190
（独）大阪府平均	▲231
（独）大阪急性期・総合医療センター	▲241
（公）松沢病院	▲432
（独）大阪国際がんセンター	▲477
（公）駒込病院	▲503
（公）墨東病院	▲563
（公）東京都平均	▲631
（公）大塚病院	▲762
（公）多摩総合医療センター	▲763
（公）広尾病院	▲889
（公）東京都立小児総合医療センター	▲971
最多－最少	935

14 自治体からの全体繰入額（100床当たり、多い順）	
（公）東京都立小児総合医療センター	▲1,219
（公）神経病院	▲1,149
（公）墨東病院	▲770
（公）東京都平均	▲760
（公）松沢病院	▲732
（公）駒込病院	▲724
（公）多摩総合医療センター	▲607
（公）広尾病院	▲584
（公）大塚病院	▲495
（独）大阪母子医療センター	▲455
（独）大阪国際がんセンター	▲412
（独）大阪精神医療センター	▲379
（独）大阪府平均	▲316
（独）大阪はびきの医療センター	▲260
（独）大阪急性期・総合医療センター	▲194
最多－最少	▲1,025

15 自治体の年度負担額（100床当たり、多い順）	
（公）東京都立小児総合医療センター	▲2,190
（公）広尾病院	▲1,473
（公）東京都平均	▲1,391
（公）多摩総合医療センター	▲1,370
（公）墨東病院	▲1,333
（公）神経病院	▲1,331
（公）大塚病院	▲1,258
（公）駒込病院	▲1,227
（公）松沢病院	▲1,164
（独）大阪国際がんセンター	▲889
（独）大阪母子医療センター	▲645
（独）大阪府平均	▲547
（独）大阪急性期・総合医療センター	▲434
（独）大阪はびきの医療センター	▲434
（独）大阪精神医療センター	▲415
最多－最少	▲1,775

16 純粋医業収支（百万円）（100床当たり、黒字順）	
（独）大阪国際がんセンター	106
（独）大阪急性期・総合医療センター	88
（独）大阪府平均	▲5
（独）大阪母子医療センター	▲64
（独）大阪はびきの医療センター	▲75
（独）大阪精神医療センター	▲179
（公）多摩総合医療センター	▲191
（公）駒込病院	▲388
（公）墨東病院	▲425
（公）松沢病院	▲545
（公）東京都平均	▲546
（公）大塚病院	▲579
（公）東京都立小児総合医療センター	▲876
（公）広尾病院	▲927
（公）神経病院	▲989
最多－最少	1,095

添付資料 G－3　令元／東京都立病院と大阪府立病院の項目別ランク表Ⅱ

17 入院診療収入（千円）（患者1人1日当たり、多い順）	
(独) 大阪母子医療センター	92
(独) 大阪国際がんセンター	84
(独) 大阪急性期・総合医療センター	80
(公) 多摩総合医療センター	74
(公) 墨東病院	73
(公) 駒込病院	70
(公) 広尾病院	68
(公) 東京都立小児総合医療センター	68
(独) 大阪府平均	66
(公) 東京都平均	60
(公) 大塚病院	59
(独) 大阪はびきの医療センター	49
(公) 神経病院	43
(公) 松沢病院	23
(独) 大阪精神医療センター	23
最多－最少	69

18 外来診療収入（千円）（患者1人1日当たり、多い順）	
(公) 駒込病院	34
(独) 大阪国際がんセンター	34
(独) 大阪急性期・総合医療センター	24
(独) 大阪府平均	20
(公) 多摩総合医療センター	19
(公) 墨東病院	18
(公) 神経病院	18
(独) 大阪はびきの医療センター	17
(独) 大阪母子医療センター	17
(公) 東京都平均	16
(公) 大塚病院	12
(公) 東京都立小児総合医療センター	11
(公) 広尾病院	10
(公) 松沢病院	9
(独) 大阪精神医療センター	8
最多－最少	26

19 医師（人数）（100床当たり、多い順）	
(独) 大阪母子医療センター	45.6
(独) 大阪国際がんセンター	41.4
(独) 大阪急性期・総合医療センター	34.8
(独) 大阪府平均	29.3
(公) 広尾病院	24.2
(公) 東京都立小児総合医療センター	24.2
(公) 墨東病院	23.8
(公) 多摩総合医療センター	20.4
(公) 駒込病院	19.9
東京公企平均	19.0
(公) 大塚病院	17.9
(独) 大阪はびきの医療センター	16.7
(公) 神経病院	14.5
(独) 大阪精神医療センター	7.6
(公) 松沢病院	5.9
最多－最少	39.7

20 看護部門（人数）（100床当たり、多い順）	
(独) 大阪母子医療センター	141.6
(公) 東京都立小児総合医療センター	113.5
(独) 大阪国際がんセンター	109.6
(独) 大阪急性期・総合医療センター	104.9
(公) 墨東病院	104.2
(独) 大阪府平均	101.0
(公) 広尾病院	97.2
(公) 多摩総合医療センター	95.3
(公) 東京都平均	89.8
(公) 駒込病院	86.1
(独) 大阪はびきの医療センター	84.5
(公) 大塚病院	82.1
(公) 神経病院	81.6
(独) 大阪精神医療センター	61.7
(公) 松沢病院	53.8
最多－最少	87.8

21 全職員（人数）（100床当たり、多い順）	
(独) 大阪母子医療センター	223.5
(独) 大阪国際がんセンター	204.8
(独) 大阪急性期・総合医療センター	181.4
(公) 東京都立小児総合医療センター	166.8
(独) 大阪府平均	163.8
(公) 墨東病院	158.2
(公) 広尾病院	155.2
(公) 多摩総合医療センター	144.1
(公) 東京都平均	135.4
(公) 駒込病院	133.9
(公) 大塚病院	128.3
(独) 大阪はびきの医療センター	123.5
(公) 神経病院	122.0
(独) 大阪精神医療センター	86.0
(公) 松沢病院	74.9
最多－最少	148.6

22 医師／平均給与月額（千円）・平均年齢（歳）（給与多い順）		
(公) 墨東病院	1,331	43.9
(公) 広尾病院	1,305	43.2
(独) 大阪急性期・総合医療センター	1,305	43.8
(独) 大阪国際がんセンター	1,303	46.3
(公) 大塚病院	1,294	46.0
(公) 多摩総合医療センター	1,289	43.4
(独) 大阪母子医療センター	1,285	44.8
(独) 大阪はびきの医療センター	1,281	45.7
(独) 大阪府平均	1,279	45.0
(公) 東京都平均	1,252	44.7
(公) 駒込病院	1,227	44.7
(独) 大阪精神医療センター	1,223	44.2
(公) 東京都立小児総合医療センター	1,222	43.2
(公) 神経病院	1,203	46.6
(公) 松沢病院	1,147	46.6
最多－最少	184	

23 看護師／平均給与月額（千円）・平均年齢（歳）（給与多い順）		
(公) 駒込病院	597	41.9
(公) 神経病院	597	41.0
(公) 墨東病院	579	36.0
(公) 松沢病院	577	42.1
(公) 広尾病院	576	39.2
(公) 東京都平均	576	39.7
(公) 大塚病院	575	40.4
(公) 多摩総合医療センター	569	38.6
(独) 大阪精神医療センター	556	43.9
(独) 大阪はびきの医療センター	539	39.5
(公) 東京都立小児総合医療センター	536	38.0
(独) 大阪急性期・総合医療センター	521	35.1
(独) 大阪府平均	519	38.3
(独) 大阪母子医療センター	490	35.6
(独) 大阪国際がんセンター	487	37.2
最多－最少	110	

24 全職員／平均給与月額（千円）・平均年齢（歳）（給与多い順）		
(公) 広尾病院	698	40.5
(公) 墨東病院	698	37.7
(公) 駒込病院	692	41.9
(公) 大塚病院	689	42.1
(公) 多摩総合医療センター	678	39.4
(公) 東京都平均	678	41.0
(公) 神経病院	677	43.3
(公) 東京都立小児総合医療センター	659	39.4
(公) 松沢病院	629	43.3
(独) 大阪はびきの医療センター	627	40.6
(独) 大阪国際がんセンター	616	38.9
(独) 大阪母子医療センター	614	37.8
(独) 大阪急性期・総合医療センター	612	36.6
(独) 大阪府平均	610	39.5
(独) 大阪精神医療センター	582	43.6
最多－最少	116	

添付資料 G－4　H26・令元／東京都立病院（公企）と大阪府立病院（独法）の貸借対照表比較表

区分	経営形態	地方公営企業						地方独立行政法人					
	都道府県名	東京都						大阪府					
	法人名							(独) 大阪府立病院機構					
	年度	H26		令元		5年間の実績（令元－H26）		H26		令元		5年間の実績（令元－H26）	
	病床数／病院数	5,147床／8病院		5,066床／8病院				2,667床／5病院		2,639床／5病院			
貸借対照表（百万円）	資産合計	305,423	100%	250,706	100%	▲ 54,717	100%	97,239	100%	126,025	100%	28,786	100%
	固定資産	184,544	60.4%	168,080	67.0%	▲ 16,464	30.1%	82,809	85.2%	107,318	85.2%	24,509	85.1%
	流動資産	120,880	39.6%	82,627	33.0%	▲ 38,253	69.9%	14,430	14.8%	18,707	14.8%	4,277	14.9%
	繰延資産	0	—	0	—	0	—	0	—	0	—	0	—
	負債合計	176,165	57.7%	122,328	48.8%	▲ 53,837	98.4%	68,409	70.4%	93,142	73.9%	24,733	85.9%
	固定負債	145,469	47.6%	73,689	29.4%	▲ 71,780	131.2%	53,543	55.1%	75,990	60.3%	22,447	78.0%
	流動負債	26,213	8.6%	45,144	18.0%	18,931	-34.6%	14,865	15.3%	17,152	13.6%	2,287	7.9%
	繰延収益（長期前受金）	4,483	1.5%	3,494	1.4%	▲ 989	1.8%	0	—	0	—	0	—
	資本合計	129,258	42.3%	128,379	51.2%	▲ 879	1.6%	28,831	29.6%	32,883	26.1%	4,052	14.1%
	資本金	114,259	37.4%	126,056	50.3%	11,797	-21.6%	10,694	11.0%	21,300	16.9%	10,606	36.8%
	剰余金	14,999	4.9%	2,323	0.9%	▲ 12,676	23.2%	18,136	18.7%	11,583	9.2%	▲ 6,553	-22.8%
	資本剰余金	3,103	1.0%	3,103	1.2%	0	0.0%	9,683	10.0%	18,419	14.6%	8,736	30.3%
	損益外減価償却累計額（▲）	0	—	0	—	0	—	0	—	0	—	0	—
	利益剰余金	11,896	3.9%	▲ 780	-0.3%	▲ 12,676	23.2%	8,453	8.7%	▲ 6,836	-5.4%	▲ 15,289	-53.1%
備考（100床当たり）	資産合計	5,934	100%	4,949	100%	▲ 985	100%	3,646	100%	4,775	100%	1,129	100%
	負債合計	3,423	57.7%	2,415	48.8%	▲ 1,008	102.3%	2,565	70.4%	3,529	73.9%	964	85.4%
	資本合計	2,511	42.3%	2,534	51.2%	23	-2.3%	1,081	29.6%	1,246	26.1%	165	14.6%
	資本金	2,220	37.4%	2,488	50.3%	268	-27.2%	401	11.0%	807	16.9%	406	36.0%
	剰余金	291	4.9%	46	0.9%	▲ 246	24.9%	680	18.7%	439	9.2%	▲ 241	-21.3%
	資本剰余金	60	1.0%	61	1.2%	1	-0.1%	363	10.0%	698	14.6%	335	29.6%
	利益剰余金	231	3.9%	▲ 15	-0.3%	▲ 247	25.0%	317	8.7%	▲ 259	-5.4%	▲ 576	-51.0%
自己資本比率（資本／資産）		42.3%	—	51.2%	—	8.9%	—	29.6%	—	26.1%	—	-3.5%	—
流動比率（流動資産／流動負債）		461.1%	—	183.0%	—	-278.1%	—	97.1%	—	109.1%	—	12.0%	—

添付資料 H－2　H27〜令元／（独法）広尾町国民健康保険病院の貸借対照表推移

区分	都道府県名	北海道									
	病院名	広尾町国民健康保険病院									
	経営形態	地方公営企業								地方独立行政法人	
	年度	平成27年度		平成28年度		平成29年度		平成30年度		令和元年度	
	病床数（床）	60		60		48		48		48	
貸借対照表（百万円）	資産合計	689	100%	655	100%	649	100%	756	100%	834	100%
	固定資産	604	87.7%	567	86.6%	544	83.8%	590	78.0%	531	63.7%
	流動資産	85	12.3%	88	13.4%	105	16.2%	167	22.1%	303	36.3%
	繰延資産	0	—	0	—	0	—	0	—	0	—
	負債合計	743	107.8%	766	116.9%	735	113.3%	697	92.2%	640	76.7%
	固定負債	306	44.4%	225	34.4%	162	25.0%	155	20.5%	549	65.8%
	流動負債	166	24.1%	231	35.3%	222	34.2%	100	13.2%	91	10.9%
	繰延収益（長期前受金）	271	39.3%	310	47.3%	352	54.2%	442	58.5%	0	—
	資本合計	▲ 54	-7.8%	▲ 112	-17.1%	▲ 87	-13.4%	59	7.8%	194	23.3%
	資本金	32	4.6%	32	4.9%	32	4.9%	32	4.2%	129	15.5%
	剰余金	▲ 87	-12.6%	▲ 144	-22.0%	▲ 119	-18.3%	27	3.6%	65	7.8%
	資本剰余金	0	—	0	—	0	—	0	—	0	—
	損益外減価償却累計額（▲）	0	—	0	—	0	—	0	—	0	—
	利益剰余金	▲ 87	-12.6%	▲ 144	-22.0%	▲ 119	-18.3%	27	3.6%	65	7.8%

〈著者紹介〉
堀口 陸夫（ほりぐち むつお）
昭和26年生まれ。東北大学教育学部卒業。昭和50年～平成23年まで群馬県庁に勤務。県庁退職後は平成23年～29年まで民間会社（病院や福祉施設を運営するグループ法人を統括する会社）に勤務し、民間病院の経営改善アドバイザー業務などに従事。現在無職。県職時代は旧姓：石橋。
著書『群馬県の県立病院改革はなぜ進まないのか？』『公立病院改革の闇』

公《こう》立《りつ》病《びょう》院《いん》改《かい》革《かく》
地《ち》方《ほう》独《どく》立《りつ》行《ぎょう》政《せい》法《ほう》人《じん》化《か》の有《ゆう》効《こう》性《せい》の検《けん》証《しょう》

2021年12月16日　第1刷発行

著　者　　堀口陸夫
発行人　　久保田貴幸

発行元　　株式会社 幻冬舎メディアコンサルティング
〒151-0051　東京都渋谷区千駄ヶ谷4-9-7
電話　03-5411-6440（編集）

発売元　　株式会社 幻冬舎
〒151-0051　東京都渋谷区千駄ヶ谷4-9-7
電話　03-5411-6222（営業）

印刷・製本　中央精版印刷株式会社
装　丁　　中町綾花

検印廃止

Printed in Japan
ISBN 978-4-344-93606-5　C0036
幻冬舎メディアコンサルティングHP
http://www.gentosha-mc.com/